航空医学

（第二版）

主编　刘齐清　刘　平　蒋纪文

西南交通大学出版社

·成都·

图书在版编目（CIP）数据

航空医学 / 刘齐清，刘平，蒋纪文主编. —2 版. —成都：西南交通大学出版社，2007.9（2019.7 重印）
ISBN 978-7-81104-732-5

Ⅰ. 航… Ⅱ. ①刘…②刘…③蒋… Ⅲ. 航空航天医学
Ⅳ. R85

中国版本图书馆 CIP 数据核字（2007）第 139936 号

航 空 医 学
（第二版）

主编　刘齐清　刘 平　蒋纪文

责 任 编 辑	刘永淑
封 面 设 计	本格设计
	西南交通大学出版社
出 版 发 行	（四川省成都市二环路北一段 111 号
	西南交通大学创新大厦 21 楼）
发 行 部 电 话	028-87600564　028-87600533
邮　　　编	610031
网　　　址	http://www.xnjdcbs.com
印　　　刷	成都蓉军广告印务有限责任公司
成 品 尺 寸	185 mm×260 mm
印　　　张	13.25
字　　　数	326 千字
版　　　次	2007 年 9 月第 2 版
印　　　次	2019 年 7 月第 12 次印刷
书　　　号	ISBN 978-7-81104-732-5
定　　　价	35.00 元

《航空医学》编写组

主编　刘齐清　刘　平　蒋纪文

编者　刘　平　（副主任医师）

　　　　蒋纪文　（副主任医师）

　　　　张嘉民　（副主任医师）

　　　　赵世清　（主管营养师）

　　　　黄东林　（主治医师）

　　　　郑晓艳　（主治医师）

　　　　王益蓉　（主治医师）

　　　　宋庆松　（主治医师）

　　　　韩碧洁　（主治医师）

审校　王国良

本书应用单位与国际单位的换算

$1 \text{ ft} = 0.304\ 8 \text{ m}$

$1 \text{ mmHg} = 133.332 \text{ Pa}$

$1 \text{ cal} = 4.186\ 8 \text{ J}$

$1 \text{ ppm} = 10^{-6}$

前　　言

健康教育是学校教育的重要组成部分，它对于改善学生的知识结构，提高学生的综合素质，有着十分重要的意义。

《航空医学》是为适合我院学生的专业特点，参照国内普通高校《大学生健康教育》教材、国外飞行学院航空医学教育教材的相关内容以及教育部和民航总局的有关文件精神，在我院 2003 年版《航空医学》基础上改编修订的，它与《航空救护》一起，成为适合我院飞行技术专业、空乘旅游专业学生健康教育的配套教材。

本教材的改编、修订，得到了中国民航飞行学院教材工作委员会、中国民航飞行学院卫生行政部门的大力支持，中国民航飞行学院医院航空医学教研室的各位任课教师对本教材的改编提出了建设性的意见，在此一并表示感谢。

尽管教材的编著者做了大量的工作，付出了艰辛的劳动，但由于编撰时间和编著者的知识水平有限，教材中的缺点错误在所难免，希望广大师生及其他读者批评指正，以利于今后的重新修订，使本教材更加完善。

刘　平

2007 年 5 月于中国民航飞行学院

目　　录

8

第一章　与飞行人员健康有关的大气环境

第一节　大　气　层

大气是包绕在地球表面的空气层，它是人类或地球上其他生物生存的基本条件。大气的底界为地球表面或海平面，顶界的高度大约为 5 000 千米。根据大气层粒子的密集程度，可将其分为内圈大气和外圈大气。内圈大气是指由地球表面到 700 千米高度的空间范围，主要由对流层、平流层和电离层三层组成；外圈大气是指从地球表面 700～5 000 千米高度的空间范围，又叫散佚层，是由地球空间向宇宙空间过渡的大气圈，如图 1.1 所示。

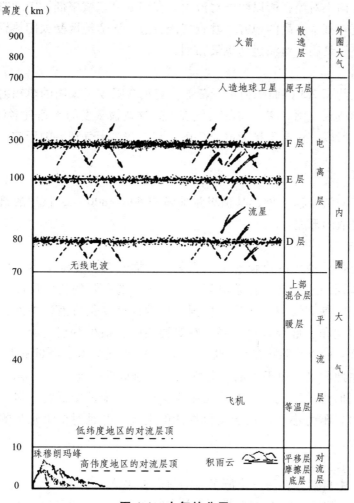

图 1.1　大气的分层

飞行活动主要在对流层和平流层中进行，其中各种与地球表面环境不同的因素，如缺氧、空气压力降低、温度降低和辐射等，对人体健康都会产生不同程度的影响。

一、对流层

对流层位于大气层的最底端，底界是海平面或地球表面，顶界距地面 7 600～18 000 米不等，它随季节和纬度的不同而有较大差异。如在南、北两极，其年平均高度为 8 000～9 000 米，而在赤道附近，其年平均高度为 17 000～18 000 米；在一年四季中，夏季高度最高，冬季最低。对流层主要有以下特点：

1. 温度分布

在对流层，大气的温度随高度的升高而降低，直到对流层顶部，气温降至－55℃。在这个高度之上，气温就不再随高度的升高而降低，这一特性保证了平流层的气流平稳，并使之成为现代喷气式飞机的理想飞行高度。

2. 气体运动

在对流层，地球表面的热空气上升，高空的冷空气下降，从而形成湍急的垂直气流，即气体在垂直方向上对流，所以叫做对流层。在"温度直减率低"的地方，气流相对平稳，而在"温度直减率"高的地方，垂直气流较急。赤道地区受太阳热辐射最多，此区的"温度直减率"最高，对流运动也最强烈。

3. 天气现象

地球表面大约有 2/3 的面积为水所覆盖，它们在吸收了太阳的热辐射后不断地被蒸发成水蒸气而形成云、雨、雾、雪等天气现象，这些被蒸发的水蒸气多位于 7 000 米以下的对流层内，所以，对流层是形成云、雨、雾、雪等天气现象的天空。

二、平流层

平流层位于对流层顶以外，其顶界距地面约 600～800 米，该层的最大特点是温度的特殊分布和臭氧的形成。

1. 温度分布

平流层一方面受地表的热辐射很少，另一方面却又较多地受到来自太阳的短波紫外线照射，使本层内不断地进行着臭氧形成与破坏的强烈的化学反应，并在此反应过程中释放出热量，使周围空气加温。根据该层的温度变化特点，平流层从内向外又可分为等温层、暖层和上部混合层三层。在等温层中，很少有空气湍流，暖层中空气的垂直对流也不强。所以，除上部混合层外，本层的空气基本上都是呈水平方向流动的，本层的名称便由此而来。由于本层水蒸气极少，通常没有云、雨、雾、雪等天气现象，对飞行有利，同时也很难见到在对流层中常见的机上乘员晕机病。但另一方面，由于本层的空气稀薄，阻力小，不利于飞机性能的发挥，并且对机上乘员的生命安全也构成了潜在的威胁。

2. 臭 氧

臭氧是大气中自然存在的三个原子型的氧。在平流层下部，由于太阳紫外线作用于大气中的氧分子，使该层中不断地重复着臭氧的形成与破坏的过程。从 12 000 米高度开始，臭氧的浓度迅速升高，但大部分集中在 25 000～45 000 米高度范围，称为臭氧层，其中又以 30 000 米附近浓度最高，可达 8～12 ppm。人类嗅出臭氧气味的阈值浓度为 0.01 ppm。臭氧本身的毒性很大，即使浓度很低，人如果吸入的话，也会损伤我们呼吸道和肺部柔弱的粘膜；人如果暴露在较高浓度的臭氧环境中，还可引起肺水肿。另一方面，大气层中的臭氧层又可以阻挡来自太阳的紫外线，使地球表面的生物免受其伤害。臭氧浓度在大气层中随高度而变化的规律见图 1.2。

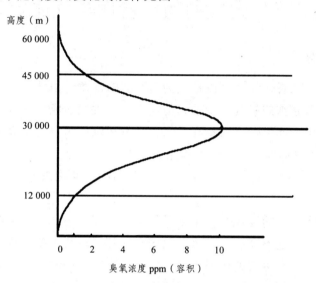

图 1.2 臭氧浓度随高度而变化的规律

要正确认识臭氧对机上乘员身体健康的影响。在 12 000 米高度以下很少有臭氧存在，在此高度或以下飞行的飞机，机上乘员基本上不受臭氧的影响。由于臭氧的浓度在平流层下部和极地上空较高，所以，商用喷气式飞机在极地上空和高空飞行时，臭氧对机上乘员可能会产生一些影响，以前人们对此曾有过高的估计。在早先的协和号飞机上都装有催化过滤器以除去机舱内的臭氧，后来发现，飞机外面的空气被吸入发动机并加以压缩的过程中，空气被加热，臭氧也被分解为正常的氧气，因此，舱内臭氧浓度并不高，所以又把它拆掉了。实际上，在臭氧浓度较高的高空，巡航飞机的发动机都具有较高的压缩比，能把进入压缩机的空气加热至较高的温度，所以，座舱内臭氧的浓度很少超过 0.1～0.2 ppm。但是，飞机在刚刚下降时，油门被关上，空气被压缩的程度和被加热的程度均明显降低，此时座舱中可能承受 10 分钟左右浓度达 0.2～0.5 ppm 的臭氧，但很快飞机又下降到了臭氧层以下，所以臭氧的实际危害也并不大。美国政府工业卫生委员会所建议的臭氧最大允许浓度为 0.1 ppm，这一数值是根据人暴露于工业环境中连续 40 小时（每周 5 个工作日）的条件提出的，因此对于一般超音速飞机的机组成员或机上乘客来说，尽管臭氧浓度超出了上述标准，但时间却远远短于上述标准，所以也应该是安全的。

三、电离层

电离层位于平流层以外，其底界为距地面 50～80 千米高度，顶界为距地面 700 千米高度。在紫外线和宇宙射线的作用下，一方面本层的大气分子被解离成原子状态；另一方面，分子和原子又可被电离成带正电的离子和带负电的自由电子。由于电离层的大气呈带电状态，具有良好的导电性能，能反射无线电波，因而对无线电讯号环绕地球的传播起着重要的作用。目前，人类的航空活动还到达不了该层。

第二节　大气的物理特性与气体定律

一、大气的成分

从生理学的角度来看，大气可以被认为是不变的常数。虽然我们常常说高空空气变稀薄了，维持生命所必需的氧气也少了，但实际上，大气的成分随着高度的变化而保持不变。氧气在空气中的比例恒定保持在 21%，只是一定体积空气里氧气分子的个数随高度的增加、压力的下降而减少，就像 1 美元的 21% 和 1 美分的 21% 一样，百分比不变而价值不同。大气成分中剩下的 79% 主要是氮气（78%）、二氧化碳（0.3%）、惰性气体（1%）和水蒸气。

值得一提的是水蒸气的变化对机上乘员的影响。在商用飞机的巡航高度范围内，大气的固定成分是保持稳定不变的，但水蒸气的含量却存在较大的差异。当飞机的巡航高度较低时，空气暖和，水蒸气的含量也高；当巡航高度增加时，由于空气温度下降，空气中的水蒸气就难以全部继续以气体的形式存在，多余的水蒸气便会凝结成肉眼可见的小水珠而形成云或雾；在特别高的高空，空气非常寒冷（约 -50℃），水蒸气的含量很低，而飞机是利用外界的空气直接加压的，并未加湿，其结果是机舱内经过加压加热的空气也很干燥。所以，在高空飞行时，机上乘员要比他们平时在海平面湿度较大的空气中经肺和皮肤丢失更多的水分，也就是说我们要考虑到高空飞行时机上乘员脱水的问题。如果机上乘员在飞行前或飞行中已经充分饮水或饮料，他们不会患脱水症；但是，如果他们在飞行前就已经脱水，那么情况就会更加严重。因此，患有严重腹泻和呕吐的儿童以及为了避免飞行中上厕所而不喝水的截瘫病人是最危险的两种人。此外，在飞行前或飞行中饮酒的乘员，也会加重高空飞行时的脱水症状，因为酒精可使肾脏排出更多的水分。虽然高空飞行时干燥造成脱水的主观感觉可能相当明显，但正常人只不过是暴露部分的粘膜局部干燥而已，并不碍大事。为了减轻这种不适，最简单的处理办法是给他们多饮些水。

二、大气的压力

大气压力实际上就是我们测量地点上方所有的气体分子的重量之和。由于在较高的高度上测量点上方的分子数目较少，所以随着高度的增加压力是逐渐减小的，其大致的规律是：高度每升高 5 500 米，大气的压力减少到原来的一半，如图 1.3 所示。最明显的密度变化发生在海平面到 5 000 英尺之间，这也是航空活动中大气压力变化对人体健康影响最大的高度区间。

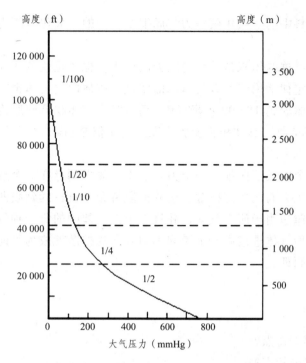

图 1.3　大气压力与海拔高度关系曲线

三、大气的温度

地球的表面依靠太阳辐射来取暖。太阳辐射先穿透大气层到达地表，随后再反射回大气中，但这些直接和反射的太阳辐射对直接加热大气的作用很小。大气主要是靠温暖的地表来直接加热的，因此大气的温度是随着高度的增加而降低的，直到到达高约 35 000 英尺的对流层顶为止。这种温度随高度的增加而降低的变化称为"温度直减率"，其变化的规律是高度每升高 300 米，温度下降约 2℃，到对流层顶（平均高度约 10 000 米），气温降至并恒定在 −55℃。

四、气体定律

大气作为数种气体的混合体服从气体方面的几个物理定律，对这些定律的理解能够帮助我们了解航空环境对人体的影响。

1. 道尔顿定律

任何气体混合体（压力和容积不变）的总压力等于混合体中各个气体压力（也称局部压力）之和。同样，每一种气体的局部压力与该气体占混合体的百分比对应成比例。因为氧气在大气中的比例恒定保持在 21%，道尔顿定律让我们能够计算出在任何高度上大气中氧气的局部压力。在以后的章节中介绍人体如何受大气中气体压力的影响时，我们会发现周围空气中氧气的局部压力很关键——它决定了人体缺氧情况。

2. 亨利定律

溶解在一种溶液里的气体数量与作用在溶液上该种气体的局部压力大小成正比。一瓶碳酸饮料可以演示这个定律，当我们打开瓶盖时，饮料里的二氧化碳会慢慢地扩散到大气中去，直至饮料中的二氧化碳压力与周围空气中的二氧化碳压力相等为止。

3. 波尔定律

当温度恒定时气体的体积与其所受压力成反比，也就是说气体在其所受压力减小时体积会增大。这条定律适用于所有气体，即使是人体体内的气体也一样。如果我们把海平面一定体积的气体放到 18 000 英尺（ft）高空时，其体积会膨胀为原来的两倍左右，放到 50 000 英尺高空时，其体积会膨胀为原来的 9 倍左右。

4. 格雷厄姆定律

高压区的气体会向低压区施加一个力。如果气体之间存在一个透膜或半透膜，那么气体会透过膜由高压区向低压区扩散，这种扩散将会一直持续到膜两边的气体压力相等为止。格雷厄姆定律适用于所有气体，并且一个混合体中的每一种气体都会独立运动。这样，两种或更多种气体透过同一个膜向不同方向的扩散就成为可能。这就是氧气在细胞和组织中传输的原理。

复习思考题

1. 对流层有哪些特点？
2. 平流层有哪些特点？
3. 高空中水蒸气减少对机上成员有何影响？
4. 大气压力随高度增加而变化的规律是什么？
5. 大气的温度变化规律是什么？
6. 简述大气所遵循的几个气体定律。

第二章 航空生理卫生

当人们呆在舒适的飞机驾驶舱或客舱里进行空中旅行时，我们很少有人会想到，不适合生存的环境离我们仅一步之遥！喷气式飞机被设计成可以在高空中有效率地工作，而我们人类却不行，任何时候当我们在高于我们适应的高度上活动时，不管你如何评估自己的能力，危险都存在。万一我们精心维持的舒适环境被破坏时，舱外的气压以及氧气供应情况会给我们带来不良的影响。

第一节 高空缺氧

一、缺氧及其分类

一切生命活动都需要能量，机体获取能量的生物过程是将化学结构复杂的食品氧化成化学结构简单的二氧化碳、水和其他废物。在这个过程中，氧是必不可少的物质。因此，可以说氧是维持人体生命活动所必需的物质。如果组织、细胞得不到正常的氧气供应，或者不能充分利用氧来进行代谢活动，就会引起一系列的生理、心理和病理改变，称为"缺氧"（hypoxia）。根据病因学和发病机理，可以将缺氧分为以下四种：

1. 贫血性缺氧

由于氧合血红蛋白含量减少所致，这种缺氧对于评价有这种临床诊断的旅客进行空中旅行的可行性非常重要。

2. 局部缺血性缺氧

由循环机能不全，如动脉闭塞性疾病、冠状动脉粥样性硬化等所致（这与空勤人员的体检鉴定有关）。

3. 组织中毒性缺氧

由某些生物化学上的障碍所致，可见于空难事故时的幸存者。

4. 缺氧性缺氧

由吸入空气中氧张力低下所致，这种缺氧对机上乘员有特殊意义。

在航空活动中，飞行人员若因暴露于高空低气压环境中，吸入气体的氧分压降低，导致机体组织和器官的氧含量减少，这种缺氧属于缺氧性缺氧，也就是我们本节要介绍的"高空缺氧"。

缺氧是高空的主要不良因素。缺氧与高度有着密切的关系，高度越高，空气越稀薄，氧分压越低，缺氧也越严重。高空缺氧是人类航空事业发展初期最先遇到的严重医学问题之一，因此，它也是航空医学中研究历史最长的课题之一。在航空事业高度发达的今天，虽然已经有了各式各样的密闭增压座舱和供氧设备，但国内国外飞行事故的调查资料均显示，因急性高空缺氧所引起的飞行事故及飞行事故征候仍占有相当的比例。这是因为增压舱不能经常保持海平面的压力，在高空飞行时，座舱内的压力可造成中等程度的缺氧。特别需要强调的是，高空缺氧所导致的飞行事故发生迅速，而且多在飞行人员不知不觉中发生，因此，高空缺氧始终是航空医学中的一个重要课题。而作为一名飞行人员，了解一些高空缺氧的知识是完全有必要的。

二、缺氧的高度分区

根据人体暴露在不同高度时的症状，可将缺氧分为以下四个高度区：

1. 功能完全代偿区

指从地面到 1 200 米高度的区域。在此高度范围内，由于缺氧程度较轻，在静止状态下或一定时间内，人体保持着足够的代偿适应能力而不会出现症状。

2. 功能不完全代偿区

从 1 200～5 000 米高度的区域。在此高度范围内，人体的心跳和呼吸会反射性地加快，从而部分地对抗缺氧对人体功能的影响，如果在静止状态下作短暂的停留，缺氧的症状并不严重。大约在 1 200 米高度，人的夜间视力开始降低；大约在 1 500 米高度，人的复杂智力活动能力开始降低；在 3 000～5 000 米的高度，人的体力活动能力会有明显的下降。民航客机在特定的座舱高度（通常是 3 050～4 250 米），受气压控制的阀门就会被触发而开放，从而自动将氧气面罩放下，供机上乘客使用。

3. 功能失代偿区

指从 5 000～7 000 米高度的区域。在此高度范围内，人体的代偿反应虽已充分发挥作用，但仍不能排除缺氧对人体功能的影响，即使在静止状态下，也有明显的智能和体能的障碍。但在此高度做短暂的停留，一般还不会引起人的意识丧失。

4. 危险区

指 7 000 米以上高空。在此高度范围内，人体的代偿功能已不足以保证大脑等重要器官的最低氧需要量，很快会出现意识丧失，若不及时供氧，则呼吸、循环功能会相继停止。

三、缺氧的主要表现

缺氧的症状多种多样，如表 2.1 所示，但并非所有症状都会在同一个人身上表现出来。缺氧初期会出现气喘、呼吸加深加快等代偿反应，随着缺氧程度的加重，当超过身体的代偿能力时，便会出现各种各样的机能障碍。由于身体各组织、器官对缺氧的敏感程度不一样，在缺氧时出现功能障碍的先后顺序也不一样。一般认为，缺氧的阈限高度是 1 200 米（3 600 英尺），即超过 1 200 米的高度，最早的缺氧症状就会表现出来。

（一）心理功能障碍

神经组织是高度分化的组织，对内环境各项变动极为敏感，而大脑皮层的神经组织分化程度最高，对缺氧也最为敏感，所以即使是在缺氧的早期或者是轻度的缺氧，大脑也会出现功能障碍，其表现如下：

表 2.1　缺氧的症状和体征

主观症状	客观体征
气喘、呼吸困难	呼吸深快或过度换气
头痛	困倦
头晕（眩晕）	震颤
恶心	全身出汗
面部发热	面色苍白
视力减弱	口唇发绀
视力模糊	焦虑
复视	心动过速
兴奋、烦躁	心动过缓（危险）
嗜睡	判断力下降
晕厥	语言表达不清
虚弱	共济失调
木僵	意识丧失、抽搐

（中间箭头标注：不断加重的缺氧）

1. 复杂智能障碍和意识丧失

在 1 500 米左右的高度，人的复杂智能开始受到影响，表现在新近学会的复杂智力工作能力降低；在 3 000 米左右的高度，人的智力功能明显受到损害，除已熟练掌握的技能外，其他智能活动已不能正常进行；在 6 000 米左右的高度，虽然意识还存在，但实际上已处于失能状态；在 7 000 米左右的高度，大多数人在很短时间的即可发生不同程度的意识障碍，甚至意识丧失，若时间稍长，还会引起大脑细胞的不可逆损伤，但如能及时供氧，一般经过 15～30 秒钟后意识可恢复。

2. 注意和记忆力障碍

在大约 1 800～2 000 米左右高度的注意分配和注意集中的能力下降，表现在不能像平时那样同时做好几件事情，或者虽然注意的范围变得越来越窄，却不能像平时那样集中精力，记忆力也开始受到影响，而且随着高度的增加会不断加重。

3. 情感障碍

在 4 000 米左右的高度，人开始出现情绪方面的某些改变，既可表现为以兴奋过程占优势的活动、语言增多和欣快感，也可表现为抑制过程占优势的表情淡漠、反应迟钝和嗜睡等情感反应减退或低落。

4. 运动协调能力降低

在 3 000～3 500 米左右的高度，人精细运动的协调能力已受到影响，此时即使平常已经熟练掌握的精细技术操作也开始变得有些笨拙；随着高度的不断增加，运动协调能力将进一步降低，出现运动迟缓、震颤、抽搐、痉挛，直至全身瘫痪。

（二）生理功能障碍

1. 视觉障碍

在人体所有的感觉机能中，视觉对缺氧最敏感。在急性高空缺氧时，以圆柱细胞为主要感受器的夜间视力受影响最严重，一般从 1 200 米左右高度开始出现障碍。研究表明，在 1 200 米高度，飞行员夜间视力下降 5%，在 1 800 米高度下降 10%，3 000 米高度下降 20%，在 4 800 米高度下降 40%，且随着高度的增加缺氧加剧，夜间视力障碍明显；而以圆锥细胞为主要感受器的昼间视力耐受性较强，从 5 500 米左右高度才开始下降。通常，人们对缺氧所引起的视力下降是不能觉察的，常常是在使用了氧气之后感到视野突然明亮起来后才被发现。由于缺氧所造成的视觉障碍是功能性的，当供氧或高度下降之后，这些功能障碍均会很快消失。视觉恢复所需的时间与缺氧暴露的时间有关，如果缺氧暴露的时间越长。则视觉恢复所需要的时间也越长；根据神经及视网膜组织的代谢特点，充分供应糖，维生素 A、B、C 等，可提高缺氧条件下的视觉功能。

2. 听觉障碍

随着飞机上升高度的增加，人的听觉功能也会逐渐受到影响。在 5 000 米左右的高度，高频部分听力开始下降；在 6 000 米左右的高度，中频和低频部分（包括语频部分）的听力也开始下降。

急性高空缺氧时，人的智能和体力活动能力往往是在不知不觉中逐渐变得迟钝以至丧失的。所以，即使人的主观感觉很轻微或者根本没有任何不适，而事实上缺氧对身体机能的影响可能已经到了非常严重的程度，这与大脑皮层的高级智力功能最先受到缺氧的侵袭，失去了正常的理解、分析和判断能力有关，也正因为如此，常常导致飞行员低估其危险性，甚至忽视其存在而丧失采取应急措施的时机，造成飞行事故。

四、影响缺氧耐力的因素

影响机体对急性高空缺氧耐力的因素很多，在不同个体之间，或即使同一个体在不同条件下，其耐受缺氧的能力均有差别。

1. 缺氧条件

除了飞机上升高度这一基本的决定因素之外，暴露时间和上升速度对机体的缺氧也有一定的影响。暴露时间越长，影响越严重，特别是缺氧的后遗症状与暴露时间的长短有密切的关系。人如在 3 000～5 000 米高度停留几个小时，回到地面后头痛、恶心、疲乏、头晕等症状可达数小时之久，即使在恢复期还可能出现视觉障碍、眼肌功能障碍和智力障碍等。飞机上升速度越快，机体的代偿反应越来不及充分发挥，症状也越重。

2. 机体的健康状况

睡眠不足、吸烟、饮酒、空腹和过饱腹飞行，各种急性感染、过度疲劳、病后机体衰弱等因素均可使缺氧耐力下降；而对缺氧习服和体育锻炼则可提高人体对缺氧的耐力。

3. 其他合并因素

如缺氧的同时合并有高温、低温或加速度等因素，也可使人体的缺氧耐力下降。

第二节 高空低气压

一、高空减压病

高空减压病是飞机在上升过程中乘员可能发生的一种特殊综合征，其主要症状表现为关节、肌肉的疼痛，并可伴有皮肤瘙痒以及咳嗽和胸痛等，严重时还会引起植物神经功能障碍和脑损害的症状，甚至发生休克。高空减压病的发生有一定阈限高度，绝大多数人都是飞机上升到 8 000 米以上高空，并停留一段时间以后才发病的，降至 8 000 米以下，症状一般都会消失。

迅速减压在民用航空中偶尔可见，它一般是由座舱壁（压力壳）结构的失灵或损坏引起，一旦发生时，机上人员会突然发生缺氧，所以应及时供氧。若减压速度很快，还可造成人体器官和组织的损伤。但在民用航空中，最为重要、最容易发生的是由于增压失效而引起的缓慢减压。此时，应将飞机逐渐降至较为安全的高度；但在许多情况下，根据操作的需要，飞机将被迫继续在需要供氧的高度飞行，因此必须保证供氧系统的可靠性。

（一）发病机理

高空减压病是由于在人体组织、体液中溶解的氮气离析出来形成了气泡，压迫局部组织和栓塞血管等而引起的一系列临床症状。由于形成气泡的多少以及栓塞和压迫的部位不同，所引起的症状也各异。

和气体在其他液体中的溶解一样，气体在组织或体液中的溶解同样遵循"亨利定律"，即气体在一定容积的液体中达到饱和状态，与该气体的压力、液体的种类以及温度有关。当液体的种类及温度保持一定时，溶解气体的量与气体的压力成正比；若系混合气体，则与各组成气体成分的分压成正比。当液体周围环境的气体压力降低时，在液体中呈饱和溶解状态的气体就变成了过饱和溶解状态气体，其中一部分将重新游离出来，进入气相，以建立新的平衡，此过程称为脱饱和。随着飞行高度的升高，大气压力逐渐下降，空气中氮的分压也相应地下降，而人体肺部血液中氮的分压却没有改变，于是在地面形成的肺部血液和肺泡气之间氮的平衡被打破，肺部血液中过饱和状态的氮气向肺泡弥散，导致肺部血液中氮气的含量及其分压也随之下降；这种含氮量较低的血液流经组织时，组织细胞中的氮气又弥散进入血液，然后由静脉血带到肺内，再与肺泡气进行气体交换。这样不断循环，机体内过剩的氮气便会逐渐减少，从而寻找到新的平衡。当这种寻求平衡的过程缓慢时，体内的氮气便可依照上述方式排出，而不引起症状；但如果飞机上升速度过快，体内的氮气来不及依照上述方式排出，则会形成过饱和溶解状态，并从组织、体液中游离出来。氧气、二氧化碳和氮气虽然都是人体组织、体液中最主要的溶解气体，但是氧气和二氧化碳都是生理上的活泼气体，可转变为化学结合状态，氧气还可以较快地被组织细胞消耗，所以在一般情况下不会形成过饱和溶解状态；唯有完全呈溶解状态的、生理上的惰性气体——氮气，在减压速度较快的情况下，才最有可能形成过饱和状态并游离出来。

必须指出，高空减压时人体内出现氮气过饱和溶解状态，并不是立即就产生气泡，因为过饱和仅仅是形成气泡的基本先决条件，氮气泡的产生还取决于其他多种条件，其中最主要的是过饱和状态必须达到一定的程度，也就是体内氮气的过饱和度必须超过正常饱和度的 2 倍以上，氮气才能由溶解状态变成气泡。一般来说，在 8 000 米高空，人体组织及体液内溶解氮气的过饱和度是正常饱和度的 2 倍以上，所以 8 000 米高度是高空减压病的阈限高度。

（二）主要表现

（1）关节及其周围组织的疼痛为高空减压病的主要表现。

（2）皮肤、呼吸或神经系统的一些症状。如皮肤痒感、刺痛、蚁走感以及异常的冷热感觉，胸骨后不适、咳嗽和呼吸困难、头痛、视觉机能障碍、四肢无力和瘫痪，等等。

上述症状，一般在飞行高度下降后随即消失，只有极个别病例在下降至地面后病状仍继续存在，需要积极治疗方能消失。

（三）影响因素

1. 物理因素

（1）上升高度。该病在 8 000 米以下很少发病。在 8 000 米以上，飞行高度愈高，发病率也愈高。

（2）高空停留时间。当上升到高空后，人体一般不会马上出现症状，而需要经过一定的时间后才会发病。在 8 000 米以上高空。停留时间越长，发病率越高。据有关资料，最早发病者大约在高空停留 5 分钟后发病，而最迟发病者可在高空停留 2.5 小时后发病。

（3）上升速率。上升速率越快，人体内过剩的氮越来不及排出体外，发病率愈高。

（4）重复暴露。24 小时内重复暴露于低气压环境容易发病。这是因为前次暴露时形成的气泡以及人体内的其他变化在下降增压后的时间内尚未完全消除，或者说有累积效应。

（5）高压条件下活动后立即飞行。例如在 24 小时内曾做过水下运动或潜水活动者，上升高空时容易发病，因为在高压条件下体内溶解了较多的氮气，在返回水面后一定的时间内，残存在体内过多的氮气甚至若干气泡没有完全消除。有报道称，人潜水后立即乘坐飞机，在 1 500 米高度即可发病。

（6）环境温度。寒冷的温度条件，能增加本病的发病率。

2. 生理因素

（1）体重与年龄。肥胖者有易患屈肢症的倾向；随着年龄的增加，本病的发病率也有所增加。这可能与身体发胖、脂肪组织增加，以及心血管功能降低影响氮气脱饱和速率有关。

（2）呼吸、循环系统的功能状态。因较严重的缺氧或高空胃肠胀气而导致的呼吸、循环机能障碍，以及因寒冷或衣服、鞋过紧等因素，导致严重局部血液循环障碍时，都能减慢氮气脱饱和的速率而使该病的发病增加。

（3）肌肉运动或体力活动。人进行因为肌肉运动或体力活动时，局部组织受到牵拉可在一个小局部产生很大的负压，有促使气体离析出来形成气泡的作用；肌肉运动或体力活动时组织中会产生大量的二氧化碳，使局部溶解的气体增多；肌肉运动或体力活动使组织中的血流量增加，使体内血液重新分配，导致脂肪组织中的血流量减少，不利于脂肪中氮气的脱饱和。

（四）预　防

（1）保证座舱内有足够的压力。这是预防高空减压病最根本的措施。若能在飞行期间保持座舱压力不低于 8 000 米高度的压力值（267 mmHg），即可取得良好的预防效果。在民用航空活动中，只要密封增压座舱的结构完好就可以满足这个条件。

（2）飞行中若发生事故性减压，飞机应逐渐下降至较安全的高度。当密封座舱在 8 000 米以上高空受到破坏时，应尽量减少不必要的体力负荷；若在高空已有症状发生，应迅速与地面指挥联系，以便及时下降高度。

（3）合理膳食和坚持体育锻炼。可防治肥胖，增强呼吸、循环功能，对预防本病的发生具有积极的意义。

（4）吸氧排氮。呼吸纯氧时，由于肺泡气中的氮分压降低，溶解在静脉血中的氮气就可不断通过肺毛细血管弥散到肺泡中而被呼出，血液中的氮分压也就会相应地降低，于是溶解在身体各种组织、体液中的氮气又会向血液中弥散，再由肺泡排出体外。如此不断地循环，就能逐渐将体内的氮排出体外。

在军事航空中，对那些没有装备增压座舱或座舱压力标准订得较低的高空飞行的机种，可在高空飞行前采用吸氧排氮的预防措施，能有效降低高空减压病的发生。而对于民用航空，本方法则没有实际意义。

（5）控制重复暴露的间隔时间。通常情况下，人在潜水活动后 24 小时内不应飞行。有的国家规定，紧急情况下，潜水活动后 12 小时内可以飞行，但需要经过航空医师的允许。本方法也仅仅在军事航空活动中有意义。

二、气压损伤性疾病

（一）航空性中耳炎

1. 中耳的结构和功能

耳具有感受身体位置和声波刺激的双重功能，因此又叫位听器官，如图 2.1 所示。位听器官也是人类重要的感觉器官，其摄取的信息量仅次于视觉器官。

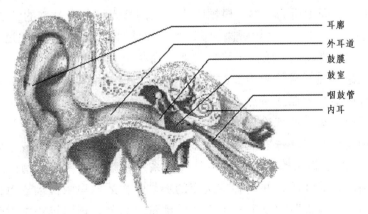

耳廓
外耳道
鼓膜
鼓室
咽鼓管
内耳

图 2.1　位听器官的结构模式图

耳由外耳、中耳和内耳三部分组成。外耳和中耳是声波的传导器官，内耳是声波的感受器官，同时也是身体位置的感受器官。

外耳：由耳廓、外耳道和鼓膜三部分组成，其功能是收集和传导声波。

中耳：由鼓室、咽鼓管和乳突小房三部分组成。鼓室内有三个听小骨：锥骨、砧骨和蹬骨，它们相互连接形成听骨链，将声波的振动传入内耳。咽鼓管为连接中耳与鼻咽部的通道，有吞咽动作时，此管开放，空气由咽部进入中耳，维持中耳与外界的气压平衡，保证鼓膜的正常振动。当咽鼓管因感冒等原因发生闭塞时，由于中耳内的空气逐渐被吸收，而外界的空气又不能进入中耳，导致中耳内气压下降，鼓膜内陷，从而影响声波的传导功能，使听力下降，出现临床上的耳聋。此时可用捏鼻鼓气法，由鼻咽部向中耳鼓气，使中耳与外界的气压平衡，恢复鼓膜功能，听力也可以得到相应的改善。咽鼓管在航空医学中有着特别重要的意义。

内耳：由一系列结构复杂的管、腔（亦称迷路）所组成，兼有听觉和平衡觉两种功能。骨性管道叫做骨迷路，由耳蜗、前庭和骨半规管三部分组成。套在骨迷路内的膜性管道和囊叫做膜迷路，与骨迷路三个部分相对应，膜迷路由蜗管、椭圆囊和球囊以及膜半规管三部分组成。其中，蜗管内基底膜上面的 Cortis 器（又称螺旋器）是感受声波刺激的结构，球囊和卵圆囊内的位觉斑是身体平衡的感受器。

下面介绍两种：

听力检查法。临床听力检查可分为主观测听法和客观测听法两种。主观测听法需受检者对测听信号作出主观判断，其典型代表为纯音听力计检查；客观测听法不需要受检者对测听信号作出反应，其典型代表为声阻抗。

纯音听力计检查。用纯音听力计检测听力至今已有半个多世纪的历史。它主要由震荡发生器、扩大器、衰减器和耳机等部分组成，能产生 125～8 000 Hz 各频率的八度纯音。正常听力的气导和骨导都用零级表示，即人耳最小的可听阈音强为 0 dB，在此基础上计算听力级。测试时先从听觉最敏感的 1 000 Hz 开始，先调到受检者可以听到的强度，再将声强减弱到受检者不能听到为止，然后在两者之间以 5 dB 为一档逐次增大或减少，来确定该频率纯音的听力值，测试时一般按 1 000 Hz、2 000 Hz、3 000 Hz、4 000 Hz、8 000 Hz、500 Hz、250 Hz、125 Hz 的顺序进行。对气导和骨导分别测定，然后在曲线上将各点连接起来，即为听力曲线。根据听力曲线的特点可判断耳聋的性质：① 传导性耳聋。骨导正常或接近正常，气导听阈提高，气、骨导间的间距一般不超过 60 dB。② 感音性耳聋。气、骨导曲线呈一致性下降，且多以高频听力损失为主。③ 混合性耳聋：兼有传导性耳聋和感音性耳聋的听力曲线特点，低频以传导性耳聋的听力曲线特点为主，高频以感音性耳聋的听力曲线特点为主。

声阻抗。用纯音听力计来检查听力属于主观性检查，需要检查者的积极配合，影响因素较多，特别是在一些特殊职业的医学鉴定和事故的医学鉴定中更成问题。声阻抗是近 20 多年来才应用于临床的客观测试中耳传音系统和脑干听觉通路功能的检查方法，它同样可以鉴别耳聋的性质，并能确定病变的部位和性质。声阻抗检查包括鼓膜静态声顺值、鼓室压测定和镫骨肌声反射三个基本的测试。另外，声阻抗还可对咽鼓管的功能状态进行测试。

2. 发病机理

在飞机上升过程中，舱内气压下降，鼓室内气压相对增高，形成正压，此时鼓膜有略向外膨隆的现象，耳内也有轻度的胀满感。当鼓室内、外压差达到 10～20 mmHg（1.33～2.67 kPa）时，咽鼓管被冲开，部分气体自鼓室内排出，鼓室内、外压力基本恢复平衡。在飞机继续上升的过程中，舱内气压继续降低，咽鼓管可再次开放。此过程不断重复，除非咽鼓管有严重的阻塞，一般不会引起气压性损伤。

在飞机下降过程中，舱内气压不断增高，鼓室内形成负压，鼓膜向内凹陷，于是产生耳压感和听力减退，此时，咽鼓管不能自行开放，必须主动做咽鼓管通气动作才能使之开放，让外界气体进入鼓室，使鼓室内、外压力恢复平衡，鼓膜复位，耳压感及听力减退现象消失。但当中耳腔内负压增大到一定程度时，即使再做主动通气动作也难以使咽鼓管开放，鼓室内负压不断增加，耳痛等症状也不断加重，最终导致鼓膜破裂，即为航空性中耳炎。

3. 主要表现

耳内不适、闷胀或胀痛；听力下降；眩晕、恶心呕吐，重者甚至会出现休克。

4. 影响发病的因素

（1）飞行高度。不同高度的大气层密度不同，越接近地面，密度越大。故当下降率相同时，越接近地面，气压增加率越大。一般来说，中耳气压性损伤多发生在 4 000 米以下，以 1 000～2 000 米高度发生为多。

（2）飞机的下滑率。单位时间内飞机下降的高度越大，鼓室内、外压差也越大，发生航空性中耳炎的几率越大，特别是在军事航空中作高速率、大下滑角的下滑、俯冲或特技飞行时更是如此。有增压座舱的飞机，在飞行中舱内压力的变化虽较舱外压力的变化缓和，但由于这种飞机的运动速度大，气压性损伤仍经常发生。在着陆下滑时，飞行人员注意力高度集中在操纵飞机上，特别是缺乏主动做咽鼓管通气动作训练的新飞行人员，较易发生中耳气压性损伤。

（3）上呼吸道感染。上呼吸道感染常引起咽鼓管咽口周围粘膜组织充血、水肿，从而影响咽鼓管的开放而导致气压性损伤。

5. 预 防

（1）及时治疗影响咽鼓管通气功能的疾病，特别是严禁感冒或上呼吸道感染患者参加飞行。

（2）做"瓦尔萨瓦动作"。即捏鼻子鼓气，可使后鼻腔压力升高，迫使空气排除障碍通过咽鼓管进入中耳，使鼓膜内、外压力重新恢复平衡，这是最实用而可靠的预防措施。虽然这种办法对预防航空性中耳炎常常是成功的，但鼻腔感染时做"瓦尔萨瓦动作"可能将感染随空气通过咽鼓管带入中耳。

（3）做吞咽动作。做吞咽动作能使鼻咽后部组织活动，从而打开咽鼓管开口，使空气能够进入中耳，所以对预防航空性中耳炎也颇有效果。在实践中，单是吞咽唾液或喝水就能达到这一目的。在飞机起飞和降落时给乘客发糖的一个重要目的就是帮助乘客做吞咽动作。

（4）同时做"瓦尔萨瓦动作"和吞咽动作。如果单做"瓦尔萨瓦动作"或吞咽动作不能有效地打开咽鼓管，可以尝试将"瓦尔萨瓦动作"和吞咽动作结合起来，即在嘴里含一口水，在做"瓦尔萨瓦动作"的同时做吞咽动作，常常能收到满意的效果。

其他的方法，如用棉花塞耳朵或用一杯热水向耳朵熏蒸汽等是根本没有用的。

（二）航空性鼻窦炎

鼻窦是与鼻腔相通的含气空腔，左右对称，共有四对。正常情况下，无论在飞机上升减压或下降增压过程中，鼻窦向鼻腔的开口都可保证空气自由出入，使窦腔内、外气压保持平衡。如果因为窦腔粘膜发炎肿胀或有赘生物存在而造成阻塞，在飞机上升减压时，窦腔内形成正压，一般能冲开阻塞，使部分气体逸出，从而使窦腔内、外压力基本保持平衡，极少发生气压性损伤；当飞机下降增压时，窦腔内形成负压，窦口附近的阻塞物被吸附于窦口而发生阻塞，这时阻塞物起活瓣作用，外界气体不能进入窦腔内，会引起窦腔粘膜充血、水肿、液体渗出、粘膜剥离，甚至出血等，并产生疼痛，此即航空性鼻窦炎。航空性鼻窦炎一般多见于额窦，因为额窦含气量多，且与鼻腔相通的鼻额管细而长。上颌窦的含气量虽然比额窦还要多，但它与鼻腔的开口比额窦要多，而且呈短管型，所以很少发生损伤。筛窦和蝶窦的含气量少而开口多，故它们均不易发生损伤。与航空性中耳炎相比，本病的发病率要低得多。

预防：感冒或上呼吸道感染患者严禁飞行；患有鼻及鼻窦的急、慢性疾病的，应及时去航医室就诊治疗。在飞机下降增压过程中，乘员如果已经出现鼻窦区疼痛，在条件许可的情况下，可以通过复飞至原来的高度然后再缓慢下降的办法来解决。

（三）航空性牙痛

龋齿患者多发生航空性牙痛，有的虽然经过填充治疗，但牙齿内残留有小空腔，或龋齿中有小气泡，或填充不严密，在高空气压改变时，可因为混有气泡的唾液进入其中而发病。

预防：飞行人员若患有龋齿，应及时医治。

三、高空胃肠胀气

与高空缺氧症和高空减压病不同的是，高空胃肠胀气没有明确的发病阈限高度，即使在较低的高度也可发生。高空胃肠胀气的主要症状是腹胀和腹痛，一般都发生在飞机上升过程中，或在达到一定高度后的最初阶段内。若能经口或肛门顺利排出部分膨胀气体，则短时间内腹胀、腹痛的症状即可消失；否则，高度愈高，症状将愈重。

（一）发病机理

人体胃肠道内通常含有 1 000 ml 左右的气体，它们大多是随饮食和唾液吞咽下去的空气，少部分是食物分解而产生的。它们同样遵循"波义耳定律"，即当温度保持一定时，一定质量气体的体积与其压强成反比，即压力越小，体积愈大，反之亦然。当飞行高度上升时，若胃肠道内的气体不能顺利排出，则气体的体积随高度的增加会不断地增大，使胃肠壁扩张而引起腹胀、腹痛等症状。

（二）临床表现

（1）机械性影响导致的症状。由于胃肠道内气体膨胀压迫膈肌使其升高，致使呼吸动度受到限制，肺活量减少，严重时可发生呼吸困难。

（2）神经反射导致的症状。胃肠道管壁上有接受扩张刺激的拉长感受器，当胃肠道内气体膨胀程度较轻时，拉长感受器接受的刺激较弱，一般不引起主观感觉，最多只有腹胀或轻微的腹痛。大约从 10 000 米高度开始，由于气体膨胀程度较大，特别是在排气不通畅时，胃肠道也会被动地显著扩张，此时拉长感受器受到较强的刺激，引起胃肠道反射性的收缩和痉挛，从而导致不同程度的腹痛。如果胃肠道管壁的扩张已能反射性地引起呼吸、循环等机能改变时，则对飞行员工作能力会产生不良的影响。如果腹痛严重时，个别敏感者还会产生一系列植物神经机能障碍的症状，如面色苍白、出冷汗、脉搏徐缓、动脉血压下降以致发生血管迷走性晕厥，此时会严重危及飞行安全。

（三）影响发病的因素

（1）上升高度及速度。飞机上升的高度越高，气压降低越多，胃肠道内气体的膨胀也越大，高空胃肠胀气的症状也越重；上升速度越快，胃肠道内膨胀气体越来不及排出，高空胃肠胀气的症状也愈重。

（2）胃肠道的机能状态。在含气的空腔器官中，以胃肠道与体外相通的管道为最长，所以肠道内气体的排出受阻也较多，凡是能影响胃肠道通畅的因素（如便秘、胃肠道慢性疾病等），均会妨碍膨胀气体的排出从而加重高空胃肠胀气的症状。

（四）预　防

（1）保证密封增压座舱的良好状态。通常情况下，民航客机增压座舱可减轻或消除人体胃肠胀气的影响，因此，在起飞前应该经常检查座舱的加压密封设备，保证其处于良好的工作状态。

（2）注意饮食与饮食卫生。飞行人员在飞行期间，应限制食用易产气及含纤维素多的食品，如韭菜、芹菜、萝卜、扁豆、洋葱、洋白菜、黄豆芽等，禁饮能产气的饮料，如啤酒、汽水、大量的牛奶等，控制食用脂肪多或油炸的食物，少吃刺激性食物。

养成良好的饮食习惯，进食不宜太快，以免吞咽过多的气体。进餐要定时、定量，使胃肠活动机能保持正常，以利消化而少产气。

（3）防治便秘。飞行前排空大、小便，保持胃肠道功能良好。

复习思考题

1. 缺氧的种类有哪些？什么叫高空缺氧？
2. 怎样对缺氧的高度进行分区？
3. 缺氧的主要表现有哪些？
4. 影响缺氧耐力的因素有哪些？
5. 简述高空减压病的发病机理、主要表现、影响因素和预防。
6. 简述航空性中耳炎的发病机理、主要表现、影响因素和预防。
7. 简述高空胃肠胀气的发病机理、主要表现、影响因素和预防。

第三章　心理学基础知识

第一节　心理现象

心理学是研究心理现象发生、发展和活动规律的科学。心理现象包括心理过程和人格两大部分。

一、心理过程

心理过程是心理活动的基本形式，包括认知、情感、意志三种既相区别又相联系的过程。

（一）认知过程

人的认知过程是一个非常复杂的过程，它由人的感觉、知觉、记忆和思维等认知要素组成。

1. 感　觉

感觉是我们认识世界的起点，是人脑对直接作用于感觉器官的客观事物个别属性（比如物体的颜色、形状、声音等）的反映。感觉分为外部感觉（视、听、味、嗅、触觉）和内部感觉（平衡觉、运动觉、机体觉）两种，其中视、听获取的外部信息占人们所获信息的 80%～90%。

2. 知　觉

知觉是直接作用于人的感觉器官的客观物体的整体在人脑中的反映，是较为复杂的心理现象，是大脑对不同感觉信息进行综合加工的结果。

知觉和感觉一样，都是当前的客观事物直接作用于人的感觉器官，在头脑中形成的对客观事物的直观形象的反映。客观事物一旦离开我们感觉器官所及的范围，对这个客观事物的感觉和知觉也就停止了。但是，知觉又和感觉不同，感觉反映的是客观事物的个别属性，而知觉反映的是客观事物的整体。知觉以感觉为前提条件，但它不是感觉的简单堆积，而是在综合了多种感觉的基础上形成的整体映象。

知觉之所以能对客观事物作整体反映，是因为：第一，客观事物本身就是由许多个别属性组成的有机整体；第二，我们的大脑皮层联合区具有对来自不同感觉通道的信息进行综合加工分析的机能。

（1）知觉的基本特征有：

① 选择性。客观事物是丰富多彩的。在每一时刻里，作用于人的感觉器官的刺激也是非常多的，但人不可能对同时作用于他的刺激全都清楚地感知到，也不可能对所有的刺激都做出相应的反应。在同一时刻里，人们总是对少数刺激知觉得格外清楚，而对其

余的刺激知觉得比较模糊。这种特性被称为知觉的选择性。知觉得特别清楚的部分称为知觉的对象，知觉得比较模糊的部分称为知觉的背景。

知觉中对象和背景的关系并不是固定不变的。它依一定的主、客观条件经常转换。

如图 3.1（a）所示，当我们把黑色作为背景时，就可以看到一群白色的大雁向东飞行，但如果我们把白色作为背景，则可以看到一群黑色的大雁向西飞行。

在图 3.1（b）花瓶/人脸两可图形中，我们既可以看成是白色背景上两张对视的黑脸，也可以理解为黑色背景上白色的一个花瓶。

在图 3.1（c）中，你看见的是一个老妇人还是一个年轻的少女？她们都存在于同一个图中。

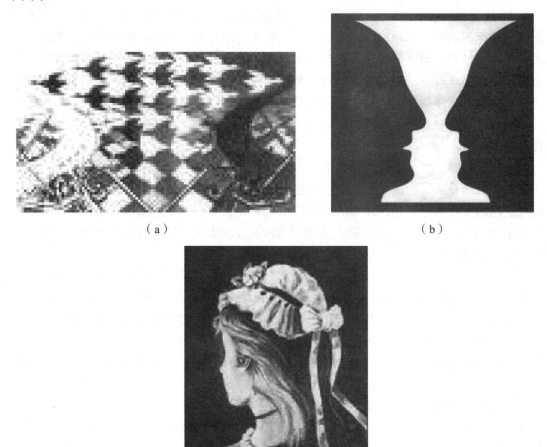

（a）　　　　　　　　　　　　　　（b）

（c）

图 3.1　知觉的选择性

在知觉过程中，强度大的、对比明显的刺激容易成为知觉的对象；在空间上接近、连续，形状上相似的刺激也容易成为知觉的对象；在相对静止的背景上，运动的物体容易成为知觉的对象；刺激的多维变化比单维变化更容易成为知觉的对象。此外，凡是与人的需要、愿望、任务及以往经验联系密切的刺激，都容易成为知觉的对象。

知觉的选择性可以解释为什么同一个生活事件对于不同的人来说会有不同的理解，从而对身心健康产生不同的影响。

② 整体性。知觉的对象是由不同的部分、不同的属性组成的。当它们对人发生作用的时候，是分别作用或者先后作用于人的感觉器官的。但人并不是孤立地反映这些部分、属性，而是把它们结合成有机的整体，这就是知觉的整体性。

刺激物的性质、特点和知觉主体的经验是影响知觉整体性的两个重要因素。一般来说，刺激物的关键部分、强的部分在知觉的整体性中起着决定性作用。有些物理化学强度很弱的因素，因为与人的生活实践密切联系，也会成为很强的刺激成分。

③ 理解性。人在感知当前的事物时，总是借助于以往的知识经验来理解它们，并用词把它们标识出来。这种特性称为知觉的理解性。比如听一首歌，如果是你会唱的，才放一个片段你就会知道是哪首歌，并知道后面的旋律是什么。对歌曲的熟悉程度决定了您能知觉出那首歌所需的片段的长短，但这片段不能够无限地短，总有一个合理限度，也就是说要有充分的判断依据。经验是最重要的，有经验的心理学家可以从一个人的眼神、动作、言语中知道他心里在想什么。知觉的理解性会受到情绪、意向、价值观和定势等等的影响。

在知觉信息不足或比较复杂的情况下，知觉的理解性需要语言的提示和思维的帮助。一块像小狗的石头，也许开始你会看不出来，但如果有人提醒，就会越看越像。很多旅游风景点的发现也是如此。知觉的理解性使人的知觉更为深刻、精确和迅速。

④ 恒常性。当知觉的对象在一定范围内变化了的时候，知觉的印象仍然保持相对不变，知觉的这种特性称为知觉的恒常性。

视觉的恒常性表现得特别明显。例如，一个人站在离我们不同的距离上，他在我们视网膜上的空间大小是不同的，但是我们总是把他知觉为一个同样大小的人。一个圆盘，无论如何倾斜、旋转，我们都会当它是圆盘，而事实上我们所看到的可能是椭圆、甚至线段。在强光下煤块反射的光量远远大于暗处粉笔所反射的光量，但这并不妨碍我们感觉煤块的颜色比粉笔深。知觉的恒常性还普遍存在于其他各类知觉中，例如同一支乐曲，尽管演奏的人不同，使用的乐器也不一样，我们总是把它知觉为同一支乐曲。

知觉的恒常性是因为客观事物具有相对稳定的结构和特征，而我们对这些事物的认识有比较丰富的经验，无数次的经验校正了来自每个感受器的不完全的甚至歪曲的信息。如果我们知觉的是一个全新的对象，而且周围没有熟悉的事物可以作参照，那么我们绝不会有关于这个事物的知觉恒常性。

（2）知觉的种类有：

① 空间知觉。物体空间特性（大小、形状、深度和方位）在人的头脑中的反映称为空间知觉。空间知觉是物体的空间距离及物体的三维特性在头脑中的反映，它包括距离知觉和立体知觉。双眼视差是产生立体知觉的主要机制。正常人的双眼构造相同，并处于脸部同一水平面上，两眼之间的目间距离大约 65 毫米，当注视一立体对象时，左眼看物体的左边多些，右眼看物体的右边多些，这样，立体物在两眼网膜上的视像有了差异，这种差异叫做双眼视差。双眼视差是产生空间知觉的主要机制。

② 时间知觉。时间知觉是指对客观现象延续性和顺序性的感知。人总是通过某种量度时间的媒介来感知时间的。量度时间的媒介有外在标尺和内在标尺两种，它们都可为人们提供关于时间的信息。外在标尺包括计时工具，如时钟、日历等，也包括宇宙环境的周期性变化，如太阳的升落、月亮的盈亏、昼夜的交替、季节的重复，等等。内部标尺是机体内部的一些有节奏的生理过程和心理活动，如心跳、呼吸、消化及记忆表象的衰退等，神经细胞的某种状态也可成为时间信号。人的节律性活动和生理过程基本上以24小时为一个周期，因此，可以把人的身体看成一个生活节奏钟。

心理学家发现，用计时器测量出的时间与估计的时间不完全一致。人的时间知觉与活动内容、情绪、动机、态度有关。内容丰富而有趣的情境，使人觉得时间过得很快；而内容贫乏枯燥的事物，使人觉得时间过得很慢。积极的情绪使人觉得时间短，消极的情绪使人觉得时间长，期待的态度会使人觉得时间过得慢。一般来说，对持续时间越注意，就越觉得时间长，对于预期性的估计要比追溯性的估计时间显得长些。一些实验还表明，时间知觉明显地依赖于刺激的物理性质和情境。例如，对较强的刺激觉得比不太强的刺激时间长，对分段的持续时间觉得比空白的持续时间长；对一个断续的音响，在一给定的时间里听到的断续的次数越多，人们就越觉得这段时间长。对较长的时间间隔，往往估计不足；而对较短的时间间隔，则估计偏高。有关资料还表明，时间知觉与刺激的编码有关，刺激编码越简单，知觉到的持续时间也就越短。相等的时间间隔（40或80毫秒），空白间隔比填充音节的间隔显得短。

时间知觉是人类在社会实践中逐步发展起来的。时间感是人的适应活动的非常重要的部分。由于年龄、生活经验和职业训练的不同，人与人之间在时间知觉方面存在着明显的差异。某些职业活动的训练会使人形成精确的"时间感"。例如，有经验的运动员能准确地掌握动作的时间节奏，有经验的教师能正确地估计一节课的时间。

③ 运动知觉。包括真动知觉和似动现象。物体按特定速度或加速度从一处向另一个作连续的位移，由此而引起的运动知觉就是真动知觉；物体在空间没有位移而被知觉为运动，这种现象叫做似动现象。

④ 错觉。是指在特定条件下，对客观事物所产生的带有某种倾向性的歪曲知觉。

只要具备错觉产生的条件，错觉必然产生，而且不能通过主观努力克服。

如在一个大礼堂听报告，当我们看着报告人听时，会感觉到声音是从台上传出的，但如果我们闭上眼睛，则又会感觉到声音是从周围的喇叭里传出来的，这叫视听错觉。当我们两手同时提上1公斤重的棉花和1公斤重的钢铁时，你会坚信钢铁更重些，这叫形重错觉，即形状的大小影响了我们对重量的判断。图3.2（a）、（b）是有趣的视错觉的例子。

在图3.2（a）中，中间的圆圈是一样大的，但我们看到的却是一大一小，这就是错觉。

在图3.2（b）中，看看带箭头的两条直线，猜猜看哪条更长？其实它们一样长。这就是有名的"缪勒莱耶错觉"，也叫箭形错觉。

看着图3.2（c）形，慢慢移动你的眼睛，中间的圆形部分看起来是不是与其他的图形分离开来了？

图 3.2（d）中的线条其实是直的！

图 3.2（e）中的线条其实也是直的！

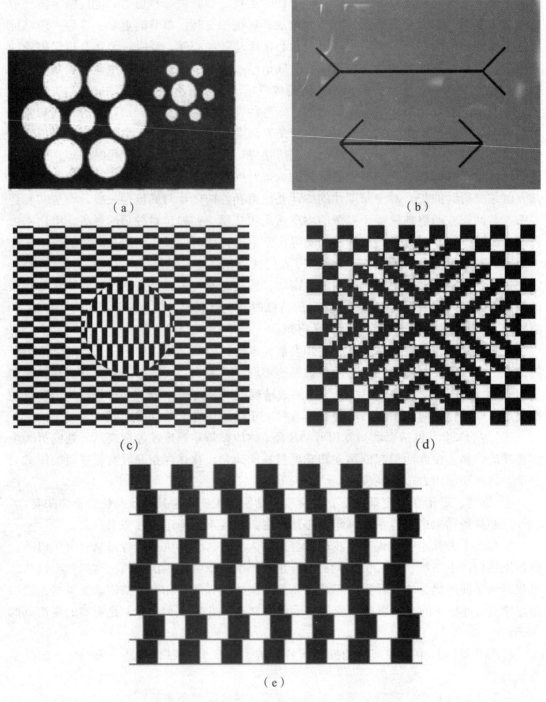

（a）   （b）

（c）   （d）

（e）

图 3.2　视错觉

当我们在执行飞行任务时，由于天气等原因也可能会使我们产生错觉（这在军事航空中远比民用航空中多见），此时，我们唯一可以做的事就是相信仪表。

22

3. 记　忆

记忆是指过去的经验在人们头脑中的储存和提取的过程。凡是人们感知过的事物，思考过的问题、体验过的情感，以及操作过的动作，都可以以印象的形式保留在人的头脑中，在必要的时刻又可把它们重现出来，这个过程就是记忆。

记忆包括记和忆的过程，识记、保持、再认和回忆是记忆过程中的几个基本环节。识记是主体获得知识和经验的过程；保持是知识经验在头脑中储存和巩固的过程；回忆是从头脑中提取知识经验的过程；由于某种原因，已储存的知识不能提取出来，但当它重现时，能加以确认，这个过程是再认。识记、保持、再认和回忆之间有着密切的联系。识记是保持和回忆的前提，保持是识记和回忆的中间环节，识记过的内容只有在头脑中得以保持、巩固，日后才能回忆起来，回忆是识记和保持的结果和检验，通过回忆，还有助于进一步巩固所识记的内容。

目前我们知道，记忆的保持在时间上是不同的，有短时记忆和长时记忆两种，而我们平时记忆的过程如图 3.3 所示。

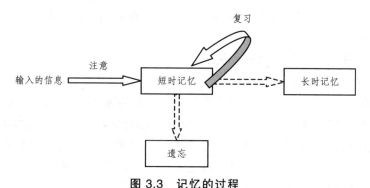

图 3.3　记忆的过程

输入的信息在经过人的注意过程的学习后，便成为了人的短时的记忆。但是如果不经过及时的复习，这些记住过的东西就会遗忘。而经过了及时的复习，这些短时的记忆就会成为一种长时的记忆，从而在大脑中保持着很长的时间。

所谓遗忘就是人们对于曾经记忆过的东西不能再认，也不能回忆起来，或者是错误的再认和错误的回忆。关于遗忘，德国心理学家艾宾浩斯通过实验找到了揭示遗忘规律的曲线，即非常著名的艾宾浩斯遗忘曲线，如图 3.4 所示。图中竖轴表示学习中记住的知识数量，横轴表示时间（天数），曲线表示记忆量变化的规律。

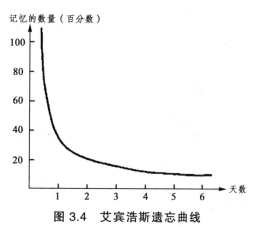

图 3.4　艾宾浩斯遗忘曲线

这条曲线告诉人们在学习中的遗忘是有规律的，遗忘的进程不是均衡的，不是固定的一天丢掉几个，隔几天又丢几个的，而是在记忆的最初阶段遗忘的速度很快，后来就逐渐减慢了，到了相当长的时候后，几乎就不再遗忘了，这就是遗忘的发展规律，即"先快后慢"的原则。

表象，即形象记忆，是指在记忆中所保持的客观事物的形象，又称记忆表象。表象具有直观形象性、片断不稳定性、概括性和可操作性等特点。表象是人们积累感性经验的一种形式，是从知觉向思维过渡的桥梁，是想象活动的前提，是思维的感性依托。

4. 思 维

思维是心理发展的最高阶段，是指人脑对客观事物的本质和事物之间的内在联系的认识。思维作为一种反映形式，它的最主要特征是间接性和概括性。正是因为这两个特性，人的思维才能超出感性认识的范围。

（1）思维的间接性。指人对客观事物的认识，不是靠直观获得，而是大脑以自己已有的知识经验或其他工具为媒介，对已有的感性材料进行整合加工，从而由已知推测出未知。思维的间接性主要表现在三个方面：首先，思维能对不在眼前、没有直接作用于感官的事物加以反映；其次，思维能对根本不能直接感知的事物进行反映；再次，思维能在对现实事物认识的基础上做出某种预见。

（2）思维的概括性包含两层意思：① 把同一类事物的共同性抽取出来，对其本质属性加以概括；② 从部分事物的相互联系中，找到普遍的或必然的联系，并将其推广到同类的现象中去。

临床上思维障碍常常见于精神分裂症病人。

（二）情绪和情感过程

以上介绍的感觉、知觉、记忆和思维都是属于对客观事物的认识活动，都是为了弄清客观事物的性质和规律而产生的心理活动，这种心理活动在心理学上统称为认知过程。另一方面，我们在认识客观事物时并非无动于衷，常常会产生满意和不满意，愉快或不愉快等态度体验，这在心理学上叫做情感或情绪。所以情绪和情感是指人对客观外界事物的态度体验，它是人脑对客观外界事物与主观需要之间关系的反映。

1. 情绪与情感的区别

（1）情绪是与人的生理需要能否得到满足相联系的体验；情感则是与人的社会需要相联系的复杂而高级的体验。

（2）情绪是不断变化的一时的状态，带有情境性、易变性；情感是对事物的稳定态度的反映，具有稳定性、持久性。

（3）情绪往往是由事物的表面现象引起的，常常带有冲动性、爆发性，并伴有明显的机体生理变化和外显行为；情感则是与人对事物的深刻认识相联系并受世界观和价值观制约，因此更加深刻、含蓄、稳定而持久。

2. 情绪与情感的联系

（1）情绪是情感的外在表现，离开具体的情绪表现，人的情感就无从表达。

（2）情绪的变化受情感的倾向性、深刻性的制约，那些与人的生理需要相联系的情绪，有时会因情感的社会内容而改变它的原始表现形式。

3. 情绪与情感的两极性

人的情绪和情感具有对立的性质,每一种情绪和情感都可以找到与之相对立的一级。情绪和情感是多维度的心理现象，其两极性可从动力性、紧张度、激动度、强度和快感度五个方面来区分：

（1）动力性有增力—减力两极。一般来讲，满足需要的肯定的情绪和情感都是积极的、增力的；不能满足需要的否定的情绪和情感都是消极的、减力的。

（2）紧张度有紧张—轻松两极。

（3）激动度有激动—平静两极。

（4）强度有强—弱两极。

（5）快感度有愉快—不愉快两极。

4. 沙赫特的情绪学说

沙赫特提出的"情绪的三因素学说"认为任何一种情绪的产生都不是由单一因素决定的，而是外界环境刺激、机体的生理变化和认知过程三者相互作用的结果，其中认知过程起决定作用。

5. 情绪的类别

快乐、愤怒、悲哀和恐惧是人的基本情绪，又叫原始情绪。其他情绪都是由这四种基本情绪不同组合派生出来的。按情绪状态的不同，即情绪发生的速度、强度和持续时间的长短不同，可把情绪分为心境、激情和应激。

（1）心境。是一种比较微弱、持久而又具有渲染性的情绪体验状态，通常也叫"心情"。心境往往由对人有重要意义的事件引起，但人们并不见得能意识到引起某种心境的原因。心境对人的生活、工作和健康都有重要的影响。临床上所谓的心境障碍就是指以明显而持久的心境高涨或低落为主要症状的一组精神障碍，并有相应的思维和行为改变。

（2）激情。是一种强烈的、短暂的、爆发式的情绪状态。激情往往由重大的、突如其来的事件或激烈的意向冲突引起，具有明显的生理反应和外部行为表现，如狂喜、暴怒、恐惧、绝望、悲恸等，使整个身心都处于激动状态。

（3）应激。是指在出乎意料的危难或紧迫情况下所引起的高度紧张的情绪状态。如战士在激烈、残酷的战场上，或者在人们遇到意外的自然灾害、紧急事故时，均可出现应激状态。

临床上所谓的应激相关障碍是指一组主要由心理、社会（环境）因素引起异常心理反应而导致的精神障碍。

（三）意志过程

人们除了认识客观世界并产生情绪、情感外，还能够根据对客观事物及其规律的认识自觉地改造客观世界。人们根据自己的认识有意识地确定目的，调节和支配行动，并通过克服困难和挫折，实现预定目的的心理过程，就叫做意志过程。

意志行动包括行动目的和计划的确立以及采取行动实现目的两个步骤。确定目的是意志活动的前提，但在确定目的的过程中，往往会遇到动机的冲突，因为行为都有其动机，都有其预想达到的目的，而人要想达到的目的有时并不只是一个，而是多个，这些动机之间往往会有矛盾和冲突。

所谓的心理冲突就是指两种或两种以上不同方向的动机、欲望、目标和反应同时出现，由于莫衷一是而引起的紧张情绪，是心理不平衡的重要原因。按趋避行动的不同，勒温（K.Lewin，1935）将心理冲突分为双趋冲突、双避冲突、趋避冲突和双重趋避冲突四种。

（1）趋—趋冲突。又称"双趋冲突"。指一个人同时面临两个具有相同吸引力的目标，但他只能从中选择一个时所发生的冲突。典型的例子就是"鱼和熊掌不能兼得"时所产生得心理冲突。

双趋冲突对人心理上扰乱作用的大小取决于两个目标对当事人吸引力的大小和做出选择所需要的时间长短。两个目标的吸引力越大，选择所花的时间越多，对人的影响便越大。

解决办法：一般说来，双趋冲突不难解决，只要稍稍增大一个目标的合意程度（即把它想象得更好些），便会使人趋向这一目标，从而使冲突得以解决。

（2）避—避冲突。又称"双避冲突"，是指一个人同时面临着两种不愿接受的结果，如果要回避其中之一就必然要接受另一结果时所产生的心理冲突。典型的例子就是"前有断崖，后有追兵"时所产生的心理冲突。

随着人们在时间上或空间上一步步地靠近某一结果，人们就越能看到它不好的一面，就越怕接受它，这时躲避这个结果的愿望也就越强烈。一般来说，双避冲突比双趋冲突对人的健康危害要大，也更难以解决。

解决办法：双避冲突不能依靠自身的力量来解决，它的解决有赖于其他外界因素的出现。

（3）趋—避冲突。指人们对同一目标采取矛盾的态度，也就是既向往（喜欢）又拒绝（厌倦）时所产生的心理冲突。典型的例子就是"嚼之无味、弃之可惜"的鸡肋情结使人们产生的心理冲突。

趋—避冲突是最常见的心理冲突。人的一生中有许多目标往往是一方面令人向往，而另一方面却又需要人们为之付出一定的代价或者需要冒一定的危险。当人们距离目标还很遥远时，往往容易看到目标诱人的一面，而忽略或低估其危险性和自己必须为之付出的代价，这就促使人们怀着信心去逼近目标。但是，随着目标的接近，人们也会感到为实现这一目标所付出的代价越来越大、或者危险性越来越明显，此时远离目标的思想将迅速发展，不少人会因此而退缩，最终放弃对目标的追求。

解决办法：① 改变认知评价。多想目标美好的一面，从而使趋的倾向压倒避的倾向；或者多考虑实现目标的困难，使避的倾向压倒趋的倾向。② 利用酒精或者服用某些药物等方法来降低或削弱避的倾向。如人们常用饮酒来壮胆就是这一解决方案的具体体现。③ 将目标转向与原目标类似的另一目标。

（4）双重趋避冲突。如果同时有多个目标，而且每个目标对自己又都有利弊，反复权衡拿不定主意时心情的矛盾，就是双重趋避冲突。

现实生活中的心理冲突是十分复杂的，往往同时包含上述几种基本冲突。心理冲突若不能及时获得解决，便会影响我们的健康。

二、人　格

认知、情绪和情感、意志是心理过程，每个人都是通过这些心理活动认识外界事物，反映这些事物与自己的关系，体验着情感，支配着自己的活动。但是，每个人在进行这些心理活动的时候，还会表现出与他人不同的特点。我们把一个人在生活中经常表现出的较为稳定的个性心理特征的总和统称为人格，包括性格、能力、气质以及兴趣爱好几个方面，它是一个人在与环境相互作用的过程中所表现出来的独特的思维方式、情绪反应和行为特点。

人格是一个复杂的结构系统，它包含着各种成分，主要有人格的倾向性和人格的心理特征两个方面。前者指的是人格的动力特征，而后者指的是个体之间的差异。

（一）人格的倾向性

需要和动机是人格的动力，它表现了人格的倾向性，是人格中最活跃的因素，是人格积极的源泉。人格的倾向性决定着人们对现实的态度以及对认识对象的趋向和选择。

1. 需　要

需要是有机体内部的一种不平衡状态，表现为有机体对内外环境条件的欲求。同时，需要是优势发展的，是永远不会彻底满足的。

马斯洛认为，人类的需要是分层次的，由低到高，它们是：生理的需要；安全的需要；社交的需要；尊重的需要；自我实现的需要。

生理上的需要是人们最原始、最基本的需要，如吃饭、穿衣、住宅、医疗等等。若不满足，则有生命危险。这就是说，它是最强烈的不可避免的最底层需要，也是推动人们行动的强大动力。显然，这种生理需要具有自我和种族保护的意义，以饥渴为主，是人类个体为了生存而必不可少的需要。当一个人存在多种需要时，例如同时缺乏食物、安全和爱情，总是缺乏食物的饥饿需要占有最大的优势。这说明当一个人为生理需要所控制时，那么其他一切需要都被推到幕后。

安全的需要要求劳动安全、职业安全、生活稳定，希望免于灾难，希望未来有保障等。具体表现在以下三方面：① 物质上的安全，如操作安全、劳动保护和保健待遇等；② 经济上的安全，如有失业、意外事故、养老等方面的保险；③ 是心理上的安全，如希望解除严酷监督的威胁，希望免受不公正待遇，对工作有应付能力和信心。安全需要比生理需要高一个级别，当生理需要得到满足以后就会产生满足安全的需要。每一个在现实中生活的人，都会产生有安全感的欲望、自由的欲望、有防御的实力的欲望。

社交的需要也叫归属与爱的需要，是指个人渴望得到家庭、团体、朋友、同事的关怀、爱护、理解，是对友情、信任、温暖、爱情的需要。社交的需要比生理和安全需要更细微、更难捉摸。它包括两种：一种是社交欲，希望和同事保持友谊与忠诚的伙伴关系，希望互相友爱等；另一种是归属感，希望有所归属，成为团体的一员，在个人有困难时能互相帮助，希望有熟识的友人能倾吐心里话，说说意见，甚至发发牢骚。

尊重的需要可分为自尊、他尊和权力欲三类。与自尊有关的需要，如自尊心、自信心，对独立、知识、成就、能力的需要等。满足自我尊重的需要导致自信、价值与能力体验、力量及适应性增强等多方面的感觉，而阻挠这些需要将产生自卑感、虚弱感和无能感。基于这种需要，人们愿意把工作做得更好，希望受到别人重视，借以自我肯定，指望有成长的机会、有出人头地的可能。他尊是指来自别人的尊重，即受人赏识、注意或欣赏，显然，这种需要很少能够得到完全的满足，但基本上的满足就可使人产生推动力，并将会使人具有持久的干劲。

自我实现的需要是最高等级的需要。满足这种需要就要求完成与自己能力相称的工作，最充分地发挥自己的潜在能力，成为众人所期望的人物。这是一种创造的需要。有自我实现需要的人，似乎在竭尽所能，使自己趋于完美。自我实现意味着充分地、活跃地、忘我地、集中精力全神贯注地体验生活。

在马斯洛看来，人类价值体系存在两类不同的需要，一类是沿生物谱系上升方向逐渐变弱的本能或冲动，称为低级需要和生理需要，一类是随生物进化而逐渐显现的潜能或需要，称为高级需要。

人都潜藏着这五种不同层次的需要，但在不同的时期表现出来的各种需要的迫切程度是不同的。人的最迫切的需要才是激励人行动的主要原因和动力。人的需要是从外部得来的满足逐渐向内在得到的满足转化。

在高层次的需要充分显现之前，低层次的需要必须得到适当的满足。低层次的需要基本得到满足以后，它的激励作用就会降低，其优势地位将不再保持下去，高层次的需要会取代它成为推动行为的主要原因。有的需要一经满足，便不能成为激发人们行为的起因，于是被其他需要取而代之。这五种需要不可能完全满足，越到上层，满足的百分比越少。

2. 动　机

动机是激励人们行动以实现一定的目的的内在原因。人从事任何活动都有一定的原因，这个原因就是人的行为动机。动机可以是有意识的，也可能是无意识的，它能产生一股动力，引起人们的行动，维持这种行动朝向一定目标，并且能强化人的行动，因此动机也被称为驱动力。比如说，工作动机是指人们从事工作的原因或力量，具体来说可能是挣钱、学技术、发挥才干、造福人类，等等。

动机是在需要刺激下直接推动人们进行活动的内部动力。动机是个体的内在过程，行为是这种内在过程的结果。引起动机的条件有内在条件和外在条件。

内在条件就是需要，动机是在需要的基础上产生的，离开需要的动机是不存在的。而且只有需要的愿望很强烈、满足需要的对象存在时，才能引起动机。例如，求职需要学历，而且学历越高，求职的难度就越小，所以，为了能找到合适的工作，人们就需要获得一定层次的学历，这种需要就会引起人们再学习、再深造的动机。

外在条件就是能够引起个体动机并满足个体需要的外在刺激，称为诱因。例如，饥饿的人，食物是诱因；对于应届高中毕业生来说，考上名牌大学是诱因；对要求进步的学生来说，学校的奖励和老师的表扬是诱因。诱因可能是物质的，也可能是精神的。

个体的内在条件——需要、个体的外在条件——诱因是产生动机的主要因素。在个体强烈需要、又有诱因的条件下，就能引起个体强烈的动机，并且决定他的行为。

动机和需要是有区别的。需要是人们对某种目标的渴求或欲望，主要和人们的主观愿望相联系。动机在需要的基础上产生，主要和人的行动相联系。也就是说，需要并不能直接产生行动，而必须先产生动机才能引起人的行动，动机是需要与行动之间必经的一个中间环节。动机虽然是在需要的基础上产生的，但并非所有的需要都能成为动机。这是因为，需要必须达到一定强度并有相应的诱因才能成为动机。而动机推动人行动的结果，或是达到目标，产生新的需要，或是遭受挫折。

人的动机分为生理性动机和社会性动机两种。生理性动机主要指人作为生物性个体，

28

由于生理的需要而产生的动机。例如，人为了维持生命和发展自己，就需要食品，就需要吃饱肚子，这种生理需要就会使人产生寻找食物的动机。社会性动机是指人在一定的社会、文化背景中成长和生活，通过各种各样的经验，懂得各种各样的需要，于是就产生了各种各样的动机，如交往性动机、威信性动机、地位性动机等。例如，随着商品经济的发展，人们在经商过程中，需要各种各样的商品信息和市场信息，于是产生了与人交往的动机，通过与人交往，及时了解行情，避免由于判断失误而带来经济损失。

（二）人格的心理特征

1. 能　力

能力是顺利、有效地完成某种活动所必须具备的心理条件，是人格的一种心理特征。

知识是人类社会历史经验的总结和概括，技能是通过练习而获得和巩固下来的、完成活动的动作方式和动作系统，能力不是知识，也不是技能，但与知识和技能有着密不可分的联系。能力是掌握知识技能的前提，没有某种能力就难以掌握相关的知识和技能；能力决定着掌握知识技能的方向、速度、巩固程度和所达到的水平。另一方面，在掌握知识、技能的过程中，也会促进相应能力的发展。

影响能力发展的因素有两个方面，一个是遗传因素，一个是环境和教育因素。其中，遗传因素决定一个人能力发展的上下限，而环境和教育因素决定一个人能力的发展水平。

有一些心理条件是从事任何活动都必须具备的最基本的心理条件，我们把它叫做一般能力，或者智力，它是人们认识事物并运用知识解决实际问题的能力，如观察力、记忆力、思维力和想象力等。如果缺乏这些最基本的心理条件，则从事任何活动都有困难。在组成智力的各种因素中，思维力是支柱和核心，它代表着智力发展的水平。正常发展的智力是人们从事任何一种实践活动的基本条件。

而有一些心理条件是从事某一项特定的活动所必需的，如音乐能力是从事音乐活动所必需的，美术能力是从事美术活动所必需的，飞行能力是从事飞行活动所必需的，我们把它叫做特殊能力。

2. 气　质

气质这个概念最早是由古希腊医生希波克拉底提出来的。是指在人的行为中所表现出的典型而又稳定的在强度、速度、稳定性和灵活性等方面的心理活动动力特征的综合。

巴甫洛夫认为，人的高级神经活动有两个基本的过程，即兴奋和抑制；而这两个基本过程又有三个基本的特性，它们就是强度、平衡性和灵活性。根据神经活动过程的特点，巴甫洛夫将气质分为四个类型，而这四个类型正好与希波克拉底提出的气质类型相对应，它们是胆汁质、多血质、粘液质和抑郁质。各种气质类型的外在表现如下：

（1）胆汁质。神经活动过程的特点是强而不平衡。属于这一气质类型的人，其情感的发生迅速、强烈和持久，动作的发生也是迅速、强烈而有力。具体表现为热情、直爽、精力旺盛，同时脾气急躁、心境变化剧烈和易动感情，具有外倾性。

（2）多血质。神经活动过程的特点是强、平衡而且灵活。属于这一气质类型的人，其情感发生迅速、微弱、易变，动作发生也迅速、敏捷、易变。具体表现为活泼好动、敏感、反应速度快、热情、喜与人交往，同时注意力易转移，志趣多变，具有外倾性。

（3）粘液质。神经活动过程的特点是强、平衡但不灵活。属于这一气质类型的人，其情感发生缓慢、内敛、平静，动作迟缓、稳重，情感易于抑制。具体表现为安静、稳重、善于忍耐、情感不易外露、沉默寡言，同时反应缓慢，注意力不易转移，具有内倾性。

（4）抑郁质。神经活动过程的特点是弱，而且兴奋过程更弱。属于这一气质类型的人，其情感体验深而持久，动作迟缓无力。具体表现为反应迟缓，善于觉察他人不易觉察的细节，具有内倾性。

气质类型是由神经活动过程的特点决定的，而神经活动过程的特点主要是先天形成的，所以，遗传素质相同或相近的人气质类型也比较接近。从这个意义上讲，一个人的气质类型在一生中是比较稳定的。气质使人的行为带有某种动力特征，而就动力特征而言，各种气质类型无所谓好坏，因为每一种气质类型既有它积极的一面，也有它消极的一面。例如：胆汁质的人精力充沛、热情豪爽，但脾气暴躁；多血质的人活泼、敏捷、善于交往，但难于全神贯注、缺乏耐心；粘液质的人做事有条不紊，认认真真，但缺乏激情；抑郁质的人非常敏锐，但多疑多虑。

气质在生活中的意义：① 气质不决定活动的社会价值。首先表现在气质无好坏之分；其次是气质不决定人的成就高低、贡献大小。② 气质影响性格形成及活动效率。③ 气质影响人对环境的适应及身心健康。

3．性　格

性格是一个人在社会实践活动中所形成的对人、对事、对自己的稳固态度，以及与之相适应的习惯化了的行为方式。譬如，有的人工作勤勤恳恳，赤胆忠心；有的人则飘飘浮浮，敷衍了事。有的人待人接物慷慨，热情；有的人则吝啬，冷淡。在对自己的态度方面，有的谦虚，有的高傲，有的勤勉，有的懒惰。所有这些都是人们不同的性格特征。

4．性格与气质的关系

性格与气质紧密联系在一起，互相渗透，互相影响，互相制约，关系极为密切。

（1）气质对性格的影响。

首先，气质给性格特征全部"打上烙印，涂上色彩"。正如巴甫洛夫所说：气质"赋予每个个体的全部活动以一定的外貌"。例如，同样是爱劳动的人，爱劳动这一性格特征相同，但不同气质类型的人在劳动中的表现则大不一样。胆汁质的人干起活来精力旺盛，热情很高，汗流浃背；多血质的人则总想找点窍门，少用力而效率高；粘液质的人则踏实苦干，操作精细；抑郁质的人则干得很累还是追不上别人。又如，同样是骄傲，胆汁质的人可能直接说大话，甚至口出狂言，让人一听就知道他骄傲。而多血质的人很可能把别人表扬一通，最后露出略比别人高明一点，骄傲得很婉转。粘液质的人骄傲起来可能不言不语，表现出对人的蔑视。

其次，气质对性格的影响还表现在气质可以影响性格的形成和发展。比如，胆汁质的人比粘液质、抑郁质的人更容易做出草率决定，而粘液质的人则比多血质的人办事更稳重。而且，胆汁质、多血质的人易于形成外向性格，粘液质、抑郁质的人易于形成内向性格。

（2）性格对气质的影响。性格在一定条件下可以改造某些气质特征，或者起码可以起掩盖作用。譬如，从气质类型方面来看，胆汁质和多血质的人都适合当外科医生，但前者易轻率，后者缺乏耐心。如果他们真的当了外科医生，这两种不同的气质特征都会经过意志努力而得到一定程度的改造。而且，不同气质类型的人可以形成同样的性格特征，而具有相同气质类型的人又可形成不同的性格特征。所以，在气质基础上形成什么样的性格特征，在很大程度上决定于性格当中的意志品质。

第二节　心理学流派

一、精神分析理论

精神分析理论属于心理动力学理论，是奥地利精神科医生弗洛伊德于 19 世纪末 20 世纪初创立。精神分析理论是现代心理学的奠基石，它的影响并不局限于临床心理学领域，对于整个心理科学乃至西方人文科学的各个领域均有深远的影响，它的影响可与达尔文的进化论相提并论。它有以下几种基本理论：

（一）精神层次理论

弗洛伊德认为，人类的心理结构分为潜意识、前意识和意识三个层次。

潜意识是人类心理活动的深层结构，常常不被人们所觉察，包括人类的本能及原始冲动。由于这些本能及原始冲动不符合社会道德规范，所以无法直接得到满足；尽管如此，它们仍然是"不安分"的，并随时都企图得到满足。

意识是人类心理活动的表层结构，常常能够被自己觉察。它是面向外部世界的，由外部世界中的种种文化内容所构成。

前意识是介于潜意识和意识之间的部分，一般情况下也不会被个体所觉察。但当个体的控制能力松懈时，比如醉酒、催眠状态或梦境中，偶尔会暂时出现在意识层次里让个体觉察到。前意识的功能是在潜意识和意识之间从事警戒任务，它不容许潜意识领域中的本能冲动和欲望随便进入意识领域。

弗洛伊德十分强调潜意识对人类心理活动的影响。

（二）人格结构理论

弗洛伊德将人格的结构分为"本我"、"自我"和"超我"三个部分。

"本我"，即原我，是指原始的自己，包含生存所需的基本欲望、冲动和生命力。"本我"是一切心理能量之源，它的活动遵循"快乐原则"，它不理会社会道德和外在的行为规范，唯一的要求是获得快乐，避免痛苦。如果这种欲望受阻或被延误，就会出现焦虑。"本我"是无意识的，不被个体所觉察。

"自我"，其德文原意即是指"自己"，是介于"本我"和"超我"之间的部分，其机能是寻求"本我"冲动的满足，同时又要保护整个机体不受伤害。"自我"按照"现实原则"确定是否应该满足"本我"的各种要求。

"超我"，是代表良心或道德力量的人格结构部分，是个体在成长过程中通过内化道德规范，内化社会及文化环境的价值观念而形成的。"超我"要求"自我"按照社会可接受的方式去满足"本我"，它的活动遵循"道德原则"。"超我"的特点是追求完美，它与"本我"一样也是非现实的和无意识的。

从个体成长历程来看，"超我"一旦形成，"自我"就具有了"本我"和"超我"之间的协调者的身份。它一方面要考虑"本我"冲动和欲望的满足，同时还要考虑"超我"

是否认同。如果三者之间的关系协调一致，个体就保持心理健康；否则，就会出现心理不健康状态或心理异常。

（三）性本能理论

弗洛伊德认为，人的精神活动的能量来源于本能，本能是推动个体行为的内在动力。弗洛伊德是泛性论者，他认为，性欲有着广义的含意，是指人们一切追求快乐的欲望。性本能冲动是人一切心理活动的内在动力，当这种能量（弗洛伊德称之为力比多）积聚到一定程度就会造成机体的紧张，机体就要寻求途径释放能量。

弗洛伊德将人的性心理发展划分为五个阶段：① 口欲期；② 肛门期；③ 性蕾欲期；④ 潜伏期；⑤生殖期。刚生下来的婴儿就懂得吸乳，乳头摩擦口唇粘膜引起快感，叫做口欲期性欲。1岁半以后学会自己大小便，粪块摩擦直肠肛门粘膜产生快感，叫做肛门期性欲。儿童到3岁以后懂得了两性的区别，开始对异性父母眷恋，对同性父母嫉恨，这一阶段叫性蕾欲期，其间充满复杂的矛盾和冲突，儿童会体验到俄底普斯（Oedipus）情结和厄勒克特拉（Electra）情结，这种感情更具性的意义，不过还只是心理上的性爱而非生理上的性爱。只有经过潜伏期到达青春期，性腺成熟才有成年的性欲。成年人成熟的性欲以生殖器性交为最高满足形式，以生育繁衍后代为目的，这就进入了生殖期。

弗洛伊德认为成人人格的基本组成部分在前三个发展阶段已基本形成，所以儿童的早年环境、早期经历对其成年后的人格形成起着重要的作用。许多成人的变态心理、心理冲突等都可追溯到早年期创伤性经历和压抑的情结。

（四）释梦理论

弗洛伊德是一个心理决定论者，他认为人类的心理活动有着严格的因果关系，没有一件事是偶然的，梦也不例外，绝不是偶然形成的联想，而是欲望的满足。在睡眠时，"超我"的检查松懈，潜意识中的欲望绕过抵抗，并以伪装的方式，乘机闯入意识而形成梦，可见梦是对清醒时被压抑到潜意识中的欲望的一种委婉表达，梦是通向潜意识的一条秘密通道。通过对梦的分析可以窥见人的内部心理，探究其潜意识中的欲望和冲突。通过释梦可以治疗神经症。

（五）心理防御机制理论

心理防御机制是"自我"的一种防卫功能。很多时候，"超我"与"本我"之间，"本我"与现实之间，经常会有矛盾和冲突，使人产生痛苦和焦虑，这时"自我"可以在不知不觉之中以某种方式调整冲突双方的关系，使"超我"的监督可以接受，同时"本我"的欲望又可以得到某种形式的满足，从而缓和焦虑，消除痛苦，这就是自我的心理防御机制。心理防御机制包括压抑、否认、投射，退行、隔离、抵消、转化、合理化、补偿、升华、幽默、反向形成等各种形式。人类在正常和病态情况下都会不自觉地运用这些防御机制。如果运用得当，可减轻痛苦，帮助渡过心理难关，防止精神崩溃；但如果运用过度，就会表现出焦虑、抑郁等病态心理症状。

（1）压抑。当一个人的某种观念、情感或冲动不能被"超我"接受时，就会被压抑到潜意识中去，使个体不再因此而产生焦虑、痛苦，这是一种不自觉的主动遗忘和抑制。如很多人宁愿相信自己能中六合彩而不愿想象自己上街时遇车祸的危险。其实后者的概率远比前者大，这是一种压抑机制的不自觉运用，因为当人意识到每次上街都要面临车祸的威胁时就会感到焦虑，人们为了避免焦虑就故意将其压抑。

（2）否认。指有意或无意地拒绝承认那些不愉快的现实以保护"自我"。如有的人在听到亲人突然死亡的消息时，以否认有此事发生的方式来减轻这突如其来的精神打击。

（3）投射。指个体将自己不能容忍的冲动、欲望转移到他人的身上，以免除自责的痛苦。如一个人的性张力过大，在做梦时常常会梦见另一个人与异性在发生性行为，这是"自我"为了逃避"超我"的责难，又要满足"自我"的需要，将自己的欲望投射到别人的身上从而得到一种解脱的心理

（4）退行。当人受到挫折无法应对时，即放弃已经学会的成熟态度和行为模式，而使用较为幼稚的方式来满足自己的欲望，叫做退行。如某些性变态的病人，由于性的无能性欲无法通过正常途径满足时，就改用幼年时性欲满足的方式来表现非常态的满足，例如在异性面前暴露自己的生殖器等。

（5）隔离。将一些令人不快的事实或情感分隔于意识之外，以免引起精神上的不愉快，这种机制叫隔离。如人们把来月经说成是"来例假"，把人死了叫做"仙逝"或"归天"，以避免尴尬或悲哀。

（6）抵消。以象征性的行为来抵消已往发生事件的痛苦。如强迫症病人固定的仪式动作常常是用来抵消无意识中的乱伦感情和其他痛苦体验。

（7）转化。指将精神上的痛苦、焦虑转化为躯体症状表现出来，从而达到避免心理焦虑和痛苦的目的。如歇斯底里病人的内心焦虑或心理冲突往往以躯体化的症状表现出来，如瘫痪、失音、抽搐、晕厥和痉挛性斜颈等等。病人对此完全不知觉，转化的动机也完全是潜意识的，而且是病人意识所不能承认的。

（8）补偿。是指人们利用某种方法来弥补其生理或心理上的缺陷，从而掩盖自己的自卑感和不安全感。所谓"失之东隅，收之桑榆"就是这种机制的体现。

（9）合理化。是指人们遭受挫折时，用利于自己的理由来为自己辩解，将面临的窘境加以文饰，以隐瞒自己的真实动机。

（10）升华。是指将被压抑的、不符合社会规范的原始冲动或欲望用符合社会要求的建设性方式表达出来。如用跳舞、绘画和文学等形式来替代性本能冲动的发泄。

（11）幽默。是指以幽默的语言或行为来应付紧张的情境或表达潜意识的欲望。通过幽默来表达攻击性或性欲望，可以不必担心"自我"或"超我"的抵制。在人类的幽默中，关于性爱、死亡、淘汰和攻击等话题是最受人欢迎的，它们包含着大量的受压抑的思想。

（12）反向形成。自认为不符合社会道德规范的内心欲望或冲动会引起"自我"和"超我"的抵制，如果表现出来还会受到社会的惩罚或引起内心的焦虑，于是朝着相反的途径释放，这就是反向形成。如有些恐人症的病人内心是渴望接触异性的，但却偏偏表现出对异性的恐惧。

二、行为主义理论

（一）华生的行为主义理论

该理论由美国心理学家华生在巴甫洛夫条件反射学说的基础上创立。他主张心理学

应该屏弃意识、意象等太多主观的东西，只研究所观察到的并能客观地加以测量的刺激和反应。无须理会其中的中间环节，华生称之为"黑箱作业"。他认为人类的行为都是后天习得的，环境决定了一个人的行为模式，无论是正常的行为还是病态的行为都是经过学习而获得的，也可以通过学习而更改、增加或消除；他认为查明了环境刺激与行为反应之间的规律性关系，就能根据刺激预知反应，或根据反应推断刺激，达到预测并控制动物和人的行为的目的。他认为，行为就是有机体用以适应环境刺激的各种躯体反应的组合，有的表现在外表，有的隐藏在内部。在他眼里人和动物没什么差异，都遵循同样的规律。

（二）托尔曼的新行为主义理论

该理论修正了华生的极端观点，指出在个体所受刺激与行为反应之间存在着中间变量，这个中间变量是指个体当时的生理和心理状态，它们是行为的实际决定因子，它们包括需求变量和认知变量。需求变量本质上就是动机，它们包括性、饥饿以及面临危险时对安全的要求；认知变量就是能力，它们包括对象知觉、运动技能等等。

（三）斯金纳的新行为主义理论

1. 操作性条件反射

操作性条件反射这一概念，是斯金纳新行为主义学习理论的核心。斯金纳把行为分成两类：一类是应答性行为，这是由已知的刺激引起的反应；另一类是操作性行为，是有机体自身发出的反应，与任何已知刺激物无关。与这两类行为相应，斯金纳把条件反射也分为两类：与应答性行为相应的是应答性反射，称为 S（刺激）型（S 型名称来自英文 Simulation）；与操作性行为相应的是操作性反射，称为 R（反应）型（R 型名称来自英文 Reaction）。S 型条件反射是强化与刺激直接关联，R 型条件反射是强化与反应直接关联。斯金纳认为，人类行为主要是由操作性反射构成的操作性行为，操作性行为是作用于环境而产生结果的行为。在学习情境中，操作性行为更有代表性。斯金纳很重视 R 型条件反射，因为这种反射可以塑造新行为，在学习过程中尤为重要。

2. 强　化

斯金纳在对学习问题进行了大量研究的基础上提出了强化理论，十分强调强化在学习中的重要性。强化就是通过强化物增强某种行为的过程，而强化物就是增加反应可能性的任何刺激。斯金纳把强化分成积极强化和消极强化两种。积极强化是获得强化物以加强某个反应，如鸽子啄键可得到食物。消极强化是去掉可厌的刺激物，是由于刺激的退出而加强了那个行为。

三、人本主义理论

人本主义理论是美国当代心理学主要流派之一。以马斯洛、罗杰斯等人为代表的人本主义心理学派，形成了心理学的第三思潮。

（一）马斯洛的自我实现理论

马斯洛认为人类行为的心理驱力不是性本能，而是人的需要。他将其分为两大类、五个层次，好像一座金字塔，由下而上依次是生理需要、安全需要，归属与爱的需要，尊重的需要，自我实现需要。人在满足高一层次的需要之前，至少必须先部分满足低一层次的需要。第一类需要属于缺失需要，为人与动物所共有，一旦得到满足，紧张消除，兴奋降低，便失去动机。第二类需要属于生长需要，可产生成长性动机，为人类所特有，是一种超越了生存满足之后，发自内心的渴求发展和实现自身潜能的需要。只有满足了这种需要，个体才能进入心理的自由状态，体现人的本质和价值，产生深刻的幸福感，马斯洛称之为"顶峰体验"。马斯洛认为人类共有真、善、美、正义、欢乐等内在本性，具有共同的价值观和道德标准，达到人的自我实现的关键在于改善人的"自知"或自我意识，使人认识到自我的内在潜能或价值。

（二）罗杰斯的自我理论

罗杰斯的自我理论（以人为中心的理论）和马斯洛的自我实现理论在基本观点上是一致的，都认为人有追求自我价值实现的共同趋向。但他更强调人的自我指导能力，相信经过引导，人能认识自我实现的正确方向。罗杰斯的突出贡献在于创立了一种人本主义心理治疗体系，其流行程度仅次于弗洛伊德的精神分析法。

罗杰斯认为每个人都天生地具有自我实现的趋向，当由社会价值观念内化而成的价值观与原来的自我有冲突时便引起焦虑，为了对付焦虑，人们不得不采取心理防御，这样就限制了个人对其思想和感情的自由表达，削弱了自我实现的能力，从而使人的心理发育处于不完善的状态。而罗杰斯创立的就诊者中心开展治疗的根本原则就是人为地创造一种绝对的无条件的积极尊重气氛，使就诊者能在这种理想气氛下，修复其被歪曲与受损伤的自我实现潜力，重新走上自我实现、自我完善的心理康庄大道。

复习思考题

1. 什么是心理学？心理现象包括哪两大部分？
2. 知觉有哪些基本特征？
3. 什么是错觉？错觉可以克服吗？
4. 情绪可以分为哪几个类别？什么叫心境、激情和应激？
5. 按趋避行动的不同，勒温将心理冲突分为哪几种，分别简述之。
6. 简述马斯诺的需要层次理论。
7. 人的气质类型有哪几种？
8. 简述精神分析理论、行为主义理论和人本主义理论。

第四章 航空心理卫生

第一节 心理健康与不健康状态

一、心理正常与心理异常

"心理正常"是指心理活动具备正常功能，或者说心理活动没有精神病症状；"心理异常"是指心理活动有典型精神障碍（精神病）症状。所以，心理正常与心理异常的区分，是以是否有精神障碍症状为标准的。

而"心理健康"和"心理不健康"两种状态都包含在心理正常的范畴内，它们反映的仅仅是正常心理水平的高低和程度如何，如表 4.1 所示。

表 4.1 心理正常和异常与心理健康和不健康的关系

心 理 正 常		心 理 异 常
心 理 健 康	心 理 不 健 康	各类心理疾病

区分以上概念很重要，因为心理咨询的对象是心理健康与不健康的人群，即没有精神障碍的心理正常的人群。而对于心理异常（不正常）的人，即有精神障碍的患者，心理咨询是无能为力的，必须交由心理医生（精神科医生）处理。

二、心理健康状态

心理健康状态与非健康状态的区分标准一直是心理学界讨论的话题，不少国内外心理学工作者根据自己研究的结果提出了多种心理健康的标准，这里介绍我们认为比较合理的一种，即从本人评价、他人评价和社会功能状况三个方面来评价一个人的心理是不是健康。

（1）本人不觉得痛苦。本人没有痛苦的感觉，或者说快乐的感觉大于痛苦的感觉。

（2）他人不感到异常。即心理活动与周围环境相协调，不出现与周围环境格格不入的现象。

（3）社会功能良好。即能胜任家庭和社会角色，能在通常社会环境条件下充分发挥自身的能力，实现自我的价值。

三、心理不健康状态

心理不健康状态是介于心理健康与心理疾病之间的状态，它是个人心理素质（如过于好胜、孤僻、敏感等）、生活事件（如工作压力大、晋升失败、被上司批评、婚恋挫折等）、身体不良状况（如长时间加班劳累、身体疾病）等因素综合作用的结果。其特点是：

（1）持续时间短暂。此状态持续时间较短，还不能诊断为疾病。

（2）症状和损害轻微。此状态症状比较单一，程度较轻，还不能诊断为疾病，对社会功能的影响也较小。处于此类状态的人一般都能正常工作、学习和生活，只是感觉到愉快感小于痛苦感，"很累"、"没劲"、"郁闷"、"应付"是他们常常挂在嘴边的词汇。

（3）能自己调整或通过心理咨询解决问题。此状态大部分能通过自我调整，如休息、与朋友倾诉、运动、钓鱼、旅游、娱乐等方式得到改善，严重者可以通过心理咨询得到解决。

第二节　心理应激与疾病

应激是指人们认为必须应对至关重要的环境要求而自己又不能满足这一要求时，所表现出的一种心身紧张状态。能够引起应激的刺激物叫做应激源。

一、应激源

常见的应激源可以分为躯体性应激源、心理性应激源、社会性文化性应激源三类。

1. 躯体性应激源

是指对人的躯体直接发生刺激作用的刺激物，包括各种物理的、化学的和生物学的刺激物。如，过高过低的温度、强烈的噪声、酸碱刺激、不洁食物和有害微生物等。

2. 心理性应激源

是指来自人们头脑中的紧张性信息。例如，个体的强烈需求或过高期望、不祥预感、能力不足以及认知障碍等。

3. 社会性文化性应激源

（1）社会性应激源。主要指造成个人生活样式或风格上的变化，并要求人们对其做出调整或适应的事件。包括：① 居住地的环境条件的改变；② 工作的类别和工作场所的环境条件的改变；③ 饮食情况的改变；④ 个人习惯的改变（包括吸烟、饮酒和用药等）；⑤ 体力活动的程度的改变；⑥ 娱乐活动的种类的改变；⑦ 社会关系（包括家属、亲朋和同事）的改变等。

（2）文化性应激源。主要指"文化性迁移"，即由一种语言环境进入另一种语言环境，或由一个民族聚居区、一个国家迁入另一个民族聚居区、另一个国家。在这种情况下，一个人就将面临一种生疏的生活方式、习惯与风俗，从而不得不改变自己原来的生活方式与习惯，以顺应新的环境要求。

现实生活中，生活事件是造成人心理应激并进而损害健康的主要应激源。由于我们在社会生活中遭受到的生活危机很多，它们对我们健康的影响大小各不相同，为了便于比较，我们常常以生活变化单位（Life Change Units，LCU）为单位来对它们进行量度。如表 4.2 为中国人生活事件心理应激评定表（即每一生活事件中所包含的 LCU 数）。研究表明，如果一年内 LCU 值累计超过 300，则来年患心身疾病的概率高达 70%；若一年内 LCU 值累计低于 150，则来年患心身疾病的概率较小；若一年内 LCU 值累计在 150～300 之间，则来年患心身疾病有 50% 的可能性。

表 4.2 中国人生活事件心理应激评定表

序号	生活事件	LCU 值	序号	生活事件	LCU 值
1	丧 偶	110	34	性生活障碍	37
2	子女死亡	102	35	家属行政处分	37
3	父母死亡	96	36	名誉受损	36
4	离 婚	65	37	中额贷款	36
5	父母离婚	62	38	财产损失	36
6	夫妻感情破裂	60	39	退 学	36
7	子女出生	58	40	好友去世	35
8	开 除	57	41	法律纠纷	34
9	刑事处分	57	42	收入显著减少	34
10	家属死亡	53	43	遗失重要物品	34
11	家属重病	52	44	留 级	33
12	政治性冲击	51	45	夫妻严重争执	32
13	子女行为不端	50	46	搬 家	32
14	结 婚	50	47	领养寄子	31
15	家属刑事处分	50	48	好友决裂	31
16	失 恋	48	49	工作显著增加	30
17	婚外两性关系	48	50	小量借贷	30
18	大量借贷	48	51	退 休	27
19	突出的成就和荣誉	47	52	工作变动	26
20	恢复政治名誉	45	53	学习困难	26
21	严重疾病、外伤	43	54	流 产	25
22	严重差错事故	42	55	家庭成员纠纷	25
23	开始恋爱	41	56	和上级冲突	25
24	行政纪律处分	40	57	入学或就业	24
25	复 婚	40	58	参军、复员	24
26	子女学习困难	40	59	受 惊	23
27	子女就业	40	60	业余培训	20
28	怀 孕	39	61	家庭成员外迁	20
29	升学、就业受挫	39	62	邻居纠纷	19
30	晋 升	39	63	同事纠纷	18
31	入党、入团	39	64	睡眠重大改变	18
32	子女结婚	38	65	暂去外地	17
33	免 职				16

资料来源：张明圆等《精神科评定量表手册》，1993。

二、中介因素

研究表明，生活事件、应激和疾病之间的联系并不是简单的因果关系，其中还有许多因素起着重要的调节作用，我们把这些因素叫做"中介因素"。

生活事件致病的中介因素包括认知中介因素、应对中介因素和社会支持中介因素三大类。

1. 认知中介因素

人的一生中会遇到无数的生活事件，但并不是每一生活事件都会引起应激，只有那些对人有意义的生活事件才会引起应激。而某一事件对一个人意义的大小，在很大程度上又取决于人们对这一事件的认识和评价。

一方面，许多事件原本是中性的，对人无关紧要，它们之所以会引起心理应激，仅仅是由于人们做出了错误的估计和判断。

另一方面，一个本来属于对人有负面影响的事件，却可以因为一个人对它做出积极的评价而不引起心理应激（如"失财免灾"、"塞翁失马"）。

因此，更确切地说，应该是只有人们认为对他们有意义的事件才会引起心理应激。从这个意义上讲，真正威胁人的健康的主要不是某一事件本身，而是人们对它的认识和评价。

2. 应对中介因素

（1）应对能力与应对效果。应对能力强者，应对效果好，可以较少地受到心理应激的消极影响。这就是为什么不同的人面对同一环境却常常会受到不同程度的影响。

（2）对应对能力和应对效果的预期水平。如果一个人的预期水平高于他的实际能力和实际应对效果，这时，不管他的实际应对效果如何，均会被看成是失败，从而产生消极的情绪反应；但另一方面，如果一个人的预期水平过低，又会失去对目标的追求和努力，从而导致真正意义上的失败和产生新的心理应激。

一个人能否对自己的实际能力和应对效果做出适当的判断和预期，在很大程度上取决于他的个性。自卑的人往往会低估自己的能力和应对效果，而高傲自大的人常常会高估自己的能力和应对效果。

（3）应对方式。为了减轻心理应激的影响，人们常常会以各种行为反应或采用各种心理防御机制来应对。这些应对方式分别适用于不同的情况，并有着不同的效果。

3. 社会支持中介因素

（1）社会支持能减轻心理应激致病。一个赖以生存的社会环境，既是人们心理应激的来源，又可为人们摆脱心理应激提供社会支持。

所谓社会支持，主要是指来自于家庭、亲友和社会各方面的情绪上和物质上的帮助与援助。当一个人由于心理应激而陷入困境时，社会支持能帮助他稳定情绪，重新面对现实，找到解决问题的出路，从而打破消极情绪和认知障碍间的恶性循环，起到维护心理健康的作用。

（2）影响获得社会支持的因素。当一个人处于困境时，能否及时得到高质量的社会支持，主要取决于两个方面的因素：第一，社会风尚、文化传统和社会支持网络；第二，个人的性格特征。

性格内向者不容易及时得到和利用社会支持。此外，他们还往往把自己的注意力指向自身，特别是自己所做的无效应对反应上，从而加剧消极的情绪体验，使应对行为更加无效，由此进入一个死循环。因此，在某些生活事件的侵袭下，性格内向的人比性格外向的人更易患病。

（3）提供社会支持的方法问题。社会支持对减轻心理应激和保护健康有着重要的作用，但提供社会支持也要讲求方法，因人而异。比如有时家属和朋友的情绪支持反而会增强心理应激反应，这主要是因为支持的提供者把问题（应激源）的严重性估计得太低，培植了被支持者盲目乐观和自信的心理，此时反而不如不提供支持。

（4）与他人共担应激情景能减轻心理应激。当与他人一起应对应激情境（共度灾难）时，应激情境的消极影响会大大减弱。

三、应激反应

1. 应激引起的生理反应

（1）警戒期。为应激源作用于人的初期。此时，人的抵抗力较低，若刺激过强，可导致人的死亡。随着抵抗力逐渐增强，应激反应即由警戒期进入抵抗期。

（2）抵抗期。以人的抵抗力和应激源作用相对峙为特征。由于抵抗力增强，人在警戒期的消极被动局面被抵抗期的适应反应所取代。但如果刺激过强、过久，超过机体适应能力，应激反应便进入衰竭期。

（3）衰竭期。由于长期处于过强的应激源刺激下，机体适应储备力丧失殆尽，最终致人死亡。

2. 应激引起的心理反应

不同的人对同一应激源、同一个人对不同的应激源以及同一个人在不同时期对同一应激源都可能有不同的心理反应。这些心理反应一般分为三类：认知反应、情绪反应和行为反应。通常，在应激源的作用下，个体会首先产生认知评价，进而出现情绪改变，最后选择和实施应对策略。后者既可体现为行为改变，还可反过来体现为认知改变。

（1）认知反应。一类是提高人的认知水平，动员机体全部"力量"更好地对付和适应应激源，如急中生智；另一类是降低人的认知水平，出现认知功能障碍，表现为对应激源无能为力，如束手无策。

（2）情绪反应。又叫情绪应激，包括焦虑、抑郁、恐惧和愤怒。

焦虑是一种恐惧不安、不愉快的情绪体验。它是人们尚未接触应激源，危险或威胁还较模糊时所产生的情绪反应，也是心理应激下最常见的反应。适度的焦虑可以提高人的警觉水平，促使人们用适当的方法应对应激源，从而更好地适应环境；但过度的焦虑则是有害的，因为它会妨碍人们准确地认识、分析和判断自己所面临的挑战，进而影响人们做出正确的决定。

抑郁是指一组包括悲观、悲哀、失望和绝望等消极低沉的情绪体验。该情绪体验常常由"现实丧失"或"预期丧失"所引起，如患病（失去健康）、衰老（失去青春）、亲人死亡、失业、不被重用（失去机会）、高考落榜和子女离家出走，等等。这类情绪反应的强弱取决于当事人赋予所"丧失"东西的主观价值。

恐惧是指一种企图摆脱某种特定危险的逃避情绪。它多发生于身体安全和个人价值受到威胁时，此时个体又认为自己无力克服这种危险，所以试图回避。对身体安全的威胁多来自于躯体性刺激物，如理化和生物刺激物以及疾病等；对个人价值和信念的威胁多来自于社会刺激物，如人际关系紧张、考试失败、失业等。

愤怒是一个人在追求目标的道路上遇到障碍、受到挫折时因不满意而感情激动的情绪体验。如果一个人认为这一目标是值得追求的，而障碍又是有人故意设置的，便会产生愤怒的情绪。

抑郁、恐惧和愤怒等情绪反应可以严重地损害人的认知功能，有时候在这些情绪体验和认知功能之间还可以形成恶性循环，使人陷入难以自拔的困境中，会觉得活着没有价值或意义，从而丧失活动的能力和兴趣，甚至产生自恨、自责和自杀。

（3）行为反应。包括有意识的行为反应和自我防御反应两种。

第三节　心理疾病

一、神经症

神经症不是指某一种疾病，而是指一组主要表现为焦虑、抑郁、恐惧、强迫、疑病，或神经衰弱症状的精神障碍。

神经症有如下共同特点：

（1）有一定的人格基础，起病常常与心理、社会因素有关；

（2）症状没有可证实的器质性病变作为基础，与病人的现实处境不相称，但病人对存在的症状感到痛苦和无能为力；

（3）有自知力，常常主动求治；

（4）病程迁延，多在3个月以上。

症状标准：至少有下列症状中的1项：① 恐惧；② 强迫症状；③ 惊恐发作；④ 焦虑；⑤ 躯体形式症状；⑥ 躯体化症状；⑦ 疑病症状；⑧ 神经衰弱症状。

严重标准：社会功能受损或无法摆脱的精神痛苦，促使其主动求医。

病程标准：符合症状标准至少已3个月（惊恐障碍除外）。

排除标准：排除器质性精神障碍、精神活性物质与非成瘾物质所致精神障碍、各种精神病性障碍，如精神分裂症、偏执性精神病及心境障碍等。

1．焦虑症

是一种以焦虑情绪为主的神经症，包括惊恐障碍和广泛性焦虑两种。

惊恐障碍是一种以反复的惊恐发作为主要原发症状的神经症。这种发作并不局限于任何特定的情境，具有不可预测性。

症状标准：需符合以下4项：

（1）发作无明显诱因、无相关的特定情境，发作不可预测；

（2）在发作间歇期，除害怕再发外，无明显症状；

（3）发作时有强烈的恐惧、焦虑以及明显的自主神经症状，并常有人格解体、现实解体、濒死恐惧或失控感等痛苦体验；

（4）发作突然开始，迅速达到高峰，发作时意识清晰，事后能回忆。

严重标准：病人因难以忍受症状又无法解脱而感到痛苦。

病程标准：在1个月内至少有3次惊恐发作，或在首次发作后继发害怕再发作的焦虑并持续1个月。

排除标准：排除其他精神障碍（如恐惧症、抑郁症等）或躯体疾病（如癫痫、心脏病发作等）等引起的继发性惊恐发作。

广泛性焦虑指一种以缺乏明确对象和具体内容的提心吊胆及紧张不安为主的焦虑症，并有显著的植物神经症状、肌肉紧张及运动性不安，病人因难以忍受又无法解脱而感到痛苦。

症状标准：以持续的原发性焦虑症状为主，并符合下列2项：

（1）经常或持续的无明确对象和固定内容的恐惧或提心吊胆；

（2）伴有自主神经症状或运动性不安。

严重标准：社会功能受损，病人因难以忍受症状又无法解脱而感到痛苦。

病程标准：符合症状标准至少已6个月。

排除标准：排除躯体疾病（如甲状腺机能亢进、高血压、冠心病等）、精神疾病（如强迫症、恐惧症、疑病症、神经衰弱、躁狂症、抑郁症或精神分裂症等）引起的继发性焦虑，以及兴奋药物过量、催眠镇静药物或抗焦虑药的戒断反应所伴发的焦虑。

2. 恐怖症（恐惧症）

是一种以过分和不合理地惧怕外界客体或处境为主的神经症。病人明知没有必要，但仍不能防止恐惧发作，恐惧发作时往往伴有显著的焦虑和自主神经症状。病人极力回避所害怕的客体或处境，或是带着畏惧去忍受。

场所恐惧症的害怕对象主要为某些特定环境，如广场、闭室、黑暗场所、拥挤的场所、交通工具（如拥挤的船舱、火车车厢）等，其关键临床特征是过分担心处于上述情境时没有即刻能用的出口。

社交恐惧症的害怕对象主要为社交场合（如在公共场合进食或说话、聚会、开会，或怕自己做出一些难堪的行为等）和人际接触（如在公共场合与人接触时怕与他人目光对视，或怕在与人群相对时被人审视等）。

特定的恐惧症的害怕对象是场所恐惧症和社交恐惧症中未包括的特定物体或情境，如动物（如昆虫、鼠、蛇等）、高处、黑暗、雷电、鲜血、外伤、打针、手术，或尖锐锋利物品等。

诊断：以恐惧和回避行为为主，需符合以下4项：

（1）对某些客体或处境有强烈的恐惧，恐惧的程度与实际危险不相称；

（2）发作时有焦虑和自主神经症状；

（3）有反复或持续的回避行为；

（4）知道恐惧过分、不合理或不必要，但无法控制。

3. 强迫症

指一种以强迫症状为主的神经症。其特点是有意识的自我强迫和反强迫并存，二者的强烈冲突使病人感到焦虑和痛苦。病人体验到观念或冲动来源于自我，却无法摆脱控制；病人也意识到强迫症状的异常性，但无法摆脱。病程迁延者可以仪式动作为主而精神痛苦减轻，但社会功能严重受损。

症状标准：

（1）以强迫症状为主，包括强迫思想（如强迫观念、回忆或表象，强迫性对立观念、穷思竭虑，害怕丧失自控能力等）和强迫行为（如反复洗涤、核对、检查或询问等）两个方面。

（2）病人称强迫症状起源于自己内心，不是来自别人或外界影响。

（3）强迫症状反复出现，病人认为没有意义，并感到不快，甚至痛苦，因此试图抵抗，但不能奏效。

严重标准：社会功能受损。

病程标准：符合症状标准至少已 3 个月。

排除标准：排除其他精神障碍的继发性强迫症状（如精神分裂症、抑郁症、恐惧症等）和脑器质性疾病（特别是基底节病变的继发性强迫症状）。

二、癔　症

癔症［解离（转换）障碍］指一种以解离症状（部分或完全丧失对自我身份识别和对过去的记忆）和转换症状（在遭遇无法解决的问题和冲突时产生的不快心情，以转化成躯体症状的方式出现）为主的精神障碍。

本病有如下特点：

（1）没有可证实的器质性病变的基础；

（2）有癔症性人格基础；

（3）起病常受心理社会（环境）因素影响；

（4）除癔症性精神病或癔症性意识障碍有自知力障碍外，自知力基本完整；

（5）病程多反复迁延；

（6）常见于青春期和更年期，女性较多。

本病包括癔症性精神障碍［如癔症性遗忘、癔症性漫游、癔症性身份识别障碍、癔症性精神病（癔症性附体障碍、癔症性木僵）等］、癔症性躯体障碍（如癔症性运动障碍、癔症性抽搐发作、癔症性感觉障碍等）和混合性癔症躯体—精神障碍三种类型。

癔症的诊断包括以下几个方面：

症状标准：有心理社会因素作为诱因，并至少有下列症状中的 1 项：

（1）癔症性遗忘；

（2）癔症性漫游；

（3）癔症性多重人格；

（4）癔症性精神病；

（5）癔症性运动和感觉障碍。

严重标准：社会功能受损。

病程标准：起病与应激事件之间有明确联系，病程多反复迁延。

排除标准：排除器质性精神障碍（如癫痫所致精神障碍）和诈病。

三、应激相关障碍

指一组主要由心理、社会（环境）因素引起的异常心理反应所导致的精神障碍，也称反应性精神障碍。决定本组精神障碍发生、发展、病程及临床表现的因素有：

（1）生活事件和生活处境。如剧烈的超强精神创伤或持续的困难处境均可成为直接病因。

（2）社会文化背景。

（3）人格特点、教育程度、智力水平及生活态度和信念等。

不包括癔症、神经症、心理因素所致生理障碍以及各种非心因性精神病性障碍。

1. 急性应激障碍

指在急剧的、严重的精神打击情况下所出现的有强烈恐惧体验的精神运动性兴奋，行为有一定的盲目性，或者为精神运动性抑制，甚至木僵。本病常常在受到刺激后立刻（1小时之内）发病。如果应激源被消除，症状往往历时短暂，预后良好。

症状标准：以异乎寻常的和严重的精神刺激为原因，并至少有下列症状中的1项：

（1）有强烈恐惧体验的精神运动性兴奋，行为有一定盲目性；

（2）有情感迟钝的精神运动性抑制（如反应性木僵），可有轻度意识模糊。

严重标准：社会功能严重受损。

病程标准：在受刺激后若干分钟至若干小时发病，病程短暂，一般持续数小时至1周，通常在1个月内缓解。

排除标准：排除癔症、器质性精神障碍、非成瘾物质所致的精神障碍及抑郁症。

2. 创伤后应激障碍

由异乎寻常的威胁性或灾难性心理创伤所导致的延迟出现和持续时间较长的精神障碍。

症状标准：

（1）遭受对每个人来说都是异乎寻常的创伤性事件或处境（如天灾人祸）。

（2）反复重现的创伤性体验（病理性重现），并至少有下列几种中的1项：不由自主地回想受打击的经历；反复出现有创伤性内容的噩梦；反复发生错觉、幻觉；反复发生触景生情的精神痛苦，如目睹死者遗物、旧地重游，或周年日等情况下会感到异常痛苦和产生明显的生理反应，如心悸、出汗、面色苍白等。

（3）持续的警觉性增高，至少有下列症状中的1项：入睡困难或睡眠不深；易激惹；集中注意困难；过分地担惊受怕。

（4）对与刺激相似或有关的情境的回避，至少有下列几项中的2项：极力不想有关创伤性经历的人与事；避免参加能引起痛苦回忆的活动，或避免到会引起痛苦回忆的地方；不愿与人交往，对亲人变得冷淡；兴趣爱好范围变窄，但对与创伤经历无关的某些活动仍有兴趣；选择性遗忘；对未来失去希望和信心。

严重标准：社会功能受损。

病程标准：精神障碍延迟发生（即在遭受创伤后数日至数月后发生，罕见延迟半年以上才发生），符合症状标准至少已 3 个月。

排除标准：排除情感性精神障碍、其他应激障碍、神经症和躯体形式障碍等。

3. 适应障碍

因长期存在应激源或困难处境，加上病人有一定的人格缺陷，所产生的以烦恼、抑郁等以情感障碍为主，同时有适应不良的行为障碍或生理功能障碍，社会功能受损。

症状标准：

（1）有明显的生活事件诱因，尤其是生活环境或社会地位的改变（如移民、出国、入伍、退休等）。

（2）有理由推断生活事件和人格基础对导致精神障碍均起着重要的作用。

（3）以抑郁、焦虑、害怕等情感症状为主，并至少有下列症状中的 1 项：适应不良的行为障碍（如退缩、不注意卫生、生活无规律等）；生理功能障碍（如睡眠不好、食欲不振等）。

严重标准：社会功能受损。

病程标准：精神障碍开始于心理社会刺激（但不是灾难性的或异乎寻常的）发生后 1 个月内，符合症状标准至少已 1 个月。应激因素消除后，症状持续一般不超过 6 个月。

排除标准：排除情感性精神障碍、应激障碍、神经症、躯体形式障碍以及品行障碍等。

附：时差效应

人们在相应时区内长期生活，逐渐形成了人体的生理节律与当地昼夜交替节律的同步化，即似昼夜节律。人体内大约有 100 种以上的机能活动都具有这种似昼夜节律。在形成这种似昼夜节律之后，在睡眠、觉醒、体温、泌尿、饮食等方面表现出周期性节律或习惯，出现工作能力和睡眠状态的正常交替，以适应昼夜变化。虽然早在 200 多年以前人们就已经发现了这种现象，但是，直到喷气式飞机出现后，人们才真正面临由时间差带来的健康问题。

1. 时差与时差效应的概念

时差是指地球上不同时区之间的时间差。我们知道，地球一刻不停地自西向东地自转，处于地球东面的地点比处于西面的地点先看到日出，也就是说处于地球东面地点的时间要早于处于地球西面地点的时间。地球每自转 1 周（360°）需要 24 个小时，即每 1 小时自转 15°，这样，在同一瞬间，经度不同的地球各地时间也不相同。我们按经线把地球表面平分为 24 个区，每 1 个区也跨越 15°，叫做 1 个标准时区。这样，地球上任何一个时区采用的当地标准时间与相邻的两个时区采用的当地标准时间都相差 1 个小时，即比西面相邻的时区早 1 个小时，比东面相邻的时区晚 1 个小时，这种现象就叫做时差现象。

如果我们乘坐高速喷气式飞机在东西方向上做跨时区飞行时，人体的生理时间与当地的标准时间相位就会发生分离，导致一系列生理、心理的变化，这种效应就叫做时差效应（Time Difference Effect）。一般来说，飞机从西向东飞行比从东向西飞行时差效应更为明显。时差效应是在跨时区飞行中出现的特殊医学问题。

2. 时差效应的表现

乘坐高速飞行的喷气式飞机由西向东飞行时，形成了追赶时间的情形，即时间会被提前；而乘坐高速飞行的喷气式飞机由东向西飞行时，又形成了追赶太阳的情形，即时间会被错后。时间的提前或错后会明显影响人体内的生物节律，特别是跨越 4 个时区以上的飞行，因在短时间内改变、甚至颠倒了昼夜的时间，而体内固有的昼夜节律一时又转换不过来，就要和新环境的昼夜节律脱节，出现时差效应。

时差效应的主要症状有：

（1）疲劳。表现为头脑不清醒、昏昏欲睡和工作效率降低。

（2）食欲不振。因时差原因改变了原来的进餐时间，出现胃肠功能变化、食欲不振、消化不良等症状。

（3）睡眠障碍。表现为入睡困难、早醒和睡得不踏实等。

（4）便秘或腹泻。由打乱了原来的排便习惯所致。

一般来说，人年龄越大，时差效应越明显；飞行所跨时区数越多，时差效应越明显。

3. 时差效应的克服

（1）正确认识时差效应。一旦我们了解了时差效应的产生原因和临床表现，就不会因为出现这些症状而紧张。

（2）保证充分的休息与睡眠。在地球的东西方向上作长距离的飞行时，应尽量争取睡眠以减少时差效应。由于高脂食品和酒精类饮料会影响睡眠，所以此时应尽量避免食用和饮用。

（3）适应训练。通过适应训练可以减轻或消除时差效应。如果自东向西飞行，可以每天延迟 1 个小时睡觉，并延迟 1 个小时起床；如果自西向东飞行，可以每天提前 1 个小时睡觉，并提前 1 个小时起床。一般来说，跨越 1 个时区 1 天即可恢复，将要跨越几个时区，就提前几天进行这种适应训练，使自己体内的生物钟节律提前与目的地的昼夜节律相适应。

四、心理因素相关生理障碍

（一）进食障碍

进食障碍是一组以进食行为异常为主的精神障碍，主要包括神经性厌食、神经性贪食和神经性呕吐三种。

1. 神经性厌食

指一种多见于青少年女性的进食行为异常，其特征为故意限制饮食，使体重降至明显低于正常的标准，并常常采取过度运动、引吐、导泻等方法以减轻体重。

症状标准：

（1）明显的体重减轻。比正常平均体重减轻 15% 以上，或者 Quetelet 体重指数为 17.5 或更低，或在青春期前不能达到所期望的躯体增长标准，并有发育延迟或停止。

（2）自己故意造成体重减轻。至少有下列几项中的 1 项：回避"导致发胖的食物"；自我诱发呕吐；自我引发排便；过度运动；服用厌食剂或利尿剂等。

（3）常有病理性惧胖。这是一种持续存在的、异乎寻常地害怕发胖的超价观念。病人给自己制订了一个过低的体重界限，而且这个界限值远远低于其病前医生认为是适度的或健康的体重。

（4）常有下丘脑—垂体—性腺轴的广泛的内分泌功能紊乱。女性表现为闭经（停经至少已 3 个连续月经周期，但妇女如用激素替代治疗可出现持续阴道出血，最常见的是用避孕药），男性表现为性兴趣丧失或性功能低下。可有生长激素升高，皮质醇浓度上升，外周甲状腺素代谢异常，以及胰岛素分泌的异常。

（5）可有间歇发作的暴饮暴食（此时只诊断为神经性厌食）。

病程标准：症状至少已 3 个月。

排除标准：排除躯体疾病所致的体重减轻（如脑瘤、肠道疾病例如 Crohn 病或吸收不良综合征等）。

2. 神经性贪食

指一种进食障碍，特征为反复发作和不可抗拒的摄食欲望及暴食行为，病人有担心发胖的恐惧心理，常采取引吐、导泻、禁食等方法以消除暴食引起的发胖。可与神经性厌食交替出现，两者具有相似的病理心理机制及性别、年龄分布。多数病人是神经性厌食的延续者，发病年龄较神经性厌食晚。

症状标准：

（1）存在一种持续的、难以控制的进食和渴求食物的优势观念，并且病人屈从于短时间内摄入大量食物的贪食发作。

（2）至少用下列方法中的一种抵消食物的发胖作用：自我诱发呕吐；滥用泻药；间歇禁食；使用厌食剂、甲状腺素类制剂或利尿剂。如果是糖尿病人，可能会放弃胰岛素治疗。

（3）常有病理性惧胖。

（4）常有神经性厌食既往史，二者间隔数月至数年不等。

病程标准：发作性暴食至少每周 2 次，持续 3 个月。

排除标准：排除神经系统器质性病变所致的暴食，以及癫痫、精神分裂症等精神障碍继发的暴食。

3. 神经性呕吐

指一组以自发或故意诱发反复呕吐为特征的精神障碍。

症状标准：

（1）自发的或故意诱发的反复发生于进食后的呕吐，呕吐物为刚吃进的食物；

（2）体重减轻不显著（体重保持在正常平均体重值的 80% 以上）；

（3）可有害怕发胖或减轻体重的想法。

病程标准：呕吐几乎每天发生，并至少已持续 1 个月。

排除标准：排除躯体疾病导致的呕吐以及癔症或神经症等。

（二）非器质性睡眠障碍

指各种心理社会因素引起的非器质性睡眠与觉醒障碍，包括失眠症、嗜睡症和某些发作性睡眠异常（如睡行症、夜惊、梦魇等）。

1. 睡眠、梦与健康

睡眠与梦以及梦与健康究竟有没有关系？如果有，又是什么关系？在介绍睡眠障碍之前，我们有必要把它们先弄清楚。

（1）睡眠的分期。在睡眠过程中，脑电图发生着各种不同的变化，这些变化随着睡眠深度的不同而不同，同时，还伴随着眼球阵发性快速运动。根据脑电图的特征和是否伴随眼球阵发性快速运动，可以将睡眠分为两种状态：非快速眼动睡眠状态（Non-rapid Eye Movement Sleep，NREM Sleep）和快速眼动睡眠状态（Rapid Eye Movement Sleep，REM Sleep）。

非快速眼动睡眠状态（NREM）：在此睡眠阶段，全身肌肉松弛，没有眼球运动，内脏副交感神经活动占优势；心率、呼吸均减慢，血压降低，胃肠蠕动增加，基础代谢率低，脑部温度较醒觉时稍降低，大脑总的血流量较醒觉时少。根据脑电图特征的不同，可以将此阶段分为四期：

第一期，脑电波中的α波逐渐消失，代之以θ波为主，但不出现纺锤波。该期实际上是由完全清醒至睡眠之间的过渡阶段。

第二期，脑电图的最大特点就是不时出现一种特殊的纺锤波，波幅先由小到大，再由大到小，形似纺锤，频率每秒12～14次。

第三期，脑电波频率明显变慢，每秒4～7次，波幅增高，呈每秒0.5～3次的极慢波，即δ波。

第四期，脑电波δ波占50%以上。

其中，第一期和第二期又叫做浅睡眠；第三期和第四期又叫做深睡眠，或者慢波睡眠。

快速眼动睡眠状态（REM）：较为特殊的快速眼动睡眠状态虽然仍属于睡眠状态，但与非快速眼动睡眠状态的差别不亚于睡眠与醒觉的差别。在此睡眠阶段，出现混合频率的去同步化的低波幅脑电波。眼球快速运动，面部及四肢肌肉有很多次发作性的小抽动，有时或出现嘴唇的吸吮动作，喉部发出短促声音，手足徐动，内脏活动高度不稳定，呼吸不规则，心率经常变动，胃酸分泌增加，有时阴茎勃起，脑各个部分的血流量都比醒觉时明显增加；而以间脑和脑干最为明显，大脑则以海马及前联合一带增加较多，脑耗氧量也比醒觉时明显增加。梦境常常与快速眼动睡眠相伴。

正常人的睡眠一般先从非快速眼动睡眠状态开始，90分钟左右以后进入快速眼动睡眠状态（REM）。REM通常只有5分钟左右，此后NREM期和REM期交替出现，每夜睡眠中反复出现4～5次。从第二个睡眠周期开始，NREM逐渐缩短，REM逐渐延长；到后半夜，NREM的第三期、第四期越来越短，渐至第四期消失，而REM越来越长，甚至可达60分钟，且其生理表现（眼球快速运动）和心理表现（做梦）也越来越强烈。

一般年轻人在一夜的睡眠中，NREM第一期约占5%～10%，第二期约占50%，第三期及第四期共占约20%，REM约占20%～25%。从儿童期到老年期，随着生长、发育渐至衰老，REM睡眠和NREM睡眠第三期、第四期逐渐减少，60岁以后基本上没有NREM睡眠第四期，夜间醒转的次数增加。

综上所述，睡眠包括非快速眼动睡眠及快速眼动睡眠两种状态，非快眼动睡眠期又可分为一、二、三、四期。睡眠时先进入非快速眼动睡眠状态，然后非快速眼动睡眠期与快速眼动睡眠两种状态交替出现。前半夜主要为非快速眼动睡眠，而后半夜快速眼动睡眠出现较多。非快速眼动睡眠占整个睡眠期的 75%～80%，快眼动睡眠占睡眠期的 20%～25%。

（2）梦与健康。

梦是人在睡眠过程中的一种正常生理现象。正常人每天晚上睡觉都会做梦，只是有的人多些，有的人少些，有的人醒后记忆犹新，而有的人醒后模糊不清或觉察不出而已。事实上，一个人感觉睡觉时是否做梦与醒来时所处的睡眠状态有关，如果醒来时正好处于非快速眼动睡眠状态，便不会觉得睡觉时做梦；若在快速眼动睡眠状态中醒来，便会感到自己在做梦，而且可能认为"一夜都在做梦"。因此，做梦不会影响睡眠，更不会伤害身体。相反，做梦有利于健康，而且是人体所必需的，因为有研究表明，如果剥夺了一个人的"有梦睡眠"，长此以往，就会出现精神失常。

梦的内容与个人的生活经历、心境、身体状况和睡眠环境等因素有关。一般来自于白天的所见所闻，尤其是睡前的精神、躯体刺激（如兴奋、紧张、焦虑、压抑、期待和躯体不适等）以及睡眠中机体和环境的变化（如口渴、胃肠蠕动、膀胱胀满、机体受压、麻木疼痛，外界的风声、雨声以及人为的噪声等）。梦境和过去的经验有关，反映两三天以内新经验的梦约占 75%，反映遥远的童年时代经验的梦约占 15%，而和过去经验完全无关的梦只占 10%左右。

2. 失眠症

指一种以失眠为主的睡眠质量不满意状况。

症状标准：

（1）几乎以失眠为唯一的症状，包括难以入睡、睡眠不深、多梦、早醒，或醒后不易再睡，醒后有不适感、疲乏，或白天困倦等；

（2）具有失眠和极度关注失眠结果的优势观念。

严重标准：对睡眠数量、质量的不满引起明显的苦恼或社会功能受损。

病程标准：至少每周发生 3 次，并至少已有 1 个月。

排除标准：排除躯体疾病或精神障碍症状导致的继发性失眠。

3. 嗜睡症

指白天睡眠过多的状况。

症状标准：

（1）白天睡眠过多或睡眠发作；

（2）不存在睡眠时间不足的情况；

（3）不存在从唤醒到完全清醒的时间延长或睡眠中呼吸暂停；

（4）无发作性睡病的附加症状（如猝倒症、睡眠瘫痪、入睡前幻觉、醒前幻觉等）。

严重标准：病人为此明显感到痛苦或影响社会功能。

病程标准：几乎每天发生，并至少已 1 个月。

排除标准：不是由睡眠不足、药物、酒精、躯体疾病所致，也不是某种精神障碍症状的组成部分。

4. 睡眠—觉醒节律障碍

指睡眠—觉醒节律与正常要求不符，导致对睡眠质量的持续不满状况。

症状标准：

（1）病人的睡眠-觉醒节律与所要求的（即与病人所在环境的社会要求和大多数人遵循的节律）不符；

（2）病人在主要睡眠时段失眠，而在应该清醒时段出现嗜睡。

严重标准：明显感到苦恼或社会功能受损。

病程标准：几乎每天发生，并至少已有1个月。

排除标准：排除躯体疾病或精神障碍（如抑郁症）导致的继发性睡眠—觉醒节律障碍。

5. 睡行症

指一种在睡眠过程中尚未清醒时起床在室内或户外行走，或做一些简单活动的睡眠和清醒的混合状态。

症状标准：

（1）反复发作的睡眠中起床行走。发作时，睡行者表情茫然、目光呆滞，对别人的招呼或干涉行为相对缺乏反应，要使病人清醒相当困难；

（2）发作后自动回到床上继续睡觉或躺在地上继续睡觉；

（3）尽管在发作后的苏醒初期，可有短暂意识和定向障碍，但几分钟后，即可恢复常态。不论是即刻苏醒或次晨醒来"睡行"均完全遗忘。

严重标准：不明显影响日常生活和社会功能。

病程标准：反复发作的睡眠中起床行走为数分钟至半小时。

排除标准：排除器质性疾病（如痴呆、癫痫等）导致的继发性睡眠—觉醒节律障碍，但可与癫痫并存；排除癔症。

（三）非器质性性功能障碍

指一组与心理社会因素密切相关的性功能障碍。常见的有性欲减退、勃起功能障碍、早泄、性欲高潮缺乏、阴道痉挛和性交疼痛等。

症状标准：成年人不能进行自己所希望的性活动。

严重标准：对日常生活或社会功能有所影响。

病程标准：符合症状标准至少已3个月。

排除标准：不是由于器质性疾病、药物、酒精及衰老所致的性功能障碍，也不是其他精神障碍症状的一部分。

性欲减退是指成年人持续存在性兴趣和性活动的降低，甚至丧失，表现为性欲望、性爱好及有关的性思考或性幻想缺乏，症状至少已持续3个月。

勃起功能障碍是指成年男性有性欲，但难以产生或维持满意的性交所需要的阴茎勃起，如性交时阴茎不能勃起或勃起不充分或历时短暂，以致不能插入阴道。可表现为：在做爱初期（阴道性交前）可充分勃起，但正要性交时或射精前，勃起消失或减退；能部分勃起，但不充分，不足以性交；不产生阴茎的膨胀；从未有过性交所需的充分勃起；仅在没有考虑性交时，产生过勃起；在手淫时，睡梦中，早晨醒来时可以勃起。

冷阴是指成年女性有性欲，但难以产生或维持满意的性交所需要的生殖器的适当反应，以致性交时阴茎不能舒适地插入阴道。表现为性交时生殖器反应不良，如阴道湿润差和阴唇缺乏适当的膨胀，至少有下列一项：在做爱初期（阴道性交前）有阴道湿润，但不能持续到使阴茎舒适地进入；在所有性交场合，都没有阴道湿润；某些情况下可产生正常的阴道湿润（如和某个性伙伴一起或手淫过程中，或并不打算进行阴道性交时）。

性欲高潮障碍指持续地发生性交时缺乏性欲高潮的体验，女性较常见。表现为从未体验到性欲高潮的原发性性欲高潮障碍，或曾经有一段时间性交反应相对正常，然后发生继发性性欲高潮障碍。性欲高潮障碍可以分为普遍性性欲高潮障碍（发生于所有的性活动中和任何性伙伴在一起时）和境遇性性欲高潮障碍（仅仅发生于某些情境中）两种。

早泄是指持续地发生性交时射精过早而导致性交不满意，或阴茎未插入阴道时就射精。表现为不能推迟射精以充分享受做爱，并至少有下列一项：射精发生在进入阴道前夕或刚刚进入阴道后；在阴茎尚未充分勃起进入阴道的情况下射精。

阴道痉挛指性交时阴道肌肉强烈收缩，致使阴茎插入困难或引起疼痛。

性交疼痛指性交引起男性或女性生殖器疼痛。这种情况不是由于局部病变引起，也不是阴道干燥或阴道痉挛引起。

五、人格障碍

我们知道，人格是一个人在生活中经常表现出来的较为稳定的个性心理特征的总和，是一个人在与环境相互作用的过程中所表现出来的独特的思维方式、情绪反应和行为特点。一般来说，一个人的人格特征与他所处的环境相适应，就认为他具有正常的人格。

人格障碍是指人格特征明显偏离正常，使病人形成了一贯的反映个人生活风格和人际关系的异常行为模式。这种模式显著偏离了特定的文化背景和一般认知方式（尤其在待人接物方面），明显影响其社会功能，造成对社会环境的适应不良，病人为此感到痛苦。

诊断要点：

（1）个人的内心体验与行为特征在整体上与社会文化所期望和所接受的范围明显偏离，这种偏离是广泛、稳定和长期的，并至少有下列症状中的 1 项：认知的异常偏离；情感的异常偏离；控制冲动及对满足个人需要的异常偏离；人际关系的异常偏离。

（2）特殊行为模式的异常偏离，使病人或其他人（如家属）感到痛苦或社会适应不良。

（3）开始于童年、青少年期，至少已持续 2 年，但对 18 岁以下的人不诊断人格障碍。

（4）人格特征的异常偏离并非躯体疾病或精神障碍的表现或后果。

人格障碍可以分为偏执性人格障碍、分裂样人格障碍、反社会性人格障碍、冲动性人格障碍、表演性人格障碍、强迫性人格障碍、焦虑性人格障碍和依赖性人格障碍八个类型。下面读其中的四种类型。

（一）偏执性人格障碍

以猜疑和偏执为特点，始于成年早期。男性多于女性。

诊断标准：以猜疑和偏执为特点，并至少有下列行为中的 3 项：

（1）对挫折和遭遇过度敏感；

（2）对侮辱和伤害不能宽容，长期耿耿于怀；

（3）多疑，容易将别人的中性或友好行为误解为敌意或轻视；

（4）明显超过实际情况所需的好斗，对个人权利执意追求；

（5）易有病理性嫉妒，过分怀疑恋人有新欢或伴侣不忠，但不是妄想；

（6）有过分自负和自我中心的倾向，总感觉受压制、被迫害，甚至上告、上访，不达目的不肯罢休；

（7）具有将其周围或外界事件解释为"阴谋"等的非现实性优势观念，因此对外界过分警惕和抱有敌意。

（二）分裂样人格障碍

以观念、行为和外貌装饰的奇特，情感冷漠，以及人际关系有明显缺陷为特点。男性略多于女性。

诊断标准：以观念、行为和外貌装饰的奇特，情感冷淡，以及人际关系缺陷为特点，并至少有下列症状中的 3 项：

（1）性格明显内向（孤独、被动、退缩），与家庭和社会疏远，除生活或工作中必须接触的人外，基本不与他人主动交往，缺少知心朋友，过分沉湎于幻想和内省；

（2）表情呆板，情感冷淡，甚至不通人情，不能表达对他人的关心、体贴及愤怒等；

（3）对赞扬和批评反应差或无动于衷；

（4）缺乏愉快感；

（5）缺乏亲密、信任的人际关系；

（6）在遵循社会规范方面存在困难，导致行为怪异；

（7）对与他人之间的性活动不感兴趣。

（三）反社会性人格障碍

以行为不符合社会规范，经常违法乱纪，对人冷酷无情为特点。男性多于女性。

诊断标准：

1. 至少有以下列行为中的 3 项存在：

（1）严重和长期的不负责任，无视社会规范。如不能维持长久的工作（或学习），经常旷工（或旷课）、多次无计划地变换工作；有违反社会规范的行为，且这些行为已构成拘捕的理由（不管拘捕与否）。

（2）行动无计划或有冲动性。如进行事先未计划的旅行。

（3）不尊重事实。如经常撒谎、欺骗他人，以获得个人利益。

（4）对他人漠不关心。如经常不承担经济义务、拖欠债务，不抚养子女或赡养父母。

（5）不能维持与他人的长久的关系。如不能维持长久的（一年以上）夫妻关系。

（6）很容易责怪他人，或对其与社会相冲突的行为进行无理辩解。

（7）对挫折的耐受性低，微小刺激便可引起冲动甚至暴力行为。

（8）易激惹，并有暴力行为。如反复斗殴或攻击别人，包括无故殴打配偶或子女。

（9）危害别人时缺少内疚感，不能从经验特别是在受到惩罚的经验中获益。

2. 在 18 岁前有品行障碍的证据，至少有下列行为中的 3 项：

（1）反复违反家规或校规；

（2）反复说谎（不是为了躲避体罚）；

（3）习惯性吸烟、喝酒；

（4）虐待动物或弱小同伴；

（5）反复偷窃；

（6）经常逃学；

（7）至少有两次未向家人说明外出过夜；

（8）过早发生性活动；

（9）多次参与破坏公共财物的活动；

（10）反复挑起或参与斗殴；

（11）被学校开除过，或因行为不轨而至少停学一次；

（12）被拘留或被公安机关管教过。

（四）冲动性人格障碍

以情感爆发和明显冲动行为为特征，又叫攻击性人格障碍。男性明显多于女性。

诊断标准：以情感爆发和明显的冲动行为为主要表现，并至少有下列行为中的 3 项：

（1）易与他人发生争吵和冲突，特别在冲动行为受阻或受到批评时；

（2）有突发的愤怒和暴力倾向，对导致的冲动行为不能自控；

（3）对事物的计划和预见能力明显受损；

（4）不能坚持任何没有即刻奖励的行为；

（5）不稳定的和反复无常的心境；

（6）自我形象、目的及内在偏好（包括性欲望）的紊乱和不确定；

（7）容易产生人际关系的紧张或不稳定，时常导致情感危机；

（8）经常出现自杀、自伤行为。

六、习惯与冲动控制障碍

其特征为无清楚的合理的动机而反复出现的行为，对他人及自己的利益都有损害。病人自称这种行为带有冲动性，无法控制。

（一）病理性赌博

这一障碍表现为在个人生活中占据统治地位的、频繁反复发作的赌博行为，且该行为对社会、职业、财产及家庭价值观念与义务都造成损害。

病人赌博会置工作于不顾，债台高筑，为得到金钱而撒谎、违法，或躲避偿还债务。他们自称对赌博有一种难以控制的强烈的渴望，脑子总不断浮现赌博的想法、赌博的行为以及赌博的场面。在生活处于应激状态时，这种向往和专注往往会加剧。

诊断要点：持续反复的赌博，尽管已造成了消极的社会后果如贫困、家庭关系恶化、个人生活被打乱等，赌博行为仍持续而且常常会加重。

（二）病理性纵火（纵火狂）

这一障碍的特征为无明显动机多次地实施或企图实施纵火烧毁财物或其他物品，对与火和燃烧有关的事物存在持续的关注。

这种人对灭火器及其他灭火设备、与着火有关的事物以及召唤消防队有异常的兴趣。

诊断要点：

（1）反复纵火，没有任何明显的动机（如得到金钱、报复或政治极端主义）；

（2）对观看着火有强烈的兴趣；

（3）在采取行动之前有不断增加的紧张感，在付诸实施后马上有强烈的兴奋。

（三）病理性偷窃

这一障碍的特征为反复的无法克制的偷窃冲动，但并不是为了本人使用或获取钱财，取而代之的是患者将这些物品丢弃、送人或收藏。

诊断要点：

（1）在行动前有一种不断增强的紧张感，在偷窃中和偷窃后有一种满足感；

（2）尽管患者也通常试图隐瞒偷窃行为，却并不抓住一切机会；

（3）偷窃是单独进行的，没有同伙；

（4）在行窃间歇期可能会表现出焦虑、沮丧及内疚，但这并不会阻止他重复这类行为。

（四）拔发狂

这一障碍的特征是，由于反复的无法克制的拔掉毛发的冲动，导致引人注目的头发缺失。拔发前通常有不断增长的紧张感，事后会有轻松感或满足感。

七、性心理障碍

性心理障碍是指对性的观念、态度、情感反应和行为的病态表现，并以这类病态表现作为性兴奋、性满足的主要或唯一方式的一组精神障碍。包括性身份障碍、性偏好障碍和性指向障碍。

（一）性身份障碍

指一个人的心理性别与其生物学性别不一致的性心理障碍。这种病人始终不把自己看作是自己应属的性别，即男性向往成为窈窕淑女，女性却愿做英俊少年。

其典型的表现为易性症（也叫性别转换症），这种病人常常要求动手术把自己变成自己所向往的性别，以此来达到性心理的满足。当愿望无法实现时，其内心十分痛苦，并有强烈的自残和自杀倾向。

（二）性偏好障碍

1. 恋物症

指在强烈的性欲望与性兴奋的驱使下，反复收集异性使用的物品。恋物症几乎仅见于男性，所恋物品均为直接与异性身体接触的东西，如乳罩、内裤等。

诊断标准：

（1）在强烈的性欲望与性兴奋的驱使下，反复收集异性使用的物品，这些物品是极为重要的性刺激来源，或为达到满意的性反应所必需；

（2）症状至少已持续6个月。

异装症是恋物症的一种特殊表现形式，表现为对异性衣着特别喜爱，反复出现穿戴异性服饰的强烈欲望并付诸行动，由此可引起性兴奋。其穿戴异性服饰主要是为了获得性兴奋，当这种行为受抑制时可引起明显的不安情绪。

诊断标准：① 穿着异性服装以体验异性角色，满足自己的性兴奋；② 病人并不要求改变自身性别的解剖生理特征；③ 症状至少已持续6个月。

2. 露阴症

反复在陌生异性面前暴露自己的生殖器，以满足引起性兴奋的强烈欲望。几乎仅见于男性。

诊断标准：

（1）具有反复或持续地向陌生人（通常是异性）暴露自己生殖器的倾向，几乎总是伴有性唤起及手淫；

（2）没有与"暴露对象"性交的意愿或要求；

（3）症状至少已持续6个月。

3. 窥阴症

反复窥视异性下身、裸体或他人性活动，以满足引起性兴奋的强烈欲望。几乎仅见于男性。

诊断标准：

（1）反复窥视异性下身、裸体或他人性活动（不包括观看淫秽录像），伴有性兴奋或手淫；

（2）没有暴露自己生殖器的意向；

（3）没有同受窥视者发生性关系的愿望。

4. 摩擦症

男性病人在拥挤场合或乘对方不备之际，伺机以身体某一部分（常为阴茎）摩擦和触摸女性身体的某一部分，以达到性兴奋的目的。

诊断标准：

（1）反复通过靠拢陌生异性的途径，紧密接触和摩擦自己的生殖器；

（2）没有与所摩擦对象性交的要求；

（3）没有暴露自己生殖器的愿望；

（4）症状至少已存在6个月。

5. 性施虐与性受虐症

以向性爱对象施加虐待或接受对方虐待为性兴奋的主要手段。其手段为捆绑、引起疼痛和侮辱等，甚至可造成伤残或死亡。提供这种行为者为性施虐症；以接受虐待行为来达到性兴奋者为性受虐症患者。

诊断标准：

（1）为一种性活动偏爱，可为虐待接受者（受虐狂）或提供者（施虐狂），或两者都有，并至少存在致人疼痛、污辱和捆绑三种情况之一；

（2）施虐—受虐行为是极为重要的刺激来源，或为满足性欲所必需；

（3）症状至少已持续6个月。

（三）性指向障碍

目前，国内外均一致认为，从性爱本身来说"性指向障碍"确实并不一定异常，即单纯的性取向问题不能被视为一种障碍。但在某些人，这类"性指向障碍"可伴发心理障碍，如个人不希望如此或犹豫不决，并为此感到焦虑、抑郁、痛苦，有的试图寻求治疗加以改变，此时就应该视为异常了。主要包括同性恋和双性恋：

1. 同性恋

诊断标准：

（1）在正常生活条件下，从少年时期就开始对同性成员持续地表现出性爱的倾向，包括思想、感情及性爱行为；

（2）对异性虽可有正常的性行为，但性爱倾向明显减弱或缺乏，导致难以建立和维持与异性成员的家庭关系。

2. 双性恋

诊断标准：

（1）在正常生活条件下，从少年时期就开始对同性和异性两种成员持续地表现出性爱的迷恋倾向，包括思想、感情及性爱行为；

（2）难以建立和维持与异性成员的家庭关系。

第四节　心理治疗

心理治疗又称精神治疗，指医务人员运用心理学的理论和技术，通过其言语、表情、举止行为并结合其他特殊的手段来改变病人不正确的认知活动、情绪障碍和异常行为的一种治疗方法。常见的心理治疗方法有：

一、精神分析疗法

以弗洛伊德的精神分析理论为指导，探讨病人的深层心理，识别潜意识的欲望和动机，解释病理与症状的心理意义，协助病人对"本我"进行剖析，解除"自我"的过分防御，调节"超我"的适当管制；运用病人与治疗者的移情关系，来改善病人的人际关系，使其调整心理结构，消除内心症结，促进人格的成熟，提高适应能力。

适应症：癔症、心理创伤、性心理障碍、人际关系障碍、焦虑症、抑郁性神经症、强迫症、恐怖症、抑郁症和适应障碍等。

二、支持性心理治疗

治疗者利用与病人所建立的良好关系、治疗者的权威和专业知识，来关怀、支持病人，使病人充分发挥其潜能，以提高应付危机的技能，缓解精神压力，走出心理困境，避免精神发生崩溃。

适应症：工作压力过大、学习困难、人际关系紧张、恋爱失败、婚姻危机、自杀行为、自然灾害所引发的心理危机。

三、认知疗法

认知理论认为人的情绪来自人对所遭遇的事情的信念、评价、解释或哲学观点，而非来自事情本身。情绪和行为受制于认知，认知是人心理活动的决定因素。认知疗法就是通过改变人的认知过程和由这一过程中所产生的观念来纠正人的适应不良的情绪或行为。治疗的目标不仅仅是针对行为、情绪这些外在表现，而且还要分析病人的思维活动和应付现实的策略，找出错误的认知并加以纠正。

适应症：情绪障碍、抑郁症、焦虑症、恐怖症、强迫症、行为障碍、人格障碍、性心理障碍等。

四、行为疗法

行为主义心理学认为人的行为是后天习得的，既然好的行为可以通过学习而获得，不良的行为、不适应的行为也可以通过学习训练而消除。行为疗法是基于严格的实验心理学成果，遵循科学的研究准则，运用经典条件反射、操作性条件反射、学习理论、强化作用等基本原理，采用程序化的操作流程，帮助患者消除不良行为，建立新的适应行为。

常见的行为治疗及其适应症：

（1）系统脱敏疗法：社交恐怖症、广场恐怖症、考试焦虑等。

（2）冲击疗法：恐怖症、强迫症等。

（3）厌恶疗法：酒精依赖、海洛因依赖、同性恋、窥阴癖、露阴癖、恋物癖、强迫症等。

（4）阳性强化法：儿童孤独症、癔症、神经性厌食、神经性贪食等。

五、生物反馈疗法

生物反馈疗法是在行为疗法的基础上发展起来的一种治疗技术。实验证明，心理（情绪）反应和生理（内脏）活动之间存在着一定的关联。心理社会因素通过意识影响情绪反应，使不受意识支配的内脏活动发生异常改变，导致疾病的发生。生物反馈疗法将正常的属于无意识的生理活动置于意识控制之下，通过生物反馈训练建立新的行为模式，达到有意识地控制内脏活动和腺体分泌的目的。能缓解紧张、焦虑状态和抑郁状态，治疗失眠。

适应症：原发性高血压、支气管哮喘、紧张性头痛、血管性头痛、雷诺氏病。

六、家庭治疗与夫妻治疗

家庭治疗是一种以家庭为治疗对象，协调家庭各成员之间的人际关系的治疗方法。通过交流，扮演角色，运用家庭各成员之间的个性、行为模式相互影响、互为连锁的效应，改进家庭成员心理功能，促进家庭成员的心理健康。夫妻治疗（也叫婚姻治疗）是家庭治疗的一种特殊模式。

家庭治疗适应症：家庭危机、子女学习困难，子女行为障碍。

夫妻治疗适应症：婚姻危机，夫妻适应困难，性心理障碍。

七、森田疗法

1. 基本原理

（1）精神交互作用。一个人如果将注意力过分长久地集中在自身的某一部分，这部分就会出现不适，或原有的不适会加重。练气功时的"得气"就是这种作用的结果：长时间的冥想导致丹田或其他被关注的部位出现发热或发胀等；再如口水问题，通常情况下，我们根本不觉得有口水的存在，但当我们担心口水变多而特别关注时，口水反而会变得多起来。

（2）精神拮抗作用。森田认为人的精神活动也存在着类似伸肌与屈肌的相互调节的拮抗作用，在某种情境下产生一种观念、情感或意向的同时会产生与此相反的观念、情感或意向，以调节人的行为。例如：在某种情况下你对某人产生一种不敬的念头，但同时你会想到这个念头是错误的，或者意识到这个念头说出来了会招来不幸而加以否定。又如，在某种情境下你有想做出一种行为的冲动（本能的驱使），但经过思想斗争后可能会立即被否定，因为你的超我已战胜了本我。这种拮抗作用的存在可以保证人的精神安定。

出现与自己理性不相符的观念或意向任何正常人都会有，不过都只是一闪而过，不留痕迹。而在神经过敏、精神拮抗作用过强的人，这些观念或意向一旦出现，便如大敌当前，当做身心的异物严加排斥，形成拮抗对立，两种矛盾的意向纠缠在一起，越想抑制意向反而越强烈，结果在大脑皮层留下了兴奋灶，通过精神交互作用导致恶性循环，在强迫与反强迫的斗争中产生强迫观念。

2. 森田疗法的治疗要点

（1）强调大自然的力量，认识并体验人与自然的关系。人体机能是奥妙无穷的，并具有强大的自然修复能力；一个人的能力是十分有限的，不要对不以人们意志为转移的客观现实采取主观强求的态度。

（2）接受现实和症状。对无法改变的事实采取坦然接受的态度，不作无谓的挣扎；不追求十全十美，不把躯体和心理症状当做自己身心内的异物，而是当做自身的一部分接受它。

（3）顺其自然。如果一个人的主观愿望不能实现就会感到痛苦和焦虑，这时应该放弃个人不切实际的主观愿望，顺从客观的自然状态，消除主观欲求与现实之间、本我与超我之间的矛盾和冲突，打破精神交互作用。

（4）为所当为。努力去做自己该做的事情。

适应症：神经质、强迫症、疑病症、焦虑症和抑郁性神经症。

八、暗示与催眠疗法

暗示是指在没有任何抵抗的情况下，用间接、含蓄的方式对人的心理和行为产生影响，使之朝着所希望的方向发展的心理现象，暗示是人们所固有的心理现象。

暗示与催眠疗法就是催眠者通过暗示，把被催眠者诱导到一种特殊的意识状态——催眠状态，再通过语言等暗示信息，对被催眠者的认知、情感、行为以及生理活动等产生影响，从而达到治疗心理疾患、促进身心健康的目的。

适应症：癔病、疑病症、恐怖症、身心疾病。

复习思考题

1. 什么是应激与应激源？应激源可以分为哪几类？中介因素有哪些？应激会引起哪些反应？

2. 心理正常与心理不正常的概念是什么？如何评价一个人的心理是不是健康的？

心理不健康的特点有哪些?

3. 神经症有哪些共同特点? 诊断包括哪几个方面? 焦虑症、恐怖症和强迫症的概念是什么?

4. 癔症有哪些特点? 诊断包括哪几个方面?

5. 什么叫应激相关障碍? 决定应激相关障碍发生、发展、病程及临床表现的因素有哪些? 急性应激障碍、创伤后应激障碍和适应障碍的概念是什么?

6. 时差效应的概念、表现和克服措施是什么?

7. 心理因素的相关生理障碍有哪几大类? 进食障碍包括哪几种?

8. 睡眠、梦与健康的关系是什么? 常见的睡眠障碍有哪几种?

9. 非器质性性功能障碍的概念是什么? 常见的非器质性性功能障碍有哪些?

10. 人格障碍的概念与诊断要点分别是什么? 常见的人格障碍有哪些?

11. 常见的习惯与冲动控制障碍有哪些?

12. 什么是性心理障碍? 包括哪几种类型? 常见的性心理障碍有哪些?

13. 常见的心理治疗方法有哪些?

第五章　航空营养卫生

营养与健康关系十分密切。我们把人的机体比作一台发动机，那么营养犹如发动机里的油，没有油机器不能发动，油质量的好坏也直接影响机器功能的发挥和寿命。营养与健康的关系，正如机器和油的关系一样。学习营养卫生学能维护自身的身体健康，增强体质，预防疾病。飞行人员保证合理营养，能提高飞行耐力，延长飞行年限，保证飞行安全。

1. 营养与营养学

营养是机体摄取、消化、吸收和利用食物中的养料以维持生命活动的整个过程。几十年来，营养一词虽已被人们在日常生活中习用，但是对它的科学含义尚未能正确理解。常有人把营养解释为养料或养分，诸如营养丰富、各种营养、吸取营养、营养构成、营养结构、营养比例、有营养、营养源等等，把营养当做养料的同义词了，也有人把营养当做食物里有益物质的质和量的概念来使用。应该明确，营养这个词所表示的不是物质，而是行为或作用过程。

在汉语中，"营"字有谋求之意，"养"字是养身的意思，所以，"营养"一词的现代含义可作为"谋求养身"解释。对于人类来说，营养是用食物谋求养身，对于一切生物来说，其定义可以理解为：向生物提供、由生物摄取和利用必需物质以维持其正常生长、发育、劳动、生育和一切功能活动的行为，这种行为叫做营养。因此，营养学也可以理解为研究以食物谋求养身规律的科学。或者简单地说，营养学是研究食物与健康关系的科学。

人类营养学可分为一般营养学与特殊营养学。一般营养学是研究人类带有共同性的营养问题，是营养学的基本理论基础；特殊营养学是研究人类营养学的个性问题，探讨特定人群（如不同年龄、不同性别）从事特定职业者和在特殊环境条件下生活的营养问题。如人的一生中的各个发育时期、不同职业与劳动强度、特殊劳动与生活条件下的营养问题，航空、航天、高温、高寒、高压、低压、噪声、振动、登山、运动、潜水等特殊条件下的营养问题，对于飞行人员来说，主要是了解航空营养卫生知识。

2. 营养素

营养素是指维持机体正常生长发育、新陈代谢所必需的物质，是保证人体健康的物质基础。

3. 营养缺乏病

由于营养素不足所引起的疾病统称为营养缺乏病。例如，由于膳食中缺乏维生素 A 所引起的干眼病，严重时可造成儿童失明。

第一节　食物中的营养素与合理膳食

一、人体需要的热能

人体每时每刻都在消耗能量，这些能量是由摄取的食物的化学能转变而来的。食物中能产生能量的物质有蛋白质、脂肪、碳水化合物，它们经过氧化产生能量供给机体以维持生命、生长发育、从事劳动和各种活动。能量摄入不足可引起饥饿、乏力等症状。长期能量摄入不足可消耗体内的蛋白质而出现消瘦；长期摄入能量过多会引起肥胖，容易引起高血压、冠心病等心血管系统疾病。

人体所需的热能来源于食物中的蛋白质、脂肪和碳水化合物三大营养素。人体能量的消耗主要有三个方面：维持基础代谢所需的能量，食物特殊动力作用所需的能量和人类各种体力活动所需的能量。

基础代谢能量是指机体处于清醒、神经肌肉完全放松与空腹状态下，维持生命所必需的最低热能需要量。

人类摄入任何食物后，都可使安静状态下的机体发生能量代谢增高，使机体向外界散失的热量比进食前有所增加，这种由于进食而引起的机体能量代谢的额外增高，称为食物特殊动力作用。蛋白质的食物特殊动力作用最强，为蛋白质本身所产生热量的30%左右；碳水化合物为5%～6%；脂肪为4%～5%。吃普通混合膳食，食物特殊动力作用所引起的额外能量消耗约为基础代谢的10%。

人体能量总需要量的主要部分是人类各种体力活动所消耗的能量。各种体力活动所消耗的能量与体力活动的性质、强度、熟练程度以及自身身体体重有关。一个人体力活动强度越大，越不熟练，体重越重，耗能也就越多。

一般成年男子每天所需的热能为2 600千卡，成年女子2 400千卡。飞行员飞行时缺氧、低压、噪声、振动及精神紧张等许多因素都在不同程度上影响飞行人员的热能代谢，使飞行人员的热能消耗增高。同时，飞行员要应付突发事件，因而还必须有充足的热能储备。飞行员每天所需的热能为3 100～3 600千卡，乘务员2 800～3 200千卡。

二、营养素

人们要维持正常的生命活动，应该补充七大类物质：氧、水、蛋白质、脂肪、碳水化合物、维生素和矿物质等。氧是空气的组成部分，取之不尽，用之不竭；水一般说来到处都有，来源也很丰富。加上人们对缺氧、缺水非常敏感，只要稍微不足，就会主动谋求解决。因此，除非遇到某些特殊情况，我们一般会吸足氧和喝足水的，所以在营养上这两类物质一般不会缺乏。其余五类物质，人们必须通过选吃食物的活动才能不断地向身体补充。但选择什么食物，每天应该各吃多少，单凭本能是不能完全解决问题的，这就需要掌握一定的营养学知识。这五类物质若能通过食物得到合理补充，就能使人体生理活动正常进行，也就是使身体得到合理的营养，所以把它们称作营养素。

（一）蛋白质——生命的基本物质

蛋白质是以氨基酸为基本材料所构成的一大类极其复杂的生命物质。它是构成人体组织的重要成分，成年人体内约含 16%～19%的蛋白质。它不仅是构成人体组织的精细结构的基本材料，而且具有很重要的生理功能。如催化新陈代谢的酶，调节代谢进程的激素和作为抗传染物的抗体都是由蛋白质或其衍生物所组成的。此外，体内物质运转、体液酸碱度的调节、体内水分的分布，以及遗传信息的传递等极其复杂的生理过程，都与蛋白质有关。蛋白质在体内被氧化，提供生命活动所需要的能量，所以说"蛋白质是生命的基本物质"。蛋白质分子中含有碳、氢、氧、氮四种元素，蛋白质是人体氮元素唯一的来源。蛋白质由二十多种氨基酸按不同的顺序和构型组成，这些氨基酸有的可在体内合成，或由其他氨基酸转变而来，称为非必需氨基酸。但有 8 种氨基酸不能在人体内合成，必须从食物中摄取，否则不能维持人体的氮平衡，称为必需氨基酸，即异亮氨酸、亮氨酸、赖氨酸、蛋氨酸、苯丙氨酸、苏氨酸、色氨酸和缬氨酸。

人们必须摄入一定量的食物蛋白质，以获得一定量的氮元素来合成人体蛋白质。否则，将会影响儿童、青少年正常生长发育，影响成人组织细胞修复更新，从而影响身体健康，严重的会导致死亡。食物蛋白质中所含氨基酸的量和相互比值不同，人体利用它们来合成机体蛋白质的效率也不相同，因而造成食物蛋白质营养价值有差异。一般将营养价值较高的蛋白质称为完全蛋白质，营养价值较低的称为不完全蛋白质。蛋类、乳类、鱼类、肉类蛋白质的营养价值较高，粮食等植物性的蛋白质营养价值较低，豆类蛋白质介于两者之间。所以，合理选用和调配食物蛋白质，使各种食物蛋白质中的不足的必需氨基酸能互相补充，可以提高混合膳食中蛋白质的营养价值。一般情况下，吃混合膳食蛋白质的成年人，每公斤体重 1 克蛋白质就够了。

（二）脂肪——身体的储备物质

属于脂肪类的化合物很多，如中性脂肪（即甘油三酯）、磷脂、糖脂、固醇类（如胆固醇、类固醇激素）等，它们都存在于人体组织中。甘油三酯是以储存脂肪的形式存在于各种脂肪组织中作为能量的储备；磷脂、糖脂、固醇是建造细胞的材料，或是可以在身体内流动的具有特定生理功能的化合物，如保护脏器，维持体温。

在营养学上所指的脂肪是膳食脂肪，即必须从膳食中摄取的那一部分脂肪，它主要是中性脂肪。

（1）中性脂肪是食物中实际存在着的脂肪的主要形式；

（2）中性脂肪中有人体必需但又不能自行合成的必需脂肪酸，如亚油酸；

（3）摄入中性脂肪可延长食物在胃内停留的时间，从而表现出饱腹感；

（4）要使菜肴味美可口，提高人们的食欲，烹调食物时，必须加入适量脂肪；

（5）要使脂溶性维生素（如维生素 A、维生素 D、维生素 E）被吸收，膳食中必须要有脂肪。

其他脂肪类就生理功能而论，虽然也是人体所必需的，但人们能以中性脂肪和其他成分为原料在体内自行合成，不一定要由食物供应。

膳食脂肪不足时对人体健康固然不好，但摄入过多对人体也有不良的副作用。如引起肥胖症、冠心病、癌症等。一个成年人每天摄入脂肪 50～80 克较为合适，过多过少都不好。

脂肪也有质的问题。一般说来，植物油和鱼油含不饱和脂肪酸较多，动物脂肪含饱和脂肪酸较多。不饱和脂肪酸有利于预防心脑血管病，所以建议多吃含不饱和脂肪酸较多的植物油或鱼油，少吃含饱和脂肪酸较多的动物脂肪。

（三）碳水化合物——生命的主要能源

碳水化合物又称糖类。它可分为两大类：一类是可消化的糖类，如葡萄糖、果糖、蔗糖、麦芽糖、淀粉等；另一类是不能消化的糖类，如纤维素、半纤维素、果胶物质、木质素等，合称膳食纤维。

可消化糖类的生理功能主要是给人体提供能量，其次也是构成组织的重要成分。如：皮肤粘膜中的糖蛋白，神经组织中的糖脂以及细胞中的核酸，都有糖类作为其不可缺少的成分。不能消化的糖类的生理功能：首先是维持消化道的内容物有一定的体积，并刺激肠道蠕动，这对营养素的消化、吸收和顺利排便极为有益；其次是预防心血管疾病及某些癌症。对一般成年人而言，可消化糖类的适宜摄入量，以350～400克为宜。不能消化的糖类，只要每日能摄入400～500克蔬菜、水果，即可满足需要。

（四）矿物质（也称无机盐）——人体不可缺少的元素

人体是由多种元素组成的。其中碳、氢、氧、氮，主要是以有机物（如蛋白质、脂肪、糖类、维生素……）的形式存在，其余的元素通称无机盐。在无机盐中，钠、钾、钙、镁、氯、磷、硫含量较多，称为大量元素；而铁、铜、碘、锌、氟……含量极少，故称微量元素。

它们的生理功能是多种多样的。有的是构成身体的重要材料，如钙、磷、镁是骨骼和牙齿的重要成分；磷、硫是构成组织蛋白质的成分。有的是细胞内、外液的重要成分，如钠、钾、钙、镁、氯、磷、硫。细胞内、外液的正常渗透压，体内的酸碱平衡以及肌肉、神经的兴奋性都要靠它们去维持。有的与特定蛋白质结合，组成某些具有特定生理功能的物质，如血红蛋白中的铁、甲状腺素中的碘，以及很多金属酶中的微量元素。无机盐就以这些或其他形式在体内催化、调节和保护着正常生理活动的进行。

无机盐在动物组织中普遍存在，只要注意合理摄食，一般是不会缺乏的。

（五）维生素——维持人体健康的要素

维生素是一类特殊的营养素。各种维生素除都是有机物外，没有其他共通的理化性质。把它们归为一类是由于在生理作用上有其共同之处，如它们都不是建造细胞的基本材料，也不能在体内氧化而提供能量。它们大多数都是在体内参加各种酶系统的工作而促进生理活动，或以其他形式调节生理活动。人体对它们的需要量不多，但人体自身不能合成（维生素 D 例外），所以必须从膳食中摄取。

维生素分脂溶性和水溶性两大类。前者如维生素 A、维生素 D、维生素 E；后者如维生素 B_1、维生素 B_2、维生素 C 等。

维生素 A 与视觉功能及皮肤、粘膜的正常发育有关。缺乏维生素 A 可引起夜盲症、干眼病、皮肤毛囊过度角化等疾病，还会使身体抵抗力下降。含维生素 A 多的食物有动物肝脏、蛋、奶、鱼肝油等。蔬菜中的某些类胡萝卜素在体内可转变成维生素 A，所以多吃深色蔬菜，也能补充维生素 A。

维生素 D 可促进钙的吸收，与婴幼儿骨骼、牙齿的生长发育关系密切。婴幼儿缺乏维生素 D 对可能引起佝偻病，对成人也可引起骨软化症和骨质疏松症。富含维生素 D 的食物有鱼肝油、动物肝脏、蛋等。此外，日光直射可催化体内合成维生素 D，这是人们获得维生素 D 的重要途径。所以，若能频繁接触直射日光，不吃含维生素 D 的食物也行。

维生素 E 有抗氧化作用。它在体内可以保护细胞膜，消除自由基。它可能有利于抗衰老。但它广泛地存在于多种食物中，特别是植物油中，所以一般不易缺乏。

维生素 B_1 及维生素 B_2 的生理功能都是参与体内的生理氧化还原代谢。缺乏维生素 B_1 可引起脚气病；缺乏维生素 B_2 可引起口角炎、唇炎、舌炎、阴囊皮炎等。含维生素 B_1 较丰富的食物有粗粮、豆类、猪肉等。含维生素 B_2 较丰富的食物有动物肝脏、奶类、豆类等。

维生素 C 与结缔组织的正常发育有关，人缺乏它可出现坏血病。此外，它还有抗传染病、抗心血管病甚至抗肿瘤的作用。所以摄入充足的维生素 C 对人体健康有很大好处。蔬菜、水果富含维生素 C，只要每天能食用 400～500 克蔬菜、水果，并注意合理烹调，是不会缺乏维生素 C 的。

三、合理膳食

各类食物的营养素组成不同，通过不同食物的搭配，机体可以得到各种所需要的营养素。合理膳食是由各种食物适当配合而组成的。由于其中各种营养素配合适当，互相保持平衡，既不过低，也不过高，完全适合人们的生理情况和劳动情况，所以又称平衡膳食。如图 5.1 所示。

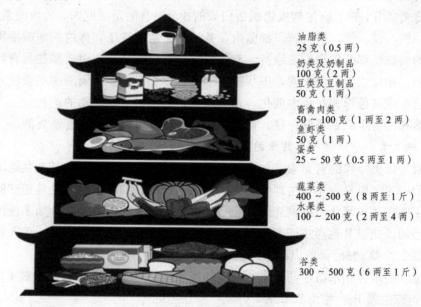

油脂类
25 克（0.5 两）
奶类及奶制品
100 克（2 两）
豆类及豆制品
50 克（1 两）
畜禽肉类
50～100 克（1 两至 2 两）
鱼虾类
50 克（1 两）
蛋类
25～50 克（0.5 两至 1 两）
蔬菜类
400～500 克（8 两至 1 斤）
水果类
100～200 克（2 两至 4 两）
谷类
300～500 克（6 两至 1 斤）

图 5.1　平衡膳食宝塔

（一）各种营养素在体内的相互关系

（1）产热营养素之间的关系。增加糖和脂肪的摄入量对人体蛋白质有节约作用。糖是人体最主要的热能来源，所提供的能量快而及时，氧化的产物为二氧化碳和水，对人体无害。由于糖类提供了人体需要的大部分能量，不至于造成组织蛋白质过多分解，造成负氮平衡，因而节约了蛋白质。脂肪是富含能量的营养素，可节约产能这部分蛋白质，使摄入的蛋白质主要满足机体的其他生理需要。

维生素与产热营养素之间的关系：维生素 B_1、维生素 B_2、维生素 C 与能量代谢密切相关，人体对它们的需要量都是随着对热能的需要量增加而增多的。

（2）氨基酸之间的关系。不同食物中各种氨基酸的含量及比例不同。如果摄入的食物中缺乏某种必需氨基酸，体内蛋白质的合成会受到影响。选择食物时除注意食物蛋白质中必需氨基酸的含量并适量摄入，也应注意适当补充一些非必需氨基酸。

（3）维生素之间的关系。各种维生素之间在剂量上一定要保持平衡。过量摄入一种维生素会引起或者加剧其他维生素的缺乏。

（二）合理膳食的基本要求

要求膳食中的热量和各种营养素的数量能满足平衡膳食的需要，注意膳食的色、香、味、形和多样化。要使每餐饭菜都具有一定的体积和饱腹感，可根据季节变化调配膳食。夏季饭菜宜清淡爽口，并可适当选用具有酸味和辛辣味的食物，以增进食欲；冬季饭菜以"浓厚"为宜，可适当增加脂肪的摄入量。脂肪不易导热，可防止热量过分损失，增加机体的御寒力。养成良好的饮食习惯，三餐定时定量，细嚼慢咽，不暴饮暴食、偏食、酗酒。

（三）中国居民膳食指南

1. 食物多样，以谷类为主

人类的食物是多种多样的，各种食物所含的营养成分不完全相同。除母乳外，任何一种天然食物都不能提供人体所需的全部营养素。平衡膳食必须由多种食物组成，才能满足人体各种营养需要，达到合理营养、促进健康的目的，因而提倡人们广泛食用多种食物。

多种食物应包括五大类：

第一类为谷类及薯类。谷类包括米、面、杂粮，薯类包括马铃薯、甘薯、木薯等，主要提供碳水化合物、蛋白质、膳食纤维和 B 族维生素。因碳水化合物和蛋白质都是产能营养素，所以这类食物也是提供能量的主要食物。加上人们对之食用量较大，所以称之为主食。这类食物基本不供给脂肪、脂溶性维生素、维生素 C。

这类食物的营养价值有三大特点：

① 它们的 B 族维生素和一些无机盐主要分布在皮层和胚部，因而容易受到加工碾磨的影响，所以不宜吃得过精，适宜粗粮、细粮混吃。

② 它们的皮部及外层含有较多的植酸，因而所含钙、铁、锌的生物利用率不高，除非经过发酵，否则利用率很低。

③ 它们的蛋白质质量不太好，多数缺乏赖氨酸，还有的同时缺乏赖氨酸和色氨酸。

第二类为动物性食物。包括肉、禽、鱼、蛋、奶等。

这类食物以供给优质蛋白质和脂肪为主，是提供能量的主要食物，也提供一部分无机盐和维生素。这类食物基本不供给碳水化合物、维生素 C 及膳食纤维。

第三类为豆类及其制品。包括大豆及其他干豆类，主要提供蛋白质、脂肪、膳食纤维、矿物质和 B 族维生素。

第四类为蔬菜水果类：主要提供膳食纤维、矿物质、维生素 C 和胡萝卜素等。

第五类为纯热能食物。包括动、植物油、淀粉、食用糖和酒类，主要提供能量、植物油还可提供维生素 E 和必需脂肪酸。

谷类食物应该是膳食的主食。随着生活水平的提高，人们对动物性食物摄入量增多。全国营养调查表明：许多家庭中动物性食物的消费量已超过了谷类的消费量，提供的能量过多，膳食纤维过低，对一些慢性病的预防不利。

因此，食物要注意粗细搭配，经常吃一些粗粮、杂粮。

2. 多吃蔬菜、水果和薯类

蔬菜与水果含有丰富的维生素、矿物质和膳食纤维。蔬菜的种类繁多，包括植物的叶、茎、花苔、茄果、鲜豆、食用蕈藻类等。不同品种所含营养素成分不同，甚至悬殊很大。红、黄、绿等深色蔬菜中维生素含量超过浅色蔬菜和一般水果，它们是胡萝卜素、维生素 B_2、维生素 C、叶酸、矿物质、膳食纤维和天然抗氧化物的主要或重要来源。

有些水果维生素及一些微量元素的含量不如新鲜蔬菜，但水果含有的葡萄糖、果糖、柠檬酸、苹果酸、果胶等物质又比蔬菜丰富。红黄色水果如鲜枣、柑橘、柿子和杏等是维生素 C 和胡萝卜素的极好来源。我国近年来开发的野果如猕猴桃、刺梨、沙棘、黑加仑等也是维生素 C、胡萝卜素的丰富来源。

薯类食品含有丰富的淀粉、膳食纤维以及多种维生素和矿物质，应当多吃些。

含丰富蔬菜、水果和薯类的膳食，对保护心血管健康，增强抵抗力，减少干眼病、夜盲症及预防某些癌症等方面起着十分重要的作用。

3. 常吃奶类、豆类食品或其制品

奶类食品除含优质的蛋白质和维生素外，含钙量较高，且利用率也很高，是天然钙的极好来源。我国膳食提供的钙普遍偏低，大多数人都存在着不同程度的缺钙。婴幼儿补钙可预防佝偻病，成年人补钙可预防骨质疏松和骨质软化。豆类食品含丰富的优质蛋白质、不饱和脂肪酸、钙、磷及维生素 B_1、维生素 B_2、烟酸等。

4. 经常吃适量鱼、禽、蛋、瘦肉，少吃肥肉和荤油

鱼、禽、蛋、瘦肉等动物性食物是优质蛋白质、脂溶性维生素和矿物质的良好来源。动物性蛋白质的氨基酸组成更适合人体需要，而且赖氨酸含量较高，有利于补充植物性蛋白质中赖氨酸的不足。肉类中铁的利用较好，鱼类特别是海产鱼所含不饱和脂肪酸有降低血脂和防止血栓形成的作用。动物肝脏含极为丰富的维生素 A，还富含维生素 B_{12}、叶酸等。但有些动物脏器如脑、肾等所含胆固醇较高，摄入后对预防心血管系统疾病不利。

肥肉和荤油为高能量和高脂肪食物，摄入过多往往会引起肥胖，而且是某些慢性病的危险因素，应当少吃。鸡、鱼、兔、牛肉等动物性食物含蛋白质较高、脂肪较低，产生的能量低于猪肉，应适当吃些这些食物，少吃猪肉。

5. 食量与体力活动要平衡，保持适宜体重

进食量和体力活动是控制体重的两个主要因素。食物给人体提供能量，体力活动消耗能量。如果进食量过大而活动不足，多余的能量就会在体内以脂肪的形式积存，即增加体重，久之发胖。相反，若食量不足，劳动或运动量过大，可由于能量不足引起消瘦，造成体能下降。所以，要保持食量与能量消耗之间的平衡。平常应加强锻炼，做适宜的

运动，如快走、慢跑、游泳、打球。消瘦的人应增加食量和油脂的摄入，以维持正常的生长发育和适宜的体重。体重过重或过轻都是不健康的表现，可造成抵抗力下降，易患某些疾病。经常运动会增加心血管和呼吸系统的功能，保持良好的生理状态，提高工作效率，调节食欲，强壮骨肌，增强体质。

三餐分配要合理，一般早、中、晚餐的能量分别以占一天总能量的 30%、40%～45%、25%～30%为宜。

6. 吃清淡少盐的膳食

吃清淡少盐的膳食有利于健康，即不要吃太油腻、太咸的食物，不要吃过多的动物性食物和油炸、烟熏食物。现在人们油脂的摄入量越来越高，不利于健康。平常我们食盐的摄入量过高，平均值是世界卫生组织建议的两倍以上。食盐中的钠摄入过多，容易引起高血压。世界卫生组织建议每人每天食盐摄入量不超过 6 克，所以应养成吃少盐膳食的习惯。

7. 饮酒应限量

高度酒含能量高，不含其他营养素。无节制地饮酒会使食欲下降，食物摄入减少，可造成多种营养素缺乏，严重时还会造成酒精性肝硬化。过量饮酒会增加患高血压、中风等危险，且容易出事故。应严禁酗酒。若饮酒可少量饮用低度酒，学生不能饮酒。

8. 吃清洁、卫生、不变质的食物

吃没有变色、变味并符合卫生标准的食物，严把病从口入关。进餐要注意卫生条件，包括进餐环境、餐具和供餐者的健康卫生状况。

（四）每日饮食建议

均衡的营养有益于人们的健康，每日的食谱应包括：一杯牛奶一个蛋；两个水果八两菜；肉鱼豆类共五两；六杯开水九两饭。

第二节　飞行人员的营养特点及对营养的基本要求

一、飞行活动对消化功能的影响

缺氧、低气压、噪声、振动和精神紧张等飞行负荷，可使人消化机能降低。飞行中的加速度、噪声、振动，能引起人胃肠功能紊乱。飞行负荷因素对人消化功能的影响，与它的作用时间、强度和个体的神经类型有关。这里主要读工缺氧和加速度对人体消化功能的影响。

（一）缺氧对消化腺分泌功能的影响

缺氧对消化腺分泌有抑制作用：在 1 800～2 200 米低空飞行，人的胃液分泌开始减少。缺氧主要影响消化腺的神经反射性调节机制。那些主要由神经支配的腺体，如唾液腺、胃腺，对缺氧的耐受力较差；而那些主要依靠体液调节的消化腺如肠腺，其分泌受缺氧的影响较小。缺氧对消化腺分泌机能的影响程度，与飞行高度、停留时间、机体的机能状态等有关。所以，一般要求飞行人员在餐后休息一段时间再飞行，以便让消化腺反射性的分泌得以完成，使摄入的食物得以消化吸收。飞行人员飞行前的食物，应含有适量富于刺激胃液分泌的物质，如肉汤、菜汤等，以利于飞行人员在飞行中对食物进行消化。

（二）缺氧对胃肠道蠕动的影响

缺氧可引起胃排空时间延长，周期性饥饿收缩减退。如果人不使用供氧设备而在3 600～4 200米高空中飞行，胃的排空时间可延长2～2.5倍。高空对胃排空机能的影响，与缺氧程度、个人耐力、饮食质量有关。摄入体内的糖、脂肪、蛋白质大部分是在小肠进行消化吸收的，吸收过程需要借助于氧化还原等过程才能完成，而这些必须有氧的参加。所以，缺氧会影响到食物的消化吸收。轻、中度缺氧，各种营养物质的吸收一般都能维持正常，重度缺氧（8 000米以上高空）营养物质的消化吸收才会受影响。

（三）缺氧对食欲的影响

缺氧会降低人的食欲。轻度缺氧便会引起味觉异常，会感到口中无味，吃饭不香，喜欢吃酸、甜等食物，一般食量减退不大。严重缺氧时，食欲明显减退，食之无味、厌油、口苦。在缺氧环境中，人们对酸甜饮料、水果比较乐于接受，对巧克力难于接受。在实际飞行中，因使用氧气，人的唾液分泌不受影响，但由于氧气比较干燥，长期吸用会引起口腔干燥而口渴。所以携带随机口粮时应适当带一些酸甜饮料和水果。

（四）加速度对消化功能的影响

在实际飞行时，由于加速度的作用，可使人的唾液腺分泌发生抑制。加速度愈大，抑制作用愈强。在加速度作用下，胃停止周期性收缩，食物排空时间延长。飞行中加速度对腹部器官也有很大影响。由于加速度时人体血液流向下身，使肝、脾、肾等内脏充血，这些由于充血而增大、增重的器官向下垂，牵张其悬韧带。重复的加速度作用可引起悬韧带撕裂、扭转和延长，使内脏移位或下垂，影响消化功能。

二、飞行活动对营养代谢的影响

飞行中有许多因素可以影响机体的营养代谢，缺氧对机体营养代谢的影响尤为突出。

（一）飞行活动对热能代谢的影响

在中等程度缺氧条件下进行体力活动，氧的消耗量不是降低，而是比在平原上多，可增加10%～40%。这是由于呼吸、循环代偿反应的额外消耗造成的。此时机体在整体上仍然处于氧气不足状态，血液中可测出乳酸和丙酮酸等物质氧化不全的产物。当机体对中度缺氧适应后，其活动时的耗氧量比在平原时有所降低，这可能是组织细胞对缺氧有所适应。

急性严重缺氧时，能量代谢发生障碍，耗氧量减少，体温下降，严重的可导致机体死亡。

寒冷可使机体耗氧量剧增。缺氧和寒冷联合作用，使机体对高空耐力明显下降。因此，在寒冷季节，做好机场和座舱内的防寒保温措施，对提高飞行耐力很重要。

加速度可引起骨骼肌反射性紧张和心血管代偿反应，使能量代谢增加。飞行中的振动也能使能量代谢增高。

飞行人员每天能量消耗的个体差异很大。能量消耗包括三个主要方面：基础代谢、劳动消耗和食物特别动力作用。其中劳动消耗差异最大。飞行员的劳动特点是飞行，而飞行动作的能量消耗一般属中等劳动强度。飞行员为保持强健的身体，必须积极进行体育锻炼，体育锻炼能量消耗最大。我国飞行人员每天必须参加一小时体育锻炼。因此，飞行人员能量消耗取决于飞行作业和体育锻炼的强度和时间。飞行员在不飞行日如不开展体育锻炼，膳食中能量可能过剩。因此，飞行人员必须加强体育锻炼，提高能量消耗水平，使供需之间保持在高水平上的平衡，有利于增强生理机能和体质，提高对飞行应激的适应能力。

（二）飞行活动对蛋白质代谢的影响

急性缺氧时，由于食欲减退和胃肠功能障碍以及应激反应情况下体内蛋白分解增加，会出现负氮平衡。慢性缺氧适应过程中，由于红细胞和血红蛋白增加，蛋白质合成代谢增强，此时可出现正氮平衡。机体对缺氧适应后，氮平衡不再发生改变。缺氧会使某些氨基酸的代谢过程发生明显障碍，使其中间产物在体内积聚，影响飞行耐力。

（三）飞行活动对脂肪代谢的影响

缺氧时，体内脂肪代谢不全，产生酮体等中间产物。如果调整膳食组成（供给高糖膳食或大量葡萄糖），对酮体的产生有明显的拮抗作用。有人认为，缺氧和长时间紧张飞行，可引起飞行人员血中胆固醇增加；但也有人认为，飞行人员血胆固醇升高主要与膳食中动物性脂肪过多有关。在降低飞行员膳食中动物性脂肪的含量以及增加维生素后，其胆固醇的代谢有所改善。

（四）飞行活动对糖代谢的影响

糖是人体主要的供能物质。它在体内的氧化分解分为两个阶段：无氧氧化（酵解）和有氧氧化，两者互有联系。酵解过程释放的能量较少，但在缺氧条件下它却是能量的重要来源。在有氧条件下，糖完全氧化成二氧化碳和水，并释放大量能量。中度缺氧时，体内糖代谢不发生严重障碍，和糖代谢有关的酶系统活性往往增强。缺氧时体内糖的消耗量增加，脑、肝和心肌中糖原降低。由于缺氧时糖的酵解作用加强，血中乳酸和丙酮酸含量会升高。缺氧时机体主要靠糖酵解提供能量，适应缺氧环境，但由于酸性产物在体内聚集，因此，这种适应能力是有限的。中度缺氧时，体内糖原的异生作用增强，蛋白质加速转化为糖，以维持能量供应。缺氧时血糖的变化比较复杂，和缺氧前的膳食情况和缺氧暴露时间有关。在急性缺氧初期，由于内分泌系统的反应，糖原分解加速，血糖一般会升高。长时间缺氧，由于体内糖原过度消耗而未能及时补充，血糖含量下降。飞行中的低血糖对飞行员是有害的。在加速度的作用下，血糖含量升高，肝、肌肉和心肌中糖原含量降低。

（五）飞行活动对维生素代谢的影响

飞行环境中的低气压、缺氧、噪声、振动以及精神紧张等因素，可以使维生素的代谢增加。

（六）飞行活动对无机盐代谢的影响

高空环境中对无机盐的代谢影响不大。但长时间飞行时，血和尿中的一些矿物质成分仍会发生一些改变。飞行时，血尿钾离子浓度增高，而钠离子浓度降低。磷是构成脑和神经组织的重要成分，飞行时消耗量增加。钙为维持一切细胞生理功能的重要物质，严重缺氧时，血钙显著增加。

三、飞行人员对营养的基本要求

飞行人员对营养的基本要求是根据飞行人员的热能消耗和糖、脂肪、蛋白质、维生素、无机盐等的代谢特点而提出来的。

（一）热能供给

飞行活动中许多因素都在不同程度上影响到飞行人员的热能代谢，其综合作用的结果，是飞行人员的热能消耗增多。因此，为保证飞行人员有充足的热能储备，以适应工作的需要，必须有足够的热能供给。但由于飞行活动本身的劳动强度并不大，热能也不能过高。飞行人员热能供给量标准为每天 3 100～3 600 千卡，而同等劳动强度的一般成年男子热能供给量标准为 2 600 千卡了。

（二）飞行人员膳食结构中糖、脂肪、蛋白质的比例

在人体内蛋白质、脂肪、糖可以相互转变，但又不能完全互相取代。因此，膳食中糖、脂肪、蛋白质必须配合适当，才能发挥最大的营养效能。在一般的劳动强度下，不论热能消耗有何变化，其热源质配分应保持一定的比例：糖占总热能的 56%,脂肪占 30%，蛋白质 14%。这是最有利于机体对各种营养素的消化、吸收和利用的配分。飞行人员在不飞行日，一般都采用这种营养配分比例。

在飞行时，机体受到一系列不良因素的影响，消化机能和物质代谢发生紊乱，因此，必须相应地调整膳食质量以及热源质配分比例，才能减轻或消除这些不良影响，从而提高飞行耐力。从消化机能的角度来看，飞行时人体消化腺和胃肠运动功能受到抑制，高脂肪和高蛋白的食物比糖类食物难消化。从代谢角度分析，飞行时，在各种不良因素影响下，人体脂肪的正常代谢受到破坏，氧化不全的代谢产物酮体的浓度显著升高，脂类代谢发生紊乱，加之胆汁分泌减少，脂肪的消化也受影响，所以高脂肪膳食对飞行人员来说是很不利的。蛋白质方面，则由于某些氨基酸的代谢发生障碍，出现组织胺、胍以及尿黑酸等影响飞行耐力，加之蛋白质的食物特别动力作用较高，显然在飞行中人体蛋白质的含量也不宜过高。而飞行时人体糖的代谢则不受严重扰乱，糖的消耗明显增加。因此，一般主张飞行人员飞行前及飞行中的膳食在热源质配分方面采用高糖、低脂肪、适量蛋白质的原则：即糖应占总热能的 60%～65%，脂肪占 20%～25%，蛋白质占 12%～14%。具体作法为：提高糖而降低脂肪的每日供给量，即糖应为 400～500 克；脂肪为 90～100 克，其中动物性脂肪不宜超过 40%；蛋白质为 100～120 克，其中动物蛋白质应占一半以上。近年来有些学者提倡飞行人员飞行前吃高蛋白膳食，理由是飞行前摄入糖过多易引起反应性低血糖。但在实际飞行中，有症状的低血糖发生率极低。

（三）飞行人员膳食结构中的维生素问题

多种维生素是细胞呼吸酶的辅酶或辅基，对物质和能量代谢起重要作用。飞行负荷可引起体内维生素代谢的改变，酶的活性也发生变化。因此，补充一定量的维生素，能提高缺氧条件下细胞呼吸酶活力，加强组织呼吸功能和对氧的利用率，改善机体生理功能和提高飞行耐力。

维生素 A 是视紫质的原料，对维持夜间视觉具有重要作用。轻度缺氧就能使夜视力下降。因此，飞行人员夜航必须摄入足量的维生素 A。胡萝卜、辣椒、菠菜等红绿色蔬菜含大量胡萝卜素，在人体内能转化成维生素 A。

维生素 B$_6$ 和前庭器官的敏感性有密切关系。飞行负荷可引起蛋白质代谢增强，蛋白质分解产物中某些胺类能使前庭功能发生紊乱，引起眩晕、呕吐和定向力障碍。维生素 B$_6$ 有调节这些胺类代谢的作用。因此，在特殊飞行条件下飞行人员应增加摄入含维生素 B$_6$ 的食物（蛋、肉、鱼、奶、全谷、豆类含维生素 B$_6$ 丰富）。维生素 E 也具有提高缺氧耐力的作用。一般新鲜蔬菜水果富含各种维生素，飞行人员应多食用。

（四）飞行人员膳食的配制原则

飞行人员不飞行时，膳食应多样化，各种营养素配合适当，保持膳食平衡。飞行期间，为了减轻飞行负荷对机体消化吸收食物的影响，配制膳食应遵循以下原则：

（1）飞行前及飞行中膳食应采用高糖、低脂肪、适量蛋白质、丰富维生素的原则，并注意合理加工和烹饪，使烹制的食物易于消化吸收。不吃油煎、油炸的油腻食物。进餐速度不宜过快，应细嚼慢咽。

（2）飞行前的食物应少而精，避免体积过大。飞行前禁食不易消化及含纤维素多的食物。在飞行前一餐，甚至前一日的晚餐，禁食红薯、玉米等粗杂粮，黄豆、豌豆等干豆类，核桃、花生等干硬果，韭菜、豆芽、芹菜、卷心菜等。这些食物在肠内易被分解发酵，产生气体，导致饮食性高空胀气。飞行前禁喝啤酒、汽水等产气饮料。

（3）选择一些能刺激胃液分泌的食物，如肉汤，菜汤，带酸味的食品等。

（五）飞行人员的膳食制度

（1）不飞行日实行三餐制，飞行日实行四餐制。夜航超过 11 点时，应吃点夜餐。夜餐食物应易于消化，以半流质为宜，如稀饭，面条等。食物蛋白质含量不宜过多，蛋白质会提高神经系统的兴奋性，而且不易消化，增加肝、肾负担，影响睡眠。

（2）进餐时间:早餐应在飞行前 1～1.5 小时进餐，午餐由于较为丰富，应在飞行前 2 小时进餐，飞行时间在 4～5 小时以上应加餐，加餐的原则也是少而精。

（3）禁止空腹和饭后立即飞行。因为大脑中的能量储备很少，其能量的消耗完全靠血糖补充，对低血糖的反应特别敏感。空腹飞行可能引起低血糖，严重降低飞行耐力，甚至危及飞行安全。饭后立即飞行，由于消化器官的需要，造成血液重新分配，腹部器官充血，头部血液相对减少，可导致疲劳、嗜睡和智力下降，从而影响飞行效率和飞行耐力。

（4）由于酒精有麻醉作用，可降低高级神经活动功能，要求飞行日 8 小时内禁止饮酒。

第三节　治疗性膳食

一、高蛋白饮食

适应症：适用于营养不良、消耗性疾病、贫血、结核病、烧伤、肝炎恢复期、手术前后以及孕妇、乳母等生理蛋白需要量增加者。

膳食要求：

（1）每日膳食蛋白质的供应量比一般人标准增加 20～30 克，可按每公斤体重 1.5～2 克摄入；

（2）必须保证充足的热量供应；

（3）膳食中应有 50% 以上的蛋白质为优质蛋白质；

（4）如患者的食欲较好，可在正餐中增加蛋、鱼、肉等副食品，以提高蛋白质的摄入量；如患者的食欲较差，可在两餐之间增加牛奶、豆奶、蛋类或高蛋白食品冲剂等。

二、低蛋白饮食

适应症：适用于肝、肾病患者。如急性肾炎、肾功能衰竭、肝昏迷等患者。

膳食要求：

（1）每日膳食蛋白质总量控制在 40 克以下；

（2）肾功能衰竭患者的蛋白质供应量应根据其内生肌酐清除率、血肌酐、尿肌酐以及尿素氮等水平进行调整；

（3）少食用动物性食物和豆类食品，其每日热量来源应以碳水化合物为主；

（4）多食用新鲜水果、蔬菜；

（5）不用刺激性调味品和添加剂。

三、低盐饮食

适应症：适用于心血管疾病和肝、肾疾病。如：高血压、心力衰竭、急性肾炎、慢性肾炎、肾功能衰竭、肝硬化腹水、妊娠中毒症以及各种原因所致的水钠潴留。

膳食要求：

（1）禁用一切盐腌制品。根据病情，可使用少量食盐或钾盐酱油以增进食欲；

（2）可用糖、醋等调味品改善口味。

四、低脂饮食

适应症：心血管疾病，肝、胆、胰疾病等。如冠心病、高脂血症、胆囊炎、肝脏疾病、胰腺疾病以及腹泻等。

膳食要求：

（1）每日膳食脂肪总量控制在 50 克以内，胆胰疾病患者控制在 40 克以内；

（2）不用动物性油脂多的食品做膳食原料，不食用含油脂多的糕点、奶油和油炸食品；

（3）食用瘦猪肉、羊肉，每日用量控制在 200 克以内；

（4）烹饪方法可选用蒸、炖、煮、卤等，尽量少用油脂煎炒。

五、低胆固醇饮食

适应症：心血管疾病，胆、肾疾病。如：冠心病、高胆固醇血症、胆囊炎、胆石症和肾病综合征等。

膳食要求：

（1）每日膳食中胆固醇的含量控制在 300 毫克以内；

（2）少用动物内脏、脑、鱿鱼、墨鱼和蛋黄等胆固醇含量高的食品作膳食原料；

（3）不用动物类脂肪来烹饪食物，可选用豆油、菜油等不饱和脂肪酸含量高的油脂来烹饪食物；

（4）少食瘦肉，可饮用牛奶，以脱脂奶和酸奶为最好；

（5）多选用大豆、香菇和木耳等降脂食品。

六、高纤维素饮食

适应症：适用于需减重、降血脂和血糖的患者。如便秘、痔疮、肥胖、冠心病、高脂血症和糖尿病等。

膳食要求：

（1）膳食原料宜多采用含纤维素丰富的食物，如粗粮、芹菜、豆芽以及绿叶蔬菜等；

（2）由于长期过量摄入纤维素，容易引起某些矿物质的缺乏，因此应适量补充。

复习思考题

1. 营养物质包括哪几大类？
2. 什么是合理膳食？
3. 飞行活动对消化功能与营养代谢有什么影响？
4. 飞行人员在不飞行时以及飞行中膳食配制的原则是什么？
5. 飞行人员合理的膳食制度包括哪几个方面？
6. 常用治疗性膳食的适应症有哪些？

第六章　航空卫生法规

第一节　中国民用航空人员医学标准和
体检合格证管理规则

《中国民用航空人员医学标准和体检合格证管理规则》（CCAR—67FS）于 2001 年 8 月 31 日发布并实施，是在中华人民共和国境内从事民用航空活动的人员都必须遵守的医学法规。其内容如下：

一、体检合格证的管理规则

任何人未取得、或者未随身携带有效的体检合格证，不得行使各类执照所赋予的权利。任何人不得擅自涂改、伪造体检合格证。

（一）体检合格证的种类

体检合格证的种类包括：Ⅰ级体检合格证；Ⅱ级体检合格证；Ⅲ级体检合格证（包括Ⅲa、Ⅲb 级体检合格证）；Ⅳ级体检合格证（包括Ⅳa、Ⅳb 级体检合格证）。

临时体检合格证：经体检鉴定机构体检鉴定，且鉴定结论为合格的、更新体检合格证的申请人，在等待局方（中国民用航空总局）对其颁发体检合格证时，可由体检鉴定机构颁发相应级别的临时体检合格证。临时体检合格证自签发之日起生效，有效期为 60 天。

临时体检合格证在收到局方颁发的体检合格证、临时体检合格证有效期满和收到局方拒发体检合格证通知三种情况下失效。

（二）体检合格证的适用范围

Ⅰ级体检合格证适用于：航线运输机驾驶员；飞机和旋翼机商用驾驶员；领航员和领航学员；飞机机械员和飞机机械学员；以培养航线运输驾驶员或飞机和旋翼机商用驾驶员为目的的学生驾驶员。

Ⅱ级体检合格证适用于：飞行通信员和飞行通信学员；初级飞机、滑翔机和轻于空气的航空器商用驾驶员；私用驾驶员。以培养航线运输驾驶员或飞机和旋翼机商用驾驶员为目的的其他学生驾驶员除外。

Ⅲa 级体检合格证适用于：机场塔台管制员、进近管制员、区域管制员、进近（监视）雷达管制员、进近（精密）雷达管制员和区域（监视）雷达管制员。

Ⅲb 级体检合格证适用于：空中交通服务报告室管制员、地区管理局调度室管制员、总局调度室管制员和飞行签派员。

Ⅳa 级体检合格证适用于：乘务员。

Ⅳb 级体检合格证适用于：航空安全员。

（三）体检合格证的申请与颁发程序

申请人在申请办理执照前，应当向体检机构提出体检鉴定申请，填写体检表，出示身份证明，提供真实、完整的体检文书及医学资料，如实反映健康状况，不得隐瞒病史、病情。

体检机构根据申请人所申请体检合格证的种类，依据本规则相应的医学标准对申请人进行体格检查，并做出符合申请人身体状况的体检鉴定结论。体检鉴定结论分为合格、暂时不合格和不合格三种。对体检结论为合格者，体检机构应在 7 个工作日内将体检表报局方审定，同时可以根据本规则的规定，签发临时体检合格证。对体检结论为暂时不合格者，体检机构应及时将体检结论通知申请人及其所在单位，同时签署《体检鉴定结论通知书》，并应在 7 个工作日内将通知书、体检文书及医学资料送交申请人所在单位，没有所在单位的直接送交申请人。对体检结论为不合格者，体检机构应及时将结论通知申请人及其所在单位，同时签署《体检鉴定结论通知书》，并应在 7 个工作日内将通知书送交申请人及其所在单位，将体检文书及医学资料报送局方审定。

局方从收到申请人的体检文书和医学资料之日起，30 天内对体检鉴定结论进行审核，认为体检鉴定结论正确的，对其中体检鉴定结论为合格者签发体检合格证；对其中体检鉴定结论为不合格者在体检表上签署认可意见。认为体检鉴定结论不正确的，对其中不符合本规则有关规定的退回体检机构，责成其重新体检鉴定；对其中由于体检机构使用医学标准不当而做出错误体检结论的，局方可以直接改变体检鉴定结论，签发或拒绝签发体检合格证，并书面通知申请人、体检机构和申请人所在单位。在审核体检鉴定结论过程中，局方可要求申请人或体检机构提供有关资料或要求申请人进行必要的检查。

（四）体检合格证的有效期与有效期的计算方法

Ⅰ级体检合格证的有效期：航线运输驾驶员、飞机和旋翼机商用驾驶员为 12 个月；其中年龄满 40 周岁以上者为 6 个月。领航员、领航学员为 12 个月。飞行机械员、飞行机械学员为 12 个月。以培养航线运输驾驶员或飞机和旋翼机商用驾驶员为目的的学生驾驶员为 12 个月。

Ⅱ级体检合格证的有效期：飞行通信员、飞行通信学员为 12 个月。私用驾驶员和初级飞机、滑翔机、轻于空气的航空器的商用驾驶员及其学生驾驶员为 24 个月；其中年龄满 40 周岁以上者为 12 个月。

Ⅲa 级体检合格证的有效期：机场塔台管制员、进近管制员、区域管制员、进近（监视）雷达管制员、进近（精密）雷达管制员、区域（监视）雷达管制员为 24 个月；其中年龄满 40 周岁以上者为 12 个月。

Ⅲb 级体检合格证的有效期：空中交通服务报告室管制员、地区管理局调度室管制员、总局调度室管制员和飞行签派员为 24 个月。

Ⅳ级体检合格证的有效期：12 个月。

体检合格证有效期的计算方法是自合格的体检鉴定结论做出之日的下一个日历月的第 1 日起，至本条规定的相应期限的最后一个日历月的最后一日止。如某航线运输机驾驶员，35 岁，于 2006 年 10 月 25 日体检合格，则其体检合格证的有效期为 2006 年 11 月 1 日至 2007 年 10 月 31 日。

体检合格证持有人有正当理由，不能在体检合格证有效期满前进行体检鉴定的，可向局方申请延长体检合格证的有效期。对于从事商业运输的空勤人员，经局方批准，体检合格证的有效期最多可以延长 90 天；对于从事非商业运输的空勤人员，经局方批准，体检合格证的有效期最多可以延长 180 天。

（五）体检合格证的补发

体检合格证持有人在体检合格证遗失或损坏后，可向局方申请补发。补发的体检合格证所载的内容应当与原体检合格证相同。

（六）体检合格证的特许申请程序

经体检鉴定，申请人的身体状况不符合所申请种类体检合格证医学标准的，当其有充分理由证明能安全行使执照权利时，可以向局方提出特许颁发体检合格证的申请。体检合格证的特许颁发只适用于Ⅰ级和Ⅱ级体检合格证的申请。

申请人向所在地地区管理机构航空卫生职能部门提交下列文件：体检合格证特许颁发的申请书；局方监察员或飞行检查委任代表出具的飞行技术能力证明文件；全部的体检文书和医学资料。

地区管理机构航空卫生职能部门对体检合格证特许颁发的申请进行审核，并将审核意见报民航总局航空卫生职能部门。

民航总局航空卫生职能部门在审定体检合格证特许颁发的申请时，可要求申请人进行必要的医学检查或医学测试。检查结果证明申请人有能力在特定的限制条件下安全地行使执照权利的，可予颁发特许体检合格证。

对特许颁发的体检合格证可做出下列一项或多项限制，并在体检合格证上载明：体检合格证有效期；飞行时间；飞行职责；飞行任务；局方认为安全行使执照权利所必要的其他限制。

（七）外籍空勤人员体检合格证的申请、颁发与认可

申请取得中国民用航空人员体检合格证的外籍航空人员，必须首先申请获得中国民航当局按本规则相应的医学标准对其所持有的体检合格证的认可，或者申请取得中国民航当局按本规则颁发的相应的体检合格证。

（八）合格证需重新鉴定的情况

各类合格证持有人，在合格证有效期内因疾病或手术后遗症连续中断行使执照赋予的权利超过 30 天时，需重新鉴定。

（九）合格证持有人不得使用的药物

合格证持有人不得使用的药物有：中枢神经系统抑制剂；影响植物神经系统的药物；止痛剂；中枢性抗高血压制剂或神经节阻滞剂。

二、各级体检合格证的医学标准

（一）一般条件

各级体检合格证均应无下列可能影响其行使执照权利或可能因行使执照权利而加重的疾病或功能障碍：

（1）心理品质不良；

（2）先天性或后天获得性功能异常；

（3）可能造成失能的活动性、隐匿性、急性或慢性疾病；

（4）创伤、损伤或手术后遗症；

（5）使用处方或非处方药物而造成的身体不良影响或不良反应。

（二）精神科

精神病、物质依赖或物质滥用、人格障碍和精神异常或严重的神经症等，各级体检合格证均不合格。

神经衰弱或焦虑症，治愈后各级体检合格证均合格；其他神经症不合格。有三代以内血亲的精神病家族史，各级体检合格证均不合格。

（三）神经系统

癫痫和原因不明或难以预防的意识障碍，各级体检合格证均不合格。

原因明确、可以预防的晕厥，各级体检合格证合格；轻度颅脑损伤治愈后观察 6 个月，如果没有后遗症、颅脑 CT、脑电图、脑诱发电位无明显异常，智力测量正常者，各级体检合格证合格。开放性颅脑外伤、颅骨骨折、颅骨缺损、颅脑手术或外伤后遗症，各级体检合格证均不合格。

（四）循环系统

心肌梗塞、心绞痛、冠心病、严重的心律失常、心脏瓣膜置换、永久性心脏起搏器植入和心脏移植等，以及收缩压持续超过 155 毫米汞柱（mmHg），或舒张压持续超过 95 毫米汞柱（mmHg）各级体检合格证均不合格。

脉搏。正常人脉搏范围为：60～100 次/分，低于 60 次/分为心动过缓，高于 100 次/分为心动过速。本标准没有对脉搏加以限制，体检鉴定结论做出的依据主要是看由什么原因造成的。

血压。正常人的血压范围：收缩压为 90～140 mmHg，舒张压为 60～90 mmHg。血压的测量有以下要求：① 仪器为台式汞柱血压计；② 体位为坐位；③ 测量部位为右上臂；④ 测量次数（血压超标时）为 7 日内连续测量 3 日，每日 2 次，取其平均值。

高血压病合格的情况：首次使用或更换抗高血压药物，至少观察 3～4 周，血压控制在标准范围，且无明显的药物副作用。允许使用的药物有：噻嗪类利尿剂、血管紧张素转换酶抑制剂、钙通道阻滞剂和 β 受体阻滞剂。没有心、脑、肾的并发症。

没有症状的低血压，各级合格证均合格。

（五）呼吸系统

活动性肺结核、反复发作的自发性气胸、胸部纵膈或胸膜的活动性疾病，各级体检合格证均不合格；影响高空呼吸功能的胸廓塌陷或胸部手术后遗症，Ⅰ、Ⅱ、Ⅳ级合格证不合格。

肺结核治愈后观察 12 个月，如果没有复发，肺功能正常，各级合格证均合格。

（六）消化系统

可能导致失能的疝、消化性溃疡及其并发症和胆管系统结石，各级体检合格证均不合格。

消化性溃疡，治愈后观察 3 个月，无复发，无并发症，无后遗症，Ⅰ、Ⅱ级体检合格证合格；治愈后Ⅲ、Ⅳ级体检合格证。

慢性胆囊炎伴明显绞痛，Ⅰ、Ⅱ、Ⅲa级合格证不合格。

慢性胃炎，无明显症状，各级体检合格证均合格。

（七）传染病

病毒性肝炎及其病原携带者、梅毒和艾滋病（AIDS）及其病原携带者，各级体检合格证均不合格。

急性病毒性肝炎治愈后观察6个月，近3个月每月一次肝功能检查均正常，各级体检合格证均合格。

慢性病毒性肝炎，Ⅰ、Ⅱ、Ⅳ级体检合格证均不合格。

乙肝表面抗原阳性，Ⅳa级体检合格证不合格。乙肝表面抗原阳性，同时乙肝e抗原阳性，Ⅰ、Ⅳb级体检合格证不合格。

（八）代谢、免疫及内分泌系统

需用胰岛素控制的糖尿病，各级体检合格证均不合格。需口服降糖药控制的糖尿病，Ⅰ级体检合格证不合格。需口服降糖药控制的糖尿病，如果满足以下条件，Ⅱ、Ⅲ、Ⅳ级体检合格证合格：①初次使用应观察60天，病情得到控制，且无明显药物副作用；②近3个月每月空腹血糖均≤7 mmol/L；③尿常规检查正常。

无并发症的痛风，药物控制血尿酸在正常范围，各级体检合格证合格。

甲状腺功能亢进、甲状腺功能低下治愈后，或需用药物控制，但没有明显药物副作用、激素水平正常，无后遗症，各级体检合格证均合格。

（九）淋巴、血液系统

淋巴系统结核、白血病，各级体检合格证均不合格。

脾脏中度肿大，Ⅰ、Ⅳb级体检合格证不合格。

血友病，Ⅲb级体检合格证合格。

（十）泌尿生殖系统

可能引起失能的泌尿系统结石、严重的月经功能紊乱和肾移植等，各级体检合格证均不合格。

无症状的泌尿系统结石，Ⅲb、Ⅳ级体检合格证合格。泌尿系统结石自行排出或治疗后排出，观察1～3个月，无残留、无后遗症，Ⅰ、Ⅱ、Ⅲa级合格证合格。

单纯性肾囊肿、成人型多囊肾，如果肾功能正常，各级体检合格证均合格。

（十一）妇　科

器质性疾病所致的较重的月经功能紊乱，各级体检合格证暂不合格。

妊娠期内，Ⅰ、Ⅱ、Ⅳ级体检合格证暂不合格。

（十二）骨骼、关节和肌肉系统

可能影响安全行使执照权利的骨骼、关节、肌肉或肌腱的疾病、损伤、手术后遗症及功能障碍，各级体检合格证均不合格；身高、臂长、腿长和肌力应当满足行使执照权利的需要。

习惯性关节脱位，Ⅰ、Ⅱ、Ⅳ级体检合格证不合格。

脊柱骨折（不伴脊髓损伤）、腰椎间盘突出，治愈后观察1～3个月，无后遗症，功能正常，各级体检合格证均合格。脊柱结核，治愈后观察12个月，无后遗症，功能正常，各级体检合格证合格。

四肢单纯性骨折，治愈后观察 1～3 个月，无后遗症，功能正常，各级体检合格证均合格。四肢关节外伤后遗留有肢体运动功能障碍，各级体检合格证均不合格。

（十三）皮肤及其附属器

暴露部位的白癜风、银屑病、腋臭，Ⅳa 级体检合格证不合格。

（十四）耳、鼻、咽、喉及口腔

内耳疾病导致的前庭功能障碍，各级体检合格证均不合格。

嗅觉丧失，Ⅰ、Ⅱ、Ⅳ级体检合格证不合格。

原因明确，且无复发倾向的眩晕性疾病，治愈后前庭功能恢复正常，Ⅲb 级体检合格证合格；经 3～6 个月观察，无复发者，Ⅰ、Ⅱ、Ⅲa 级体检合格证合格。

耳气压功能障碍经治疗，耳气压功能恢复良好，观察 3 个月，听力符合标准，Ⅰ、Ⅱ、Ⅳ级体检合格证合格。

纯听力计检查，每耳在 500 Hz、1 000 Hz 和 2 000 Hz 的任一频率上的听力损失不超过 35dB；在 3 000 Hz 频率上的听力损失不超过 50 dB，各级体检合格证均合格。如果纯音听力计检查超标，但能同时满足以下两个条件，则 Ⅰ、Ⅱ、Ⅲa 级体检合格证合格：

（1）在飞机驾驶舱噪声环境中，每耳能够听清谈话、通话和信标信号声；

（2）在安静的室内背向检查人 2 m 处，双耳能够听清通常强度的谈话声。

单耳全聋，但另一耳纯音听力计检查结果满足标准，背离试验正常，不影响安全行使执照权利者，Ⅰ、Ⅱ、Ⅲa 级体检合格证合格

（十五）眼及其附属器

视野异常、色觉异常、夜盲和双眼视功能异常，影响视功能的白内障或玻璃体浑浊、眼底疾病、显斜视或复视和色盲，各级体检合格证均不合格。不影响安全行使执照权利的色弱，各级体检合格证合格。

视力标准：每眼远视力 0.7 或以上，双眼远视力 1.0 或以上，每眼中间视力 0.25 或以上，每眼近视力 0.5 或以上，Ⅰ、Ⅲa 级体检合格证合格。

每眼远视力 0.5 或以上，双眼远视力 0.7 或以上，Ⅱ级体检合格证合格。

每眼远视力 0.5 或以上，Ⅲb、Ⅳa 级体检合格证合格。

每眼远视力 0.7 或以上，Ⅳb 级体检合格证合格。不得佩戴任何形式的眼镜，但可以做屈光手术。

各级体检合格证对未矫正视力和屈光度都没有限制。

各级体检合格证均允许使用角膜接触镜来矫正视力，但要同时满足以下条件：

（1）接触镜镜片必须为单焦点和无色的；

（2）只能用于矫正远视力（不能用于一只眼远视而另一只眼近视的矫正）；

（3）行使执照权利期间，必须备有一副与矫正镜度数相同的普通眼镜。

Ⅰ、Ⅱ、Ⅲa 级体检合格证允许接受屈光性角膜手术，但要同时满足以下条件：

（1）术后观察 6 个月；

（2）远视力达标；

（3）术前屈光度小于 5 个屈光度；

（4）视力和屈光度已保持稳定；

（5）没有明显的不能耐受的眩光。

Ⅳb级体检合格证要求不得佩戴任何形式的眼镜。

三、处 罚

（一）对身体健康状况发生变化时行使执照权利的处罚

当体检合格证持有人的身体健康状况发生变化，不符合所持体检合格证的相应医学标准时，仍继续行使执照权利，局方可给予50元以下的罚款、警告或者暂扣体检合格证1～6个月的处罚，情节严重者，可以收回体检合格证。

（二）对未取得体检合格证从事民用航空活动的处罚

对未取得体检合格证而从事相应的民用航空活动的人员，由民航总局责令其停止民用航空活动，自停止民用航空活动之日起6～12个月限期内不接受其办理体检合格证的申请，并按照《中华人民共和国民用航空法》第二百零五条的规定，对其所在单位处以人民币20万元以下的罚款。

（三）对未携带体检合格证从事民用航空活动的处罚

航空人员在行使执照权利时，未携带有效体检合格证的，由民航总局按照《中华人民共和国民用航空法》第二百零八条的规定，对当事人给予警告或吊扣体检合格证1～6个月的处罚。

（四）对做假行为的处罚

在申请体检合格证时隐瞒病史、病情或者擅自涂改、伪造体检合格证、体检文书、医学资料的，民航总局可以对当事人给予警告或者6个月内不接受其办理体检合格证申请的处罚；对已取得体检合格证的，民航总局可以收回其体检合格证，并在6个月内不接受其办理体检合格证的申请，或者给予吊扣体检合格证6个月的处罚。

附：申请体检合格证的辅助检查项目和频度

序号	检查项目	Ⅰ级体检合格证	Ⅱ级体检合格证	Ⅲa级体检合格证	Ⅲb级体检合格证	Ⅳa级体检合格证	Ⅳb级体检合格证
1	脑电图	首次申请	首次申请				
2	静息心电图	首次申请；30岁以上每12个月一次	首次申请；40岁以上每次申请	首次申请；40岁以上每次申请	每次申请	首次申请	每次申请
3	次极量运动负荷心电图	40～49岁每24个月一次；50岁以上每12个月一次	50岁以上每次申请	50岁以上每次申请			
4	胸部X线透视	首次申请；每12个月一次	每次申请	每次申请	每次申请	每次申请	每次申请

序号	检查项目	I级体检合格证	II级体检合格证	IIIa级体检合格证	IIIb级体检合格证	IVa级体检合格证	IVb级体检合格证
5	血红蛋白定量测定，红细胞计数，白细胞计数及分类	首次申请；每12个月一次	每次申请	每次申请	每次申请	每次申请	每次申请
6	总胆固醇，甘油三酯，高密度脂蛋白胆固醇	首次申请；每12个月一次		首次申请；每12个月一次			
7	肝功能（谷丙转氨酶、血清总胆红素）	首次申请；每12个月一次	每次申请	每次申请	每次申请	每次申请	每次申请
8	HBsAg（HBsAg阳性者检查HBsAg，HBsAb，HBeAg，HBeAb，HBcAb）	首次申请；每12个月一次	每次申请	每次申请	每次申请	每次申请	每次申请
9	空腹血糖	首次申请；每12个月一次	40岁以上每次申请	40岁以上每次申请			
10	尿蛋白定性，尿糖定性，尿沉淀物检查	每次申请	每次申请	每次申请	每次申请	每次申请	每次申请
11	纯音听力计检查	首次申请；40岁以下每5年一次；41岁以上每3年一次	首次申请；40岁以下每5年一次；41岁以上每3年一次	首次申请；40岁以上每5年一次；41岁以上每3年一次			
12	腹部B性超声声像学检查（肝、胆、脾、肾）	首次申请；驾驶员每12个月一次；其他人员每24个月一次	首次申请；每次申请	首次申请；每次申请	每次申请	每次申请	每次申请
13	粪便细菌学检查				每次申请		

第二节　国内交通卫生检疫条例及其实施方案

一、国内交通卫生检疫条例

《国内交通卫生检疫条例》自1999年3月1日起施行。

（一）该条例制定的目的、依据和实施范围

制定的目的：为了控制检疫传染病通过交通工具及其乘运的人员、物资传播，防止检疫传染病的流行，保障人体健康。

制定的依据：《中华人民共和国传染病防治法》（以下简称传染病防治法）。

实施范围：列车、船舶、航空器和其他车辆（以下通称交通工具）出入检疫传染病

81

疫区和发现检疫传染病疫情的非检疫传染病疫区的交通工具。

（二）实施规定

对出入检疫传染病疫区的交通工具及其乘运的人员、物资，县级以上地方人民政府卫生行政部门或者铁路、交通、民用航空行政主管部门的卫生主管机构根据各自的职责，采取下列相应的交通卫生检疫措施：

（1）对出入检疫传染病疫区的人员、交通工具及其承运的物资进行查验。

（2）对检疫传染病病人、病原携带者、疑似检疫传染病病人和与其密切接触者，实施临时隔离、医学检查及其他应急医学措施。

（3）对被检疫传染病病原体污染或者可能被污染的物品，实施控制和卫生处理。

（4）对通过该疫区的交通工具及其停靠场所，实施紧急卫生处理。

（5）需要采取的其他卫生检疫措施。

非检疫传染病疫区的交通工具上发现以下情况，由县级以上地方人民政府卫生行政部门或者铁路、交通、民用航空行政主管部门的卫生主管机构根据各自的职责，对交通工具及其乘运的人员、物资实施交通卫生检疫。

（1）有感染鼠疫的啮齿类动物或者啮齿类动物反常死亡，并且死因不明；

（2）有鼠疫、霍乱病人、病原携带者和疑似鼠疫、霍乱病人；

（3）有国务院确定并公布的需要实施国内交通卫生检疫的其他传染病。

在非检疫传染病疫区的交通工具上发现检疫传染病病人、病原携带者、疑似检疫传染病病人时，交通工具负责人应当组织有关人员及时采取下列临时措施：

（1）以最快的方式通知前方停靠点，并向交通工具营运单位的主管部门报告。

（2）对检疫传染病病人、病原携带者、疑似检疫传染病病人和与其密切接触者实施隔离。

（3）封锁已经污染或者可能污染的区域，采取禁止向外排放污物等卫生处理措施。

（4）在指定的停靠点将检疫传染病病人、病原携带者、疑似检疫传染病病人和与其密切接触者以及其他需要跟踪观察的旅客名单，移交当地县级以上地方人民政府卫生行政部门。

（5）对承运过检疫传染病病人、病原携带者、疑似检疫传染病病人的交通工具和可能被污染的环境实施卫生处理。

县级以上地方人民政府卫生行政部门或者铁路、交通、民用航空行政主管部门的卫生主管机构，根据各自的职责，对出入检疫传染病疫区交通工具或者在非检疫传染病疫区发现检疫传染病疫情的交通工具及其乘运的人员、物资，实施卫生检疫，经检疫合格者签发检疫合格证明。交通工具及其乘运的人员、物资凭检疫合格证明通行。检疫合格证明的格式，由国务院卫生行政部门会同国务院铁路、交通、民用航空行政主管部门制定。

对拒绝隔离、治疗、留验的检疫传染病病人、病原携带者、疑似检疫传染病病人和与其密切接触者，以及拒绝检查和卫生处理的可能传播检疫传染病的交通工具、停靠场所及物资，县级以上地方人民政府卫生行政部门或者铁路、交通、民用航空行政主管部门的卫生主管机构，根据各自的职责，应当依照传染病防治法的规定，采取强制检疫措施；必要时，由当地县级以上人民政府组织公安部门予以协助。

（三）处　罚

检疫传染病病人、病原携带者、疑似检疫传染病病人和与其密切接触者隐瞒真实情况、逃避交通卫生检疫的，由县级以上地方人民政府卫生行政部门或者铁路、交通、民用航空行政主管部门的卫生主管机构，根据各自的职责分工，责令限期改正，给予警告，可以并处 1 000 元以下的罚款；拒绝接受查验和卫生处理的，给予警告，并处 1 000 元以上 5 000 元以下的罚款；情节严重，引起检疫传染病传播或者有传播严重危险，构成犯罪的，依法追究刑事责任。

在非检疫传染病疫区的交通工具上发现检疫传染病病人、病原携带者、疑似检疫传染病病人时，交通工具负责人未依照本条例规定采取措施的，由县级以上地方人民政府卫生行政部门或者铁路、交通、民用航空行政主管部门的卫生主管机构，根据各自的职责，责令改正，给予警告，并处 1 000 元以上 5 000 元以下的罚款；情节严重，引起检疫传染病传播或者有传播严重危险，构成犯罪的，依法追究刑事责任。

县级以上地方人民政府卫生行政部门或者铁路、交通、民用航空行政主管部门的卫生主管机构，对发现的检疫传染病病人、病原携带者、疑似检疫传染病病人和与其密切接触者，未依法实施临时隔离、医学检查和其他应急医学措施的，以及对被检疫传染病病原体污染或者可能被污染的物品、交通工具及其停靠场所未依法进行必要的控制和卫生处理的，由其上级行政主管部门责令限期改正，对直接负责的主管人员和其他直接责任人员依法给予行政处分；情节严重，引起检疫传染病传播或者有传播严重危险，构成犯罪的，依法追究刑事责任。

二、国内交通卫生检疫条例实施方案

根据《国内交通卫生检疫条例》有关规定，卫生部、铁道部、交通部和民航总局于 1999 年 9 月 16 日联合发布了《国内交通卫生检疫条例实施方案》。

（一）一般规定

当检疫传染病暴发、流行并借交通工具传播或者有借交通工具传播严重危险时，由省、自治区、直辖市人民政府确定检疫传染病疫区，并决定对出入检疫传染病疫区的交通工具及其乘运的人员、物资实施交通卫生检疫。县级以上地方人民政府卫生行政部门或者铁路、交通、民用航空行政主管部门的卫生主管机构，对拟离开检疫传染病疫区的人员、物资、交通工具，按职责范围指定医疗和卫生防疫机构检疫，并符合下列条件的，签发检疫合格证明：

（1）根据国家卫生标准进行诊断，排除了检疫传染病病人、病原携带者、疑似检疫传染病病人和与其密切接触者的。

（2）交通工具经过消毒、杀虫、灭鼠等卫生处理，饮用水及食品符合国家卫生标准或者有关规定的。

（3）在鼠疫疫区，属于非禁止运输的物资；在霍乱疫区，海、水产品和可能被霍乱病原体污染的物资，证明未被污染的。

（4）其他经检疫合格的物资。

经检疫合格的物资，在外包装上粘贴检疫合格标志。

交通工具经消毒、杀虫、灭鼠等卫生处理，经指定的卫生防疫机构检查合格，由县级以上地方人民政府卫生行政部门或者铁路、交通、民用航空行政主管部门的卫生主管机构发给检疫合格证明后，方可继续运行。

在非检疫传染病疫区交通工具上发现有感染鼠疫的啮齿类动物或者啮齿类动物反常死亡并且死因不明时，交通工具负责人应当立即报告当地县级以上人民政府卫生行政部门或者铁路、交通、民用航空行政主管部门的卫生主管机构。

在交通工具上发现检疫传染病病人、病原携带者、疑似检疫传染病病人时，交通工具负责人必须按照要求立即将交通工具驶往指定的临时停靠地点。临时停靠地点的选定应遵循以下原则：

（1）接受卫生检疫的交通工具可在最短时间内直接到达；

（2）远离重要城镇和人口密集区；

（3）检疫传染病病人、病原携带者、疑似检疫传染病病人和与其密切接触者能够被及时、方便地移送指定的医疗机构或者临时设置的交通卫生检疫留验站；

（4）具备顺利实施交通卫生检疫工作的必要条件；

（5）具有能迅速调集实施交通卫生检疫工作人员和物资的交通条件。

在检疫传染病疫区内，最后一例鼠疫病人被隔离9日后，最后一例霍乱病人被隔离5日后，以及国务院确定并公布的其他检疫传染病最后一例病人被隔离至最长潜伏期后，未发现新的检疫传染病病人，病人所污染的物资和场所均经卫生处理合格，疫情得到有效控制，借交通工具传播的严重危险已经消除，原决定机关可以宣布解除检疫传染病疫区，停止实施卫生检疫。

（二）检疫传染病密切接触者解除隔离、留验的条件

鼠疫：经预防性治疗9日，无新发鼠疫病人及疑似鼠疫病人时，可以解除隔离、留验；如隔离、留验期间有新发鼠疫病人或者疑似鼠疫病人时，重新隔离留验9日，9日后无新发鼠疫病人或者疑似鼠疫病人时，可以解除隔离、留验。

霍乱：经预防性服药后，连续2天粪便培养未检出病原体或者5日内无新发霍乱病人或者疑似霍乱病人时，可以解除隔离、留验；如隔离、留验期间有新发霍乱病人或者疑似霍乱病人时，重新隔离、留验5日，5日后无新发霍乱病人及疑似霍乱病人时，可以解除隔离、留验。

（三）航空检疫

1. 检疫传染病疫区的检疫工作程序

在乘客办理登机手续处和机组人员通道口查验乘运人员的检疫合格证明，并对登机人员进行健康观察，无检疫合格证明者，不准予登机；在旅客候机隔离区内，卫生检疫人员进行医学巡视，抽验旅客检疫合格证明；对进港、候机、登机的旅客，发现检疫传染病病人、疑似检疫传染病病人时，应当立即移交航空临时交通卫生检疫站。

对离开疫区的航空器，经检疫合格，发给检疫合格证明。

物资运输卫生检疫：

（1）卫生检疫人员查验物资的检疫合格证明；

（2）卫生检疫人员对于无检疫合格证明的物资，符合本实施方案有关规定的，发给

检疫合格证明。经检疫合格的物资，在外包装上粘贴检疫合格标志。

2. 鼠疫疫情处理程序

在运行途中的航空器上发现鼠疫病人、疑似病人时，机长应当立即通过空中交通管制部门，向民用航空行政主管部门报告以下内容：

（1）航空器所属公司、型号、机号、航班号；

（2）始发机场、经停机场、目的地机场；

（3）机组及乘客人数；

（4）病人的主要症状、体征，发病人数。

机长应当组织人员实施下列临时交通卫生检疫措施：

（1）立即封锁鼠疫病人、疑似病人所在舱位，禁止各机舱间人员流动；控制机组人员进出驾驶舱；

（2）对鼠疫病人、疑似病人采取就地隔离、采样等医学措施；

（3）对污染或者可能被污染的环境和病人的分泌物、排泄物进行消毒处理。

民用航空行政主管部门接到疫情报告后，根据本实施方案的要求及民航有关规定，指定该航空器降落机场和临时停靠点。

航空器降落后，机场管理机构应当组织有关人员实施下列应急卫生检疫措施：

（1）对鼠疫病人、疑似病人就地隔离，并实施应急医学措施；航空器上其他人员应被视为密切接触者，对密切接触者进行详细登记，做好检诊，投服预防药物。

（2）将鼠疫病人、疑似病人移交给当地县级以上地方人民政府卫生行政部门指定的医疗机构，密切接触者移交临时交通卫生检疫留验站。

（3）如航空器上发生鼠疫病人、疑似病人死亡，其尸体应经消毒处理后，移交当地县级以上地方人民政府卫生行政部门指定的医疗机构。

（4）对污染或者可能被污染的物资实施消毒，固体废弃物必须进行焚烧处理。

（5）对航空器实施终末消毒、灭蚤、灭鼠等卫生处理，经检疫合格，签发检疫合格证明后，方可继续投入运行。

3. 霍乱疫情处理程序

在运行途中的航空器上发现霍乱病人、病原携带者和疑似病人，机长可按原计划飞行，同时按照本实施方案的规定，通知空中交通管制部门和目的地机场，并组织人员实施下列紧急措施：

（1）立即封锁霍乱病人、病原携带者和疑似病人所在舱位，禁止各机舱间人员流动；

（2）将霍乱病人、病原携带者和疑似病人隔离在其座位舱一端，实施应急医学措施，提供专用吐泻容器，封闭被污染的厕所，并对吐泻物进行采样留验；

（3）对霍乱病人、病原携带者、疑似病人的吐泻物和污染或者可能被污染的环境进行卫生处理。

航空器降落后，机场管理机构应当组织人员实施下列卫生处理：

（1）确定密切接触者。与霍乱病人、病原携带者和疑似病人的同行人员、直接护理者，接触病人、疑似病人吐泻物和其他污染物的人员均应视为密切接触者，对密切接触者进行详细登记，做好检诊，投服预防药物。

（2）对霍乱病人、病原携带者和疑似病人实施医学措施后，移交当地县级以上地方人民政府卫生行政部门指定的医疗机构，密切接触者移交临时交通卫生检疫留验站。

（3）如航空器上发生霍乱病人、疑似病人死亡，其尸体应经消毒处理后，移交当地县级以上地方人民政府卫生行政部门指定的医疗机构。

（4）确定污染范围，对霍乱病人、疑似病人吐泻物和污染或者可能被污染的物资和环境进行消毒处理。

（5）对航空器上的排泄物、废水进行消毒后排放，对固体废弃物进行焚烧。

（6）对航空器进行消毒、杀虫、灭鼠等卫生处理，经检疫合格，签发检疫合格证明，方可继续投入运行。

（四）罚　则

实施交通卫生检疫期间，检疫传染病病人、病原携带者、疑似检疫传染病病人和与其密切接触者隐瞒真实情况、逃避交通卫生检疫的，由县级以上地方人民政府卫生行政部门或者铁路、交通、民用航空行政主管部门的卫生主管机构，根据各自的职责分工，责令限期改正，给予警告，可以并处 1 000 元以下的罚款；拒绝接受查验和卫生处理的，给予警告，并处 1 000 元以上 5 000 元以下的罚款。

在非检疫传染病疫区的交通工具上发现检疫传染病病人、病原携带者、疑似检疫传染病病人时，交通工具负责人有下列行为之一的，由县级以上地方人民政府卫生行政部门或者铁路、交通、民用航空行政主管部门的卫生主管机构，根据各自的职责分工，责令限期改正，给予警告，并处 1 000 元以上 5 000 元以下的罚款：

（1）未以最快的方式通知前方停靠点，并向交通工具营运单位的主管部门报告的；

（2）未按规定对检疫传染病病人、病原携带者、疑似检疫传染病病人和与其密切接触者实施隔离的；

（3）未封锁已经污染或者可能被污染的区域，仍然向外排放污物的；

（4）未在指定地点停靠的；

（5）未在指定的停靠点将检疫传染病病人、病原携带者、疑似检疫传染病病人和与其密切接触者，以及其他需要跟踪观察的旅客名单移交县级以上地方人民政府卫生行政部门指定的医疗机构或者临时交通卫生检疫留验站的；

（6）未对承运过检疫传染病病人、病原携带者、疑似检疫传染病病人的交通工具进行卫生处理，无检疫合格证明，继续运行的。

县级以上地方人民政府卫生行政部门或者铁路、交通、民用航空行政主管部门的卫生主管机构，对发现的检疫传染病病人、病原携带者、疑似检疫传染病病人和与其密切接触者，未依法实施临时隔离、留验、医学检查和其他应急医学措施的，以及对被检疫传染病病原体污染或者可能被污染的物资、交通工具及其停靠场所未依法进行必要的控制和卫生处理的，由其上级行政主管部门责令限期改正，对直接负责的主管人员和其他直接责任人员依法给予行政处分。

对违反本实施方案引起检疫传染病传播或者有传播严重危险、构成犯罪的单位和个人，依法追究刑事责任。

复习思考题

1. 体检合格证的种类有哪些?

2. 各级体检合格证的适用范围有哪些?

3. 各级体检合格证的有效期为多长? 有效期是如何计算的?

4. 何谓体检合格证的特许申请? 有何规定?

5. 体检合格证需重新鉴定的情况有哪些?

6. 体检合格证持有人不得使用的药物有哪些?

7. 常见的精神科类疾病不合格的情况有哪些?

8. 常见的神经系统疾病不合格的情况有哪些?

9. 血压的正常范围是多少? 血压的测量有什么规定? 血压不合格的标准是什么?

10. 脉搏的正常值是多少?

11. CCAR-67FS 对传染病有何规定?

12. CCAR-67FS 对视力有何规定?

13. CCAR-67FS 规定哪些违规行为会受到处罚?

14. 在非检疫传染病疫区的交通工具上发现检疫传染病病人、病原携带者、疑似检疫传染病病人时,交通工具负责人应当组织有关人员采取哪些临时措施?

15. 对在非检疫传染病疫区的交通工具上发现检疫传染病病人、病原携带者、疑似检疫传染病病人时,交通工具负责人未依照《国内交通卫生检疫条例》规定采取措施的,应如何处罚?

16. 在非检疫传染病疫区交通工具上发现有感染鼠疫的啮齿类动物或者啮齿类动物反常死亡并且死因不明时,交通工具负责人应怎样做?

17. 在交通工具上发现检疫传染病病人、病原携带者、疑似检疫传染病病人时,交通工具负责人必须按照要求立即将交通工具驶往指定的临时停靠地点。临时停靠地点的选定应遵循哪些原则?

18. 在运行途中的航空器上发现鼠疫病人、疑似病人时,机长应当立即通过空中交通管制部门,向民用航空行政主管部门报告哪些内容? 机长应当组织人员实施哪些临时交通卫生检疫措施?

19. 在运行途中的航空器上发现霍乱病人、病原携带者和疑似病人,机长可按原计划飞行,同时按照本实施方案的规定,通知空中交通管制部门和目的地机场;并组织人员实施哪些紧急措施?

20. 在非检疫传染病疫区的交通工具上发现检疫传染病病人、病原携带者、疑似检疫传染病病人时,交通工具负责人有哪些行为之一的,由县级以上地方人民政府卫生行政部门或者铁路、交通、民用航空行政主管部门的卫生主管机构,根据各自的职责分工,责令限期改正,给予警告,并处 1 000 元以上 5 000 元以下的罚款?

第七章　生活方式与疾病

生活方式（Life Style）是指生活水平、生活习惯和爱好，以及人们生活的目的、对生活的态度等之总和。不良的生活方式会影响人们的健康，导致疾病。由人们衣、食、住、行等日常生活中的不良行为，以及社会、经济、精神、文化各方面的不良因素导致的躯体的或心理的疾病，称为生活方式病。

在人类疾病死因中，不良生活方式和行为引起的疾病占首位，达50%左右。建立科学、文明和健康的生活方式，改变个人不良的生活习惯，是预防生活方式病的根本。世界卫生组织曾提出了"维多利亚宣言"——健康四大基石，即合理膳食，适量运动，戒烟限酒，心理平衡。它能使高血压减少55%，脑卒中减少75%，糖尿病减少50%，肿瘤减少33%，平均寿命延长10年以上。

第一节　吸烟与健康

烟草是人类一个沉重而又不可回避的话题。1492年哥伦布发现中美洲印第安人吸食的烟草后，就带回欧洲大陆，遂传遍全世界。500多年来，人类饱受烟草的危害，其危害程度之深，已让整个人类社会为之付出了沉重的代价。

烟草危害是当今世界最严重的公共卫生问题之一。目前，全球有13亿人吸烟，每年因吸烟死亡近500万人。在整个21世纪中，在烟民们的津津有味中，至少将有10亿人因吸烟而死亡，如果不加控制，至2025年每年因吸烟死亡人数将达2 000万。从20世纪80年代起发达国家的吸烟率开始下降，而发展中国家的吸烟率则在逐年上升。我国的烟草生产、烟草消费和吸烟人数均居全球首位，烟民约3.5亿，男性和女性吸烟率分别为66.0%和3.1%，每年死于吸烟的人数达100万以上，如果不加控制，预计到2050年将增至每年300万人。然而，在中国许多人严重地低估了吸烟的危害性。更令人担忧的是，我国吸烟人群有年轻化的趋势，与20世纪80年代相比，开始吸烟的平均年龄由22.4岁降为19.7岁，青少年吸烟人数已达到了5 000万，而且这个数量还在不断增加。

飞行员吸烟行为相当普遍，尽管我们一直在对飞行人员进行健康教育，并且在1995年制订的民航飞行人员医学标准中对吸烟进行了限制，使我国民航飞行人员吸烟的人数有所减少，但飞行人员吸烟率仍高达20%～30%。吸烟会使飞行人员全身血管收缩，视力下降，而且污染机上的空气环境，更为严重的是容易引发火灾，酿成重大事故。我国曾在1982年发生过一起因吸烟引发的空难，造成飞机上69人中25人死亡、37人受伤的严重后果。鉴于吸烟的危害性为越来越多的人所认识，1997年12月30日中国民航总局颁布了《民用机场和民用航空器内禁止吸烟的规定》，规定航空器的客舱和厕所内禁止吸烟，但在全民航范围内推动禁烟运动还任重道远。

一、烟草及烟雾中的有害物质

烟草及烟雾中的有害物质有 4 000 多种，其中包括现在已知的 43 种致癌、促癌物质和上千种其他对人体健康有害的物质，归纳起来大致可以分为以下六类。

窒息性气体：如一氧化碳、一氧化氮和二氧化碳等。

致癌、促癌物质：致癌物质如焦油类物质、亚硝胺、亚硝基吡咯烷等；促癌物质如甲醛苯醇、脂肪酸等。

成瘾类物质：即尼古丁类。

放射性物质：含 ^{210} 铅和 ^{201} 钋两种放射性同位素。

刺激性化合物：如氰化钾、甲醛、丙烯醛等。

金属类和其他有害物质：如砷、汞、镉、镍等。

（一）一氧化碳

一氧化碳是一种有毒气体，日常生活中的"煤气中毒"本质上就是一氧化碳中毒。一支香烟燃烧时可产生 20～30 mg 的一氧化碳，如果有几个烟民同时在一个不通风的房间里吸烟，则空气中一氧化碳的浓度很快便可接近或者达到类似煤气中毒的浓度。

一氧化碳能够与红细胞中的血红蛋白结合，产生碳氧血红蛋白，使红细胞失去正常运氧能力，造成机体缺氧。它还能直接作用于 Warburg 呼吸酶，从而抑制组织呼吸。此外，一氧化碳还会引起眼睛对光敏感度的损害。

值得一提的是，在狭窄且空气流通不畅的机舱内，吸烟产生的一氧化碳无疑是最常见的有害气体之一，其主要来源就是机组的烟民。

（二）焦油类物质

焦油类物质是黄色的、具有粘性的树脂，其味又辣又苦，也就是人们常说的"烟油"，它是由酚类、酯族类、吲哚类、吡啶类等多种化合物组成的混合物，常常粘附在吸烟者的口腔粘膜上、牙齿上、咽部和呼吸道壁上，并发出阵阵烟臭。

焦油类物质对人类健康的影响主要表现在致癌、促癌方面。焦油类物质中的许多化合物具有致癌作用，而一部分物质尽管其本身没有致癌作用，但可以增强致癌物质的作用或加快已有恶性病变的癌变速度，而成为促癌物质。

（三）尼古丁

尼古丁又叫烟碱，是一种植物碱兴奋剂，通过口、鼻、支气管和胃粘膜很容易被肌体吸收。它进入人体初期对神经系统起兴奋作用，后期则为抑制作用，使注意力、记忆力逐渐下降，进而导致工作效率降低。

尼古丁对人体健康的影响主要有两个方面：

（1）直接毒性作用。尼古丁实际上是一种毒药，其毒性与氰化物相当，人体只能耐受 1 g 尼古丁，只是由于吸烟时，燃烧将其分解约 25%，随烟散去以及烟蒂残存约 60%，加之吸入又吐出一部分，吸烟者才没有立即中毒，但吸烟就等于慢性自杀。初学吸烟的人常有头晕、恶心、视力模糊等症状，这其实就是尼古丁中毒的表现。

（2）尼古丁的成瘾性。吸烟会成瘾，原因之一在于人类大脑中存在烟碱感受器，尼古丁的吸入会大大增加大脑中烟碱感受器的数量。当然，尼古丁成瘾的表现并不同于海洛因、咖啡因等毒品，人们不会因为烟卷中尼古丁的影响而飘飘欲仙，狂性大发。但吸烟成瘾后最麻烦的是，如果停止吸入尼古丁，在短期内人们会出现注意力分散、决断时间延长、失眠等症状，甚至还会使人变得消沉，攻击性增加，这也是人们不愿戒烟的原因之一。

（四）放射性物质

到目前为止，香烟具有放射性恐怕不为大多数人所认识。研究发现，香烟燃烧的颗粒中含有 ^{210} 铝、^{201} 钋等放射性元素。这些具有放射性的颗粒被吸入呼吸道后，主要沉积于支气管的分岔处，对人体形成照射，而该处恰恰就是肺癌的好发部位。

二、吸烟对人体健康的危害

（一）致癌作用

吸烟致癌已经为人们所公认。吸烟是患肺癌、喉癌、口腔癌和食道癌的主要原因，是膀胱癌、胃癌和胰腺癌的促发因素。

流行病学调查表明，吸烟是肺癌的重要致病因素之一。吸烟者患肺癌的危险性是不吸烟者的 13 倍，如果每日吸烟在 35 支以上，则其危险性比不吸烟者高 45 倍。吸烟者肺癌死亡率比不吸烟者高 10～13 倍，肺癌死亡人数中约 85% 由吸烟造成。

吸烟者喉癌发病率较不吸烟者高十几倍。边吸烟边喝酒比单纯吸烟危害更大，吸烟伴饮烈酒时，烟草中的有害致癌物质能溶于酒精中，并且粘附在消化道粘膜上皮表面，会对粘膜上皮产生更加强烈的危害，从而更易引发喉癌。

烟雾中的多环芳香碳氢化合物，需经多环芳香碳氢化合物羟化酶代谢作用后才具有细胞毒和诱发突变作用，在吸烟者体内该羟化酶浓度较不吸烟者高；吸烟可降低自然杀伤细胞的活性，从而削弱机体对肿瘤细胞生长的监视、杀伤和清除功能，这就进一步解释了吸烟是多种癌症发生的高危因素。此外，吸烟与结肠癌、肾癌和子宫颈癌的发生有一定关系。临床研究和动物实验表明，烟雾中的致癌物质还能通过胎盘影响胎儿，致使其子代的癌症发病率显著增高。

（二）对心、脑血管的影响

吸烟是许多心、脑血管疾病的主要危险因素，吸烟者的冠心病、高血压病、脑血管病及周围血管病的发病率均明显升高。冠心病发病率吸烟者较不吸烟者高 3．5 倍，病死率前者较后者高 6 倍，心肌梗塞发病率前者较后者高 2～6 倍。心血管疾病死亡人数中的 30%～40% 由吸烟引起，其死亡率的增长与吸烟量成正比。

尼古丁和一氧化碳是公认的引起冠状动脉粥样硬化的主要有害因素。一方面，吸烟可损伤血管内皮细胞，并引起血清高密度脂蛋白胆固醇（HDL-C）降低，胆固醇升高，血管内皮细胞前列环素（PGI2）水平降低，从而引起周围血管及冠状动脉收缩、管壁变厚、管腔狭窄和血流减慢，造成心肌缺氧；另一方面，一氧化碳又会影响红细胞的携氧能力，造成组织缺氧，从而诱发冠状动脉痉挛。机体对于缺氧的反应是通过加强心脏的活动和增加红细胞的数量来进行代偿的，由于红细胞的增多会使血粘滞度增高，又反过来加重心脏负担。另外，尼古丁又可促使血小板聚集。以上这些都可能促进冠心病的发生和发展。由于心肌缺氧，使心肌应激性增强，所以有冠心病的吸烟者发生猝死的危险性增高。

吸烟者发生中风的危险是不吸烟者的 2～3.5 倍；如果吸烟患高血压，中风的危险性就会升高近 20 倍。此外，吸烟者易患闭塞性动脉硬化症和闭塞性血栓性动脉炎。

（三）对呼吸道的影响

吸烟是慢性支气管炎、肺气肿和慢性气道阻塞的主要诱因之一。一方面，长期吸烟可使支气管粘膜的纤毛受损、变短，影响纤毛的清除功能；另一方面，吸烟使粘膜下腺体增生、肥大，粘液分泌增多，成分也有改变，容易阻塞细支气管。吸烟者患慢性气管炎较不吸烟者高 2～4 倍，且与吸烟量和吸烟年限成正比例。患者往往有慢性咳嗽、咯痰和活动时呼吸困难，即使年轻的无症状的吸烟者也有轻度肺功能减退。

（四）对消化道的影响

吸烟可引起胃酸分泌增加，并能抑制胰腺分泌碳酸氢钠，诱发溃疡。烟草中烟碱可使幽门括约肌张力降低，使胆汁易于返流，从而削弱胃、十二指肠粘膜的防御因子，促使慢性炎症及溃疡发生，并使原有溃疡延迟愈合。此外，吸烟可降低食管下括约肌的张力，易造成返流性食道炎。

（五）其　他

1. 女性吸烟的危害

吸烟对妇女的危害更甚于男性，妇女吸烟可引起月经紊乱、受孕困难、宫外孕、雌激素低下、骨质疏松以及更年期提前。孕妇吸烟易引起自发性流产、胎儿发育迟缓和新生儿低体重。其他如早产、死产、胎盘早期剥离、前置胎盘等均可能与吸烟有关。妊娠期吸烟可增加胎儿出生前后的死亡率和先天性心脏病的发生率。以上这些危害是由于烟雾中的一氧化碳等有害物质进入胎儿血液，形成碳氧血红蛋白，造成缺氧；同时尼古丁又使血管收缩，减少了胎儿的血供应及营养供应，从而影响胎儿的正常生长发育。吸烟女性比不吸烟女性患子宫颈癌或其他恶性肿瘤的几率高 50%，吸烟妇女死于乳腺癌的比率比不吸烟妇女高 25%。

2. 对性功能和生殖功能的危害

尼古丁有降低性激素分泌和杀伤精子的作用，使精子数量减少、形态异常和活力下降，以致受孕机会减少。吸烟还可造成睾丸功能的损伤、男子性功能减退和性功能障碍，导致男性不育症。

3. 对视力的损害

吸烟可引起烟草性弱视，老年人吸烟可引起黄斑变性，这可能是由于动脉硬化和血小板聚集率增加，促使局部缺氧所致。

三、被动吸烟

被动吸烟又叫强迫吸烟，是指不吸烟者吸入吸烟者吸烟时所产生的烟雾，包括吸烟者呼出来的烟和从香烟直接燃烧出来的烟。被动吸烟已经成为当今社会人们普遍关心的公共卫生问题，在我国占总人口 67% 的不吸烟人群中，有 70% 的人在家中、30% 的人在公共场所、25%的人在工作场所成为被动吸烟的受害者。全世界每年因被动吸烟而死亡的人数为 200 万人，与烟民死亡人数数量相当。

吸烟对他人的危害主要表现在以下两个方面：

（一）香烟燃烧过程中的有害物质严重破坏了人们赖以生存的环境

美国环境保护署曾经向全世界报告：吸烟者会给室内带来更大的污染。据检测，室内若有一个人不停地吸烟，空气污染的程度不亚于一个小工厂 24 小时内允许排出的总污染量。研究发现，一个不吸烟者在一个曾经有吸烟者吸了 20 支烟的房间里，会吸入相当于吸一支香烟的烟气。无论是单纯性还是混合性的通风器或过滤装置，都不能把室内的烟草烟雾降低到安全水平。只有完全无烟的环境才能更好地保护人们免受被动吸烟的危害。

（二）被动吸烟者同样也会患包括肺癌和心血管疾病等在内的与吸烟有关的疾病

吸烟产生的烟雾分为主烟雾和次烟雾。吸烟者吸进的烟雾为主烟雾，香烟燃烧时产生的烟雾为次烟雾，而次烟雾对他人的危害超过主烟雾。被动吸烟者所吸入的有害物质浓度并不比吸烟者为低。吸烟者吐出的次烟雾中，烟焦油含量比吸烟者吸入的主烟雾多 1 倍，苯并芘多 2 倍，一氧化碳多 4 倍。研究发现，经常在工作场所被动吸烟的妇女，其冠心病发病率高于工作场所没有或很少被动吸烟者。大量流行病学调查表明，吸烟致癌患者中的 50% 是被动吸烟者，丈夫吸烟其妻子的肺癌患病率为丈夫不吸烟妇女的 1.6～3.4 倍。孕妇被动吸烟可影响胎儿的正常生长发育，当丈夫每天吸烟 10 支以上时，其胎儿产前死亡率增加 65%；吸烟越多，该死亡率越高。吸烟家庭儿童患呼吸道疾病的比不吸烟家庭为多。

由于被动吸烟对人体健康带来严重的危害，世界卫生组织理事会于 1986 年 1 月 5 日通过一项决议声称："被动、强迫或非出于自愿的吸烟侵犯不吸烟人士维持健康的权利。不吸烟人士应得到保障，免受这类环境污染的危害。"

四、吸烟对飞行能力的影响

1. 降低缺氧耐力

由于一氧化碳与血红蛋白结合生成碳氧血红蛋白，影响了血红蛋白携氧的能力，使缺氧耐力下降。吸烟者和不吸烟者的生理高度与实际高度对照如表 7.1 所示。

表 7.1　吸烟者和不吸烟者的生理高度和实际高度对照（m）

实际高度	生理高度（不吸烟者）	生理高度（吸烟者）
海平面	海平面	2 100
3 000	3 000	4 200
6 000	6 000	6 700

2. 影响飞行操作，危及飞行安全

（1）降低人的视敏度，使人的夜间视力大大降低；

（2）降低思维判断能力、动作协调能力和紧急储备能力；

92

（3）通过兴奋交感神经，引起心脏负荷增加，从而加速飞行疲劳。

美国联邦航空局（FAA）经过调查分析后得出结论：吸烟是民用航空飞行事故的促发因素之一。

五、拒绝烟草

吸烟已成为世界公害之一。烟草灾难，不同于其他自然灾难，是可以预防和控制的，创造无烟世界，需要每个人的努力。

（一）国际控烟运动

1602 年，伦敦大主教因吸烟致死震惊全球，英国国王詹姆士一世发动了禁烟运动，并亲自撰写了《扫除烟害运动》一书。随后禁烟活动波及多国，相继颁布了禁种、禁售、禁吸烟草的法规。

鉴于烟草使用的日益泛滥及其造成的严重危害，世界卫生组织（WHO）从 1969 年开始推动全球的控烟工作。1970 年 5 月，第 23 届世界卫生大会（World Health Assembly，WHA）通过了 WHA23.32 号决议，首次较全面地提出了控烟问题：要求所有大会及委员会会议的参与者不得在会议室吸烟；探讨劝阻青年人吸烟的教育方法；请粮农组织注意研究种植烟草国家中的替换作物等。

1988 年 4 月 7 日是 WHO 成立 40 周年纪念日，这一天成为第一个"世界无烟日"。在以后的每个世界无烟日，WHO 都向全球提供控烟的基本信息和建议。从 1989 年起，"世界无烟日"改为 5 月 31 日。到 1993 年，WHO 所有成员国都在每年的 5 月 31 日举行不同形式的宣传活动，即使在烟草控制活动开展不够的国家也是这样。越来越多的人接受了健康的信息，"世界无烟日"成为控烟运动一面鲜明的旗帜。2007 年 5 月 31 日，是第二十个世界无烟日，此次世界无烟日旨在提高公众对被动吸烟和环境烟草烟雾危害的认识，主题是"创建无烟环境"，口号是"创建无烟环境，构建和谐社会"。

2003 年 5 月在日内瓦召开的第 56 届世界卫生大会上，世界第一个旨在限制全球烟草和烟草制品生产等的公约《烟草控制框架公约》（Framework Convention on Tobacco Control，FCTC）获得一致通过，它是由世界卫生组织主持达成的第一个具有法律效力的国际公共卫生条约，也是针对烟草的第一个世界范围多边协议。迄今已有 167 个国家在公约上签字。2003 年 11 月，中国成为该公约的第 77 个签约国。该公约要求各缔约国须严格遵守公约的各项条款：提高烟草的价格和税收，禁止烟草广告，禁止或限制烟草商进行赞助活动，打击烟草走私，禁止向未成年人出售香烟，在香烟盒上标明"吸烟危害健康"，并采取措施减少公共场所被动吸烟等。

（二）中国控烟工作

烟草传入中国已有近 500 年历史了，控烟工作也一直在进行。1639 年我国明朝崇祯皇帝曾明令禁烟，并发布禁烟告示，称"嗜烟者死"。

中国政府非常重视和支持控烟工作。1979 年经国务院批准，卫生部等四部委联合发出《关于宣传吸烟有害与控制吸烟的通知》，此后至少有 88 个关于控烟的地方法规相继出台。全国人大审议通过的《烟草专卖法》、《未成年人保护法》等多个法律均有控烟、限制烟草广告和禁止青少年吸烟的条款。2005 年 8 月 28 日，全国人大常委会批准世界卫生组织《烟草控制框架公约》，表明中国与各缔约方共同遏制烟草危害，保护公众健康权利的决心。

（三）民航控烟

鉴于吸烟的危害性越来越多地被认识，1992 年 9 月，国际民航组织第 19 届会议对在国际航线旅客班机上禁止吸烟问题做出决定：强烈要求所有会员国在 1996 年 7 月以前在国际航线旅客班机上禁止吸烟。

1983 年中国民航在国内航线旅客班机上实行禁止吸烟，受到了绝大多数旅客的欢迎，并荣获世界卫生组织颁发的"最早在民航班机推行禁止吸烟"的奖状。中国民用航空总局于 1993 年 3 月 18 日发出《关于在国际航线旅客班机上逐步实行禁止吸烟的通知》，规定从 1993 年 7 月 1 日开始，在中国国际航线旅客班机上逐步实行禁止吸烟，各航空公司在飞往香港的旅客班机（包括加班机、包机）上一律禁止吸烟。从 1994 年 1 月 1 日开始，各航空公司在空中飞行 6 小时（含）以内的国际航线旅客班机（包括加班机、包机）上，一律禁止吸烟。从 1995 年 1 月 1 日开始，各航空公司在所有的国际航线旅客班机（包括加班机、包机）上一律禁止吸烟。各航空公司在上述规定时间实行禁烟的航班的《旅客登机卡》上必须印有"飞机上禁止吸烟"的字样，飞机上"禁止吸烟"的标志灯必须在空中飞行的全过程中打开，飞机上广播必须增加上述航班禁止吸烟的广播词。乘务员要经常检查旅客执行禁止吸烟的情况，发现有人吸烟应予立即劝止。1997 中国民航总局发出了民用机场和民用航空器内禁止吸烟、违者罚款的规定。

（四）任何时候戒烟都不晚

欧美一些国家的情况表明，有效的控烟干预可明显遏制肺癌发病率和死亡率的上升。研究成果显示：成功戒烟两年及两年以上者总死亡率下降 56%，冠心病的死亡率下降 93%，消化性溃疡、食管癌的死亡率下降 79%。英国 1950 年和 1990 年两项大样本病例对照研究结果显示，吸烟者即使中年戒烟，也会减少患肺癌的危险，中年以前戒烟，可减少 90% 以上归因烟草的危险。另外，戒烟后食欲大振，心情舒畅，人的精神面貌也会焕然一新。因此，对吸烟者来说，任何时候戒烟都不晚，当然越早越好。

第二节　饮酒与健康

酒的历史跟人类社会的文明史一样源远流长，逢年过节、亲朋好友相聚，适当饮酒可以增进感情，活跃气氛。但饮酒失控会给自身健康和社会、家庭带来危害。

世界卫生组织的数据表明，至少有 60 种疾病与过量饮酒有关，2000 年，全世界因饮酒引起死亡的人数约 180 万，相当于全球疾病负担的 4%；20%～30% 的食道癌、肝脏病、机动车事故、自杀和其他故意伤害也是因饮酒问题所致。

中国是饱受酒精危害的重灾区。2006 年居民饮酒率调查结果显示，我国饮酒人群已高达 5 亿人，和 1991 年比，居民饮酒率增长了 17.3%，男、女饮酒率分别增长了 12.8% 和 73.1%，18 岁以前开始饮酒的比率达到 8.8%，每年有 114 100 人死于酒精中毒，占总死亡率的 1.3%。此外，饮酒导致的间接危害也值得关注，2004 年我国发生道路交通事故

56万多起，其中以酒后驾车事故比例最高。

酒后驾车的危害已广为所知，并受到了严格的控制。由于饮酒不断地造成飞行事故，世界各国对飞行人员的饮酒行为也有明确的限制。饮酒与一等飞行事故有密切关系。1990—1998年美国大型客机飞行事故的调查结果表明，69架次的事故中死亡飞行人员69人，副驾驶员44人，共计113人，其中死亡者血液酒精浓度大于FAA标准（8.68 mmol/L）的占13.3%。澳大利亚1972—1974年250起一等飞行事故中有150人血液酒精浓度在15 mg%以上，占死亡人数的18%。

一、酒精在体内的生理过程

（一）酒精的消化和吸收

酒中有效成分是乙醇（Ethanol）。乙醇是小分子化合物，进入消化道内不需要经过消化酶分解即可通过简单的弥散方式（即从胃肠道内高浓度向血液内低浓度扩散）被直接吸收入血中。

酒精的吸收主要在小肠内进行，大约占摄入总量的80%左右。

影响酒精吸收的三个主要因素：

（1）酒精的浓度。浓度10%～30%吸收最快；小于10%因为总量少而吸收慢，大于30%则会因为酒精的局部麻醉作用和刺激胃肠道粘膜引起粘液分泌而影响吸收。

（2）道内食物胃肠存留的多少。若食物存留较多，则吸收慢；若食物较少，则吸收快。

（3）是否经常饮酒。经常饮酒者，吸收快，消除也快，一般在0.5～1小时到达高峰，两小时后迅速下降；不常饮酒者，吸收慢，消除也慢，而且酒精在血液中浓度的峰值较高，维持时间也较长。

（二）酒精在体内的分布

由于乙醇的水溶性特性，使其被人体吸收后，在体内各系统、器官和组织间呈均匀分布，分布于体内所有含水的组织和体液中，包括脑和肺泡气中。血中乙醇浓度可直接反映全身的浓度。

（三）酒精的代谢与排出

酒精是代谢、分解主要在肝脏内进行，大约占总摄入量的90%，其他部位如肾脏、肺和皮肤排出的至多占10%。

乙醇先在肝内由醇脱氢酶氧化为乙醛，乙醛经醛脱氢酶氧化为乙酸，乙酸转化为乙酰辅酶A进入三羧酸循环，最后代谢为二氧化碳和水。其化学方程式如下：

$$C_2H_5OH \rightarrow CH_3\text{-}CHO \rightarrow CH_3COOH \rightarrow CO_2 \uparrow + H_2O$$

需要指出的是，酒精在体内的排出要比吸收慢得多，特别是在脑脊液中，其清除速度更慢。所以，酒精在中枢神经系统中能残留较长的时间而持续发挥作用。一般来说，人体清除啤酒所用的时间最短，为4小时左右；清除白酒所用的时间最长，为8小时左右；而清除我们不常饮用的洋酒所用的时间最长，如马爹利大约需要16小时，而消除威士忌酒对前庭视觉系统的有害作用则需36小时。

二、酒精对人体健康的影响

（一）酒精对神经系统的损害

当一次饮入过量的酒精或酒类饮料，引起的中枢神经系统由兴奋转为抑制的状态，称为酒精中毒或乙醇中毒。酒精对中枢神经系统作用的特点是从最高级中枢开始的，然后逐渐向整个神经系统扩散。

1. 急性酒精中毒

俗称醉酒，是由于过量饮酒导致中枢神经系统的兴奋和抑制状态。典型的可表现为以下四个阶段：

（1）兴奋期。此时最高级神经中枢被抑制，较低级神经中枢的功能从最高级神经中枢的控制下被解放并得以表现出来。表现为语言增多，自信心增强，并伴有欣快感等。

（2）共济失调期。此时乙醇对神经系统的麻痹作用从最高神经中枢向整个神经系统扩展，特别是影响到小脑功能。表现为语无伦次，动作不协调，步态蹒跚等。

（3）昏睡期。此时酒精对整个神经系统的作用进一步加深，出现感觉减退和迟钝，甚至昏迷，常伴大小便失禁。此阶段可发生呼吸肌麻痹甚至死亡。

（4）恢复期。随着酒精在肝脏内的不断氧化，在血液中的浓度逐渐降低，神经系统的功能逐渐得以恢复。

2. 慢性酒精中毒

（1）营养失调。酒精中不含营养素，经常饮酒者会食欲下降，进食减少，势必造成多种营养素的缺乏，特别是维生素 B_1、B_2、B_{12} 的缺乏，还会影响叶酸的吸收。

（2）精神症状。如表现为注意力和记忆力障碍，情感淡漠，嗜睡和痴呆等。

（3）眼外肌瘫痪。表现为复视等。

（4）躯体共济失调：表现为走路不稳，动作不协调，不能做精细动作等。

（5）其他的神经系统表现：由于维生素 B 族营养障碍所涉及神经系统的部位不同，导致的临床表现也有较大的差异。其中，最多见的是多发性周围神经病，主要表现为四肢末端感觉障碍和无力。

（6）脑萎缩。慢性酒精中毒常伴有脑萎缩，并表现出不同程度的神经—心理缺陷。应当强调的是，慢性酒精中毒所引起的脑损伤是不可逆的，这不能不引起嗜酒者的高度重视。

（二）酒精中毒性肝病

酒精中毒性肝病是因长期大量饮酒所导致的肝损害。本病在欧美国家多见，近年在我国也有上升趋势。在我国民航飞行人员中，脂肪肝的发病率较高与饮酒有较大的关系。

酒精的代谢主要是在肝脏中进行的，对肝脏的损害特别大。酒精对肝损害的机制尚未完全查明，可能是以下几个原因：

（1）乙醇的中间代谢物乙醛能与蛋白结合形成乙醛—蛋白加合物，该物质不但对肝细胞有直接损伤，而且还可以形成新抗原诱导细胞及体液免疫反应，攻击肝细胞；

（2）乙醇代谢是个耗氧过程，可导致肝细胞缺氧；

（3）乙醇代谢过程中消耗氧化型辅酶Ⅰ（NAD）而使还原型辅酶Ⅰ（NADH）增加，导致依赖 NAD 的生化反应减弱而依赖 NADH 的生化反应增高，这一肝内代谢的紊乱可能是高脂血症和脂肪肝的原因之一；

（4）乙醇代谢过程、乙醛—蛋白加合物以及受损的肝续编均可激发免疫炎症反应，炎症细胞在肝组织浸润，释放各种细胞因子，进一步加重肝细胞损伤。

酒精中毒性肝病主要有三种表现形式：① 酒精性脂肪肝；② 酒精性肝炎；③ 酒精性肝硬化。

酒精对肝脏的危害随着量的增加和饮用时间的延长而加重，是按照"酒精性脂肪肝→酒精性肝炎→酒精性肝硬化"顺序逐渐发展，而酒精性肝硬化还可以并发原发性肝癌。

增加酒精中毒性肝病发生的因素有：

（1）饮酒量及饮酒时间因素。饮酒的量越多，时间越长，导致肝脏的脂肪性变就越严重。每日饮酒比间断饮酒危害性大，一次大量饮酒比一日分次小量饮酒的危害性大。据统计，慢性嗜酒者近 60% 发生脂肪肝，20%～30% 最终将发展为肝硬化。根据我国的一项研究，男性每天饮 50 度白酒 80 克，女性饮 40 克，连续 5 年以上，即有发生脂肪肝的危险。

（2）遗传易感因素。中国人乙醛脱氢酶的同工酶活性较白种人低，这与中国人酒精性肝病患病率较西方人低有关。

（3）性别因素：同样的乙醇摄入量女性比男性更易患酒精性肝病。

（4）乙型或丙型肝炎病毒感染。可增加酒精性肝病的危险性。

（5）营养因素：蛋白质和各种营养物质缺乏会加重酒精对肝的损害。

酒精中毒性肝病的预后好坏主要取决于以下三个方面：

（1）是否继续饮酒。这是决定预后好坏的关键。实验证明，酒精性脂肪变性在停止饮酒后可以完全恢复。

（2）是否已发展为肝硬化。如果已发展为肝硬化，则预后较差。

（3）全身其他器官的受损程度。如果其他器官受损程度愈重，则预后愈差。

（三）酒精对生殖细胞和下一代的危害

过量或长期饮酒可引起性欲减退，精子畸形和阳痿，女性可出现月经不调，停止排卵。酒精会损害女性的卵细胞，造成染色体异常从而引起流产和死胎；酒精也可以导致男性的精子减少或无精。孕妇饮酒，酒精能通过胎盘进入胎儿体内直接毒害胎儿，导致胎儿畸形，发育迟缓，智力低下，甚至引起胎儿酒精中毒综合症。

（四）酒精对心理的影响

酒精对心理的影响主要表现在酒精依赖方面。卫生部门 1982 年和 1993 年分别做的两次流行病学调查显示，酒精依赖的患病率已从 0.16‰ 上升到 0.68‰，是所有被调查的疾病中，发病率上升最快的一种。大约 80% 的酒精依赖者是随家人、同事和朋友饮酒，并作为一种乐趣而逐渐与酒结下不解之缘的。

酒精依赖的预防：世界卫生组织国际协作研究指出：为了预防酒精依赖的发生，男性安全饮酒的限度是每日不超过 20 g 纯酒精的饮用量，女性每日不超过 10 g 纯酒精的饮用量。通俗地讲，即男性每日饮酒不超过 2 瓶啤酒或 1 两白酒，女性每日饮酒不超过 1 瓶啤酒。而且，不论什么性别的人，每周至少应有两天滴酒不沾。

（五）其他危害

（1）消化道。酒精刺激消化道粘膜可引起充血，诱发食道炎、胃炎、胃溃疡和胰腺炎。特别是在食道癌、胃癌的发病中嗜酒都是重要因素之一。

（2）心血管系统。长期过量饮酒可使心脏发生脂肪样变，减低心脏的弹性和收缩力，影响正常功能。长期大量饮啤酒，可使心脏扩大，医学上称"啤酒心"。大量饮酒还可致心律失常。

（3）造血系统。可引起巨幼细胞贫血或缺铁性贫血。

（六）戒断综合征

长期酗酒者在突然停止饮酒或减少酒量后，可发生以下反应：

（1）单纯性戒断反应。在减少饮酒后6～24小时后发病，出现震颤、焦虑不安、心动过速、血压升高、恶心、呕吐等症状，多在2～5天内缓解。

（2）酒精性幻觉反应。以幻听为主，但意识清醒，一般持续3～4周后缓解。

（3）戒断性惊厥反应。往往与单纯性戒断反应同时发生，也可在其后癫痫大发作，多数只发生1～2次，每次持续数分钟。

（4）震颤谵妄反应：多在停止饮酒24～72小时后发生，出现精神错乱、全身肌肉粗大震颤、谵妄，伴有出汗、心动过速、血压升高等。

三、酒精对飞行能力的影响

酒精对各种能力（包括飞行能力）的影响目前已有较多的研究，所有的研究结果都毫无疑问地表明：血液中的酒精浓度与工作能力呈负相关。

饮酒对飞行能力的影响主要表现在：心理—生理功能失调和身体对飞行环境中缺氧、加速度等不良刺激的耐受性降低。

目前，我国民航当局规定："在饮用了含有酒精的饮料后，8小时内不能飞行"。而美国联邦航空条例规定：飞行员飞行时血液酒精浓度不得超过0.04%，饮酒后必须经过8小时才能参加飞行。如果饮酒8小时以后，飞行员血液酒精浓度仍然达到或超过0.04%，需要等到血液酒精浓度降到该浓度以下才能参加飞行；即使飞行员的血液酒精浓度低于0.04%，但其饮酒后的时间间隔不到8小时，也同样不能参加飞行。虽然美国联邦航空条例对此做了特别的规定，但采取比联邦航空条例更为保守的措施可能更为明智。因为有研究表明，在饮酒后，即使血液中酒精浓度降到了现在不能检测的水平（即为零），在一段时间内，心身功能仍有明显的损害，甚至有危及飞行安全的危险。所以，在美国，大多数飞行员在饮酒12小时后才被允许参加飞行，而商用航空公司则一般要求飞行员在饮酒24小时后才能参加飞行。

饮酒与一等飞行事故密切相关，世界各国的资料表明，大约有10%左右的一等飞行事故与饮酒有关。

四、酒精中毒的处理

（一）急性酒精中毒的处理

由于中毒者的程度不同，其处理方法也不一样。有的在家里作常规性的处理即可，而有的则需要送往医院作特殊治疗。

（1）对于一般的患者，不需要作特殊处理，但要注意两点，即头部的位置（侧卧位）和全身的保暖。

（2）对于吵闹不安、有暴力行为者，需加以隔离和保护。但切记禁用镇静安眠药物，以免混淆是由于酒精对神经系统的麻醉作用还是由于药物对神经系统的麻醉作用所导致的神经系统的抑制，增加呼吸肌麻痹的危险。

（3）对深度昏迷者，则需立即送入医院进行抢救。如用清水洗胃，以清除胃内未被吸收的酒精；用 50% 葡萄糖和胰岛素静脉注射，以加速乙醇的氧化代谢过程；用补液和利尿的方法加速酒精的排泄；用维生素 B_1、维生素 B_6、烟酸肌肉注射以对抗维生素的吸收障碍；对于昏迷及呼吸浅表者，给予纳洛酮 $0.4 \sim 0.8$ mg 静脉推注，以达到兴奋神经中枢的目的，等等。

（二）慢性酒精中毒的处理

主要是纠正饮酒所导致的营养吸收障碍，如补充维生素 B_1，同时补充维生素 C。必要时可适当使用镇静剂。（与急性酒精中毒的处理不同）

（三）戒断综合征的处理

主要是保证睡眠，加强营养，同时补充维生素 B_1、维生素 B_6，有低血糖时补充葡萄糖。重症患者可适当选用短效镇静药如地西泮控制症状，而又不致嗜睡和共济失调；有癫痫病史者可用苯妥英钠；有幻觉者可用氟哌醇。

第三节　体育运动与健康

体育运动是人们遵循人体的生长发育规律和身体的活动规律，通过身体锻炼、技术训练、竞技比赛等方式达到增强体质，提高运动技术水平，丰富文化生活的社会活动。

古希腊山岩上刻着一句格言："如果你想变得睿智，跑步吧；如果你想健康，跑步吧；如果你想更加健美，跑步吧。""生命在于运动"，健康的身体人人都可以得到，秘诀就是坚持体育运动。积极参加体育锻炼，并终身坚持，是获得健康的基本保证。2001 年中国群众体育现状调查显示：体育人口（即每周参加体育活动不低于 3 次，每次活动时间 30 分钟以上，具有与自身体质和所从事的体育项目相适应的中等或中等以上负荷强度者）患各种慢性病的发病率比非体育人口低 7.1 个百分点；呼吸系统疾病的发病率只有非体育人口的 12%；职业病的发病率只有非体育人口的 17%；肥胖的发生率低于非体育人口 1.5 个百分点。

缺乏运动的生活方式是不健康的生活方式。随着人类社会的不断进步，生活不断现代化。很多人原来上班骑自行车，现在开车，原来爬楼，现在坐电梯，消耗越来越少，而进食热量却越来越多，这种情况很容易使身体出现各种问题。"吃得好，跑不动，跳不高"已经成为不少民众的通病，全世界每年有 200 万人因为不运动而生病死亡。

体育人口比例与经济、社会发展水平密切相关。与发达国家相比，我国的体育人口比例偏低，2001 年中国群众体育现状调查显示：我国的体育人口占人口总数的 34%。2005 年对全国 10 多万名学生的调查表明：66% 的学生每天锻炼时间不足 1 小时，近 24.8% 的学生每天基本不锻炼；有 60.4% 的学生没有养成体育锻炼的习惯。

2008 年中国北京将举办第 29 届奥运会，这是中国的机会，更是中国体育发展的黄金时代。以迎接 2008 年奥运会为契机，2007 年 4 月 29 日，我国启动了"全国亿万青少年学生阳光体育运动"，强调要大力加强全民体育工作，切实提高全民健康素质，向全国发出了"每天锻炼一小时，健康生活一辈子"的号召。

体育锻炼在诸多促进健康的行为中，以其独特的作用和魅力日益受到人们的重视，已经成为生活方式中不可或缺的内容。到阳光下，到操场上，积极、自觉地坚持体育锻炼，是我们获得健康的基本保证。享受健康人生是我们追求的人生目标之一。

一、体育运动的分类

运动是建立在能量与氧消耗基础之上的。通常分为以下两种：

（一）有氧运动

有氧运动是指运动中所耗的氧气，可以通过呼吸、循环系统功能加强得到及时补充从而达到平衡的运动。如快步走、跑步、游泳、健身操等都属于此类运动项目。它的特点是强度低，有节奏，持续时间较长。要求每次锻炼的时间不少于 1 小时，每周坚持 3～5 次。

（二）无氧运动

无氧运动是指机体在缺氧或供氧不足的情况下，通过无氧酵解提供能量的一种运动。无氧运动一般不能改善人体心血管系统功能。这种运动会在体内产生过多的乳酸，导致肌肉疲劳不能持久，运动后感到肌肉酸痛。最典型的无氧运动是指一些高强度、短时间的运动，如 100 米跑、跳高、投掷、举重等，短时间内消耗大量的氧，机体无法以加快呼吸心率得到解决，只好以无氧酵解途径提供代谢所需能量。这种以快速、剧烈为特征，以在体内欠下一笔"氧债"为代价的运动，就是"无氧运动"。无氧运动多出现于竞技体育运动之中。

对维护身体健康，提高机体免疫力来说，有氧运动明显优于无氧运动。坚持有氧运动对身体健康十分有利，对绝大多数人也是有益的，而无氧运动不一定适合每一个人。

二、有氧运动对健康的影响

近年来国内外兴起的"有氧运动"成为健康生活方式的重要组成部分，它使缺血性心脏病死亡率下降 50%，这就有力地证明了运动和健康的关系。有氧运动对健康的影响有以下几点：

（一）增强肺功能

运动要消耗体内能量，能量靠体内的蛋白质、脂肪、糖等营养物质经过氧化而转换，故释放的能量越多，人体内所需要的氧和所产生的二氧化碳就越多，从而就需要呼吸系统加大工作量，进行超常规速度和深度的呼吸。有氧运动使锻炼者的呼吸加深、加快，肺活量提高，从而增加每次呼吸的气体交换量，保证在激烈运动时，满足气体交换的需要。

（二）改善心脏功能

有氧运动对心脏的作用大致有两种：一是可以改善心率状况；二是可加强心肌力量。坚持适当的有氧运动，可使心率适度降低，这样心脏就会得到更多的休息。同时，有氧运动能使心脏的肌肉变得更强壮，心脏跳动得更有力，每次能排出更多的血液，并且提高血液中对冠心病有预防作用的"好胆固醇"即高密度脂蛋白的比例。

（三）增加血液总量

有氧运动使你的血液变得很"富有"，可增加血液中的红血球、白血球和血红蛋白。氧气在体内是随血液供应到各个部位去的，血量提高也就相应增强了氧气的输送能力。

（四）提高肌肉的弹性、伸展性和协调性

有规律的科学锻炼，使肌细胞浆增多，肌纤维变粗，肌力增强；同时，使你的肌腱韧带强劲有力，关节稳定灵活。

（五）增加骨骼密度，防止骨质疏松

随着年龄增长，人体骨骼中的钙渐渐减少，有氧运动可以有效地防止钙的损失，高强度的训练可使骨密度增加 50%。

（六）减少体内脂肪，预防与肥胖有关的疾病

有氧代谢运动加上适当的饮食控制，可有效去除体内多余脂肪，减轻体重，有利于预防冠心病、高血压、高脂血症及糖尿病等严重危害健康的疾病的发生发展。这对于飞行人员尤为重要。有氧运动是最科学的减肥术。

（七）可产生良好的心理效应，促进心理健康

有氧运动能使人增加自信心、锻炼人的毅力；同时，还能提高机体对外部环境的适应能力，减缓和消除紧张、激动、易怒、神经质等不良情绪，矫正沮丧、忧郁、自私、散漫等不良或不健全的人格。美国心理学家发现，跑步能成功地减轻大学生们在考试期间的忧虑和紧张情绪。人们还发现有紧张烦躁情绪的人，只要散步 15 分钟或进行娱乐体育，紧张情绪就会松弛下来。长跑锻炼，可磨炼人的意志品质；球类集体运动，可增强人的纪律性、责任感和荣誉感，培养团结协作、勇敢顽强、刚毅果断的思想品质。

（八）防止人体机能结构退化

体育锻炼是防止人体机能结构退化的最重要的手段。经常锻炼不一定对延长寿命起很大作用，却可以通过增加乐趣和增强自尊来改变生活质量。不间断的体育锻炼或许不能减慢人体固有的生物衰老过程，但却可以明显改善身体机能，使人的生物年龄比实际年龄年轻 10～20 岁。

要使有氧运动产生效果，关键在于保持一定的运动量和选择适当的健身内容并持之以恒。它要求锻炼者每周要运动 3～4 次，每次坚持 20～60 分钟。

三、运动处方

体育锻炼作为强身健体的一种非药物手段越来越受到人们的关注，但是，过度运动不仅对健康无益，而且还会给机体带来伤病（如运动性猝死）。所以，"生命在于科学的运动"才是新世纪国人要遵循的健身基本原则。

运动处方是 1969 年由世界卫生组织提出并得到国际公认的一种健身方式，是指导人们有目的、有计划地进行科学体育锻炼的重要手段。

运动处方一般分为治疗性、预防性和健身健美性三种，其中，治疗性运动处方一般由专业医师或体疗师制订，后两种的主要目的是增强体质，预防疾病，提高健康水平和运动能力，可以根据自身的体质和健康状况自行设计。

（一）确定运动项目

运动项目不同健身效果就不同。选择运动项目时，要充分考虑实施的可能性（如器材、环境因素等），因为运动需要持之以恒。一般比较有效的运动项目或锻炼方式有以下三种：

（1）耐力性（有氧）运动。有氧运动是运动处方中最基本、最主要的锻炼方式，主要用于心血管、呼吸和内分泌等系统慢性疾病的康复和预防。常用项目包括步行、慢跑、上下楼梯、游泳、骑自行车、跳绳、划船、滑冰、球类运动等。

（2）力量性运动。力量性运动可以增强肌肉力量，改善神经肌肉协调性，增加关节灵活性，对于神经麻痹、骨质疏松和关节运动障碍的人比较适用。一般包括被动运动（通过辅助设施锻炼）、助力运动、免负荷运动（在减除肢体重力负荷的前提下进行主动运动，如在水中运动等）、主动运动和抗阻力运动（利用各种力量练习器进行）等。

（3）伸展运动和健美操。伸展运动和健美操既可用于治疗、预防疾病，又可用于健身和健美，主要功效是能有效地放松精神、消除疲劳、改善体型和机体的柔韧性，防治高血压、神经衰弱等。项目包括太极拳、保健气功、医疗体操和广播操等。

（二）设定运动强度

运动强度太小达不到锻炼目的，太大容易对身体造成伤害，而不同的人对不同运动项目的适应强度也不一样，选择的最佳运动强度也不同。目前国际上流行的办法是"靶心率"判定法。

一般我们把达到最大运动强度时的心率称为"最大心率"，此时，心脏功能的发挥已经达到了极限。而当人体完成最大做功的 60%～70% 时的心率称为"靶心率"或"运动中适宜心率"。通常采用公式来推算靶心率，对于大多数没有明显疾病的人来说，可以把最大心率的 65%～85% 确定为靶心率范围，即：

$$靶心率 = (220 - 年龄) \times 65\% (或 85\%)$$

如年龄为 40 岁的健康成人，其最大运动心率为 220－40＝180 次/分。适宜运动心率下限为 180×65%＝117 次/分，上限为 180×85%＝153 次/分。即该成年人日常锻炼时的靶心率范围为 117～153 次/分。

但是，对于年龄在 50 岁以上并伴有不同慢性病史的老年人来说，靶心率＝（170－年龄）×65%（或 85%），也就是说要降低运动强度，避免锻炼对心脏造成过重的负担，以防出现危险（如加重病情，甚至引发严重心脏疾患）。

（三）决定运动持续时间

运动持续时间的长短对锻炼效果有很大影响，对于刚开始锻炼的人来说，连续运动20 分钟以上并不是一件容易的事。连续运动超过人体机能的承受范围，会严重影响体育锻炼效果。轻者造成机体过度疲劳，重者引发不必要的运动性伤病。

一般情况下，每次锻炼持续时间以 15～60 分钟为宜，其中保持或维持靶心率上限的运动时间为 15 分钟左右，其余时间的运动都可以选择适当低于靶心率上限的强度。

（四）确定运动频率

运动频率的确定取决于运动强度和每次运动的持续时间。一般认为，每周锻炼 3～4

次，即隔一天锻炼一次，锻炼的效果最好，但最低的运动频率不要少于每周 2 次。对于刚开始运动的人，可以先从每周 1 次开始，然后再依自己体能提高的状况，渐渐调整到最佳状态。

四、体育运动中的注意事项

1. 持之以恒，自觉锻炼

人的健康状况不是一成不变的，体质的强与弱在一定的条件下可以互相转化。不进行锻炼，强的会变成弱的；经常有规律地锻炼，弱的可以变成强的。体育运动既不能设想短时间内成效显著，更不能期望一劳永逸。只有经常进行体育运动，才能长久地拥有健康的身体。

2. 因人而异，循序渐进

锻炼效果与运动量的大小有关，运动量太小达不到锻炼目的，太大可能会损害健康。应该根据自己的身体状况、年龄、性别以及过去的运动情况量力而行，不能强求一致，不能急于求成。一般讲，运动量应由小到大，时间由短到长，密度由疏到密。对自身的负荷能力要做好自我监测，注意不良反应。

3. 全面锻炼

锻炼必须着眼于整体，局部运动与全身其他部位的运动相交替。全面锻炼对不经常参加锻炼的个体尤其重要，只有在力量、速度、灵敏和耐力方面得到全面的发展，才能达到真正的锻炼目的。

4. 提高自我保护能力，防止运动创伤

在体育锻炼前要认真做好充分的准备活动，促使大脑皮层的兴奋性提高到最适宜状态，同时，提高肌肉的力量、弹性和灵活性，提高关节韧带的机能，有效地防止肌肉和关节韧带的损伤。尤其是飞行学生要注意运动的安全性，避免运动损伤而停飞，如伤脑、骨折等。

第四节　成　　瘾

成瘾（Addiction），或者说上瘾，是指强迫性的对习惯形成物的生理需求。包括药物性成瘾和成瘾性行为。

一提起成瘾这个词，人们首先想到的是鸦片、大麻、海洛因等毒品。联合国麻醉品专家委员会曾将成瘾定义为：由于反复使用某种药物所引起的一种周期性和慢性中毒症状。一旦形成毒瘾，就会出现"戒断综合症"和"强迫性觅药行为"，戒断非常困难。这里所定义的只是药物性成瘾，实际上，现在一种没有任何化学药物的"成瘾"更让人们关注，那就是"成瘾性行为"。

成瘾性行为（Addictive Behavior）是一种复杂、令人费解而又广泛存在的人类行为。很多消费行为可能演变为一种成瘾性行为，典型的例子包括吸烟、饮酒、赌博、网络游戏成瘾，等等。

虽然现在对行为成瘾的研究并不深入，但是至少人们已经了解：人类的行为如同药物一样，也可以通过对大脑的作用而产生成瘾。行为成瘾和药物成瘾具有某些相同的生化通道，因此对于行为成瘾也可以像药物成瘾一样用拮抗性药物来治疗。而且由于行为可以成瘾并具有强迫性，因此在定义成瘾时还得充分考虑行为的作用。

一、毒品成瘾症

毒品被公认为"白色瘟疫"，在全世界泛滥成灾，并和战争一起被列为危及人类生存的两大杀手。几千年来，一些人吸食、吞咽、注射成瘾性物质，从中得到兴奋刺激和暂缓痛苦，然而，却也为此付出了沉重的代价。目前全球吸毒人数已超过 2 亿，每年有 10 万人因吸毒死亡，有 1 000 万人因吸毒丧失正常的智力和工作能力。无论是发达国家还是发展中国家，吸毒人数都与日俱增，贩毒活动屡禁不止，成为严重的社会问题。

中国深受鸦片之苦。鸦片与罂粟，是在唐初由阿拉伯商人朝贡献给中国皇帝而逐渐流传开来的，那时它只作为治病救人的一味良药被历代名医认识和应用。清中叶后，中英之间关于鸦片与贸易的冲突，酿成了 1840 年的鸦片战争。随着中国的战败，鸦片如潮水般涌入中国。到了 20 世纪初叶，在多灾多难的中国近代史上，又添上了几个苦涩的纪录：罂粟种植最广，鸦片产量最多，吸毒人口最多，毒品几乎无处不在，无时不有，成为了中国社会机体上的一个毒瘤。新中国成立后，中国政府采取果断措施，将其基本铲除。但改革开放后，毒品这个恶魔又再次流入了我国。

吸毒不仅损害健康，丧失了人格、尊严甚至宝贵的生命，还破坏了家庭，引发许多刑事犯罪，破坏了社会的稳定和安宁。

（一）毒品定义

按照新修订的我国《刑法》第 357 条规定：毒品是指鸦片、海洛因、甲基苯丙胺（冰毒）、吗啡、大麻、可卡因以及国家规定管制的其他能够使人形成瘾癖的麻醉药品和精神药品。

"毒品"、"吸毒"是我国的习惯讲法，国际禁毒公约将具有依赖特性的药物分为麻醉药品和精神药物两大类进行国际管制，有时候被统称为"精神活性药物"。这些药物如果滥用即是毒品。国际上习惯只讲麻醉品、精神药品的滥用。

毒品与平时人们常说的如砒霜、氰化钾等致人死命的剧毒药品是不同的。毒药（如氰化物）人一沾唇就会痛苦地死去，因此谁都不会迷恋它。毒品之所以毒，首先在于它能给人以某种"舒适感"，使人能从迷幻中得到虚假的满足。其次它能使人成瘾，一经吸食或注射，体验那种虚幻的"舒适感"之后，就欲罢不能，形成癖好，越陷越深。

一般来说，毒品具有以下的共同特征：

（1）有一种不可抗拒的力量强制性地使吸食者连续使用该药，并且不择手段地去获得它；

（2）连续使用有加大剂量的趋势；

（3）对该药产生精神依赖性及躯体依赖性，断药后产生戒断症状；

（4）对个人、家庭、社会都会产生危害性结果。

（二）分　类

目前毒品种类已达到 200 多种。

联合国麻醉药品委员会将毒品分为六大类：① 吗啡型药物（包括鸦片、吗啡、可卡因、海洛因和罂粟植物等）；② 可卡因、可卡叶；③ 大麻；④ 安非它明（冰毒、摇头丸）等人工合成兴奋剂；⑤ 安眠镇静剂（包括巴比妥药物和安眠酮、氯胺酮—K粉）；⑥ 精神药物，即安定类药物。

其中对人体危害最大的有鸦片类、可卡因类和大麻类，可卡因类被称为"百毒之王"。

鸦片（Opium），俗称"阿片"、"大烟"、"烟土"，是从罂粟中提炼成的粗制品，是一种初级毒品。鸦片提纯为吗啡（Morphine），再精炼成海洛因（Heroin），极易使人成瘾。由于海洛因成瘾最快，毒性最烈，曾被称为"世界毒品之王"，成瘾后由于人脑组织发生了相应的变化，戒掉的可能性则极小了，吸毒过量引起呼吸抑制可致人死亡，一般持续吸食海洛因的人只能活 7～8 年。海洛因（俗称白粉）是目前我国消费的主流毒品，全国现有海洛因吸食人员 70 万，占吸毒人员总数的 78.3%。

可卡因（Cocaine）是从非洲、南美洲灌木古柯叶中提炼出的生物碱，药用麻醉剂，有成瘾特性。

大麻（Cannabis）是印度、墨西哥和哥伦比亚等地的植物制剂，价廉，是国外使用最广泛的毒品。

冰毒，即无氧麻黄素，属安非它明类，白色透明结晶体，纯度高，毒性大，易上瘾，致幻能力强，毒性发作快，剂量大人会中毒死亡。

"摇头丸"，即二亚甲基双氧苯丙胺，是一种新型毒品，"冰毒"的衍生物，属兴奋型毒品，危害人的中枢神经系统，使人表现出精神病状态，狂躁。

（三）吸毒的危害

1. 吸毒对身心的危害

（1）严重危害人的健康。吸毒破坏人体的正常生理机能和新陈代谢，并导致多种疾病，吸毒过量还会造成突然死亡。中毒主要特征有：嗜睡、感觉迟钝、运动失调、幻觉、妄想、定向障碍等。

（2）使人产生药物依赖性。药物依赖性有心理依赖性与生理依赖性之分。

生理依赖性亦称身体依赖性或躯体依赖性，是指中枢神经系统对长期使用某种依赖性药物所产生的一种身体适应状态。例如吸毒者成瘾后，就必须在足够量的毒品维持下，才能保持生理的正常状态。一旦断药，生理功能就会发生紊乱，出现一系列严重生理反应，医学上称之为戒断症状，使人感到非常痛苦，许多吸毒者由于痛苦难忍而自杀身亡。吸毒者戒断症状的出现就是其生理依赖性的外在反应。戒断反应也是吸毒者戒断难的重要原因。

心理依赖性亦称精神依赖性，是指多次反复使用毒品后，使人产生的愉快满足的欣快感觉，这种心理上的欣快感觉，导致吸毒者形成对所吸食毒品的强烈渴求和连续不断吸食毒品的强烈欲望，继而引发强迫用药行为，以获得不断满足的心理活动。吸毒者成瘾后的"终生想毒"和戒毒后又复吸，就是其心理依赖性的内在反应。

（3）导致精神障碍与变态。吸毒所致最突出的精神障碍是幻觉和思维障碍。吸毒者的行为特点是围绕毒品转，甚至为吸毒而丧失人性。即使是很有才华的人，一旦吸毒，就等于掉进了死神和魔鬼的陷阱，会不可避免地走向堕落的深渊，毁掉自己的生活和前途。

（4）使人感染性疾病。静脉注射毒品易使毒品滥用者感染各种疾病，最常见的有化脓性感染和乙形肝炎、令人担忧的艾滋病问题。2006年中国禁毒报告显示：我国艾滋病病毒感染者中，有40.8%因静脉注射毒品而感染，居艾滋病传播途径的首位；吸毒人员中80%患有各种传染病。

（5）危害人体的机理。人脑中本来就有一种类吗啡肽物质维持着人体的正常生理活动。吸毒者吸食的海洛因、外来的类吗啡肽物质进入人体后，减少并抑制了自身吗啡肽的分泌，最后达到靠外界的类吗啡肽物质来维持人体的生理活动，自身的吗啡肽物质完全停止分泌。那么，一旦外界也停止了供应类吗啡肽物质，则人的生理活动会紊乱，出现不安、焦虑、忽冷忽热、起鸡皮疙瘩、流泪、流涕、出汗、恶心、呕吐、腹痛、腹泻等"戒断症状"。此时，只有再供给吗啡物质，才可能解除这些戒断症状。这种戒断反应的痛苦，反过来又促使吸毒者千方百计地维持吸毒状态。

2. 吸毒祸及家庭

家庭中一旦出现了吸毒者，家便不成其为家。吸毒者在自我毁灭的同时，也破坏自己的家庭，使家庭陷入经济破产、亲属离散、甚至家破人亡的绝境。

3. 吸毒危害社会

吸毒与犯罪是一对孪生兄弟。精神依赖开始迅速改变一个人的固有人格。为了毒资很多人可以出卖肉体甚至生命，何况偷、抢劫了。吸毒者为购买毒品耗尽正当收入，继而变卖家产，四处借债，甚至卖儿卖女，最后铤而走险，走上犯罪道路。据调查统计，毒资来源94%来自刑事犯，其中约12%的人盗窃，45%的人贩毒，20%的人抢劫，17%的人卖淫。

（四）吸毒的原因

毒品有害于健康，为社会不容，人民痛恨，可以说毒撒人间全是祸，可为什么还有人宁愿步入深渊也要去尝试呢？

部分青年人好奇心强，被好奇心驱使，因不知情被欺骗、引诱吸毒，逐渐发展成瘾；有的是思想空虚，寻找刺激走上吸毒之路的；有些是精神苦闷，情绪低落，以吸毒麻醉自己，解脱苦恼；还有一些是由于不相信吸毒上瘾后戒不了，尝试吸毒后结果不能自拔；当然，也有因治疗疾病，长期服用某种产生依赖性的药物而成瘾的。

因此，你不要高估自己的毅力，可以玩潇洒，毒品也照样拿来玩一玩。在鸦片成瘾者中，有半数在使用第一次时即渴求再次使用此药。对很多人而言成瘾是显得有些意外，他们没想到在第一支烟点燃的同时，一只脚就已经踏入了这个特殊的群体。

（五）禁绝毒品，人人有责

毒品自诞生之时，人类就与之进行着艰苦卓绝的斗争，但这一社会公害，仍然继续蔓延着，而且带来的社会危害日趋严重。各国政府都很重视禁毒工作，联合国1987年在42届联合大会上将每年的6月26日定为"国际禁毒日"。从1992年起，国际禁毒日都确定有一个主题口号。2006年国际禁毒日宣传主题确定为"毒品不是儿戏"，旨在呼吁国际社会重视对少年儿童的反毒教育，让他们了解毒品的危害，使少年儿童远离毒品，为他们提供健康的成长环境。

我国禁毒的历史可以追溯到1839年6月3日，当时随着林则徐的一声令下，中华民族用虎门销烟向全世界表明了禁烟的决心。而 168 年之后，禁毒仍被我们喻为当今的一场人民战争。新中国成立以来，就十分重视禁毒工作。20 世纪 50 年代，曾将打击吸毒、贩毒列为重点。改革开放以来，毒品问题死灰复燃，政府又制定了法律和采取了相应的打击措施。1999 年我国国家禁毒委员会提出了"四禁并举"（禁吸、禁贩、禁种、禁制）、预防为本、严格执法和综合治理的禁毒方针，中国缴获的毒品占世界毒品缴获量的 50%以上。但是要彻底解决这个问题，还要做大量的工作。

我们不仅应自己做到认知毒品，远离毒品，而且要主动关注禁毒事业，共同参与禁毒斗争，为营造一个良好的社会环境而共同努力。

二、网络成瘾症

网络作为一种全新媒体和信息获得途径已经在人们的日常生活、学习和工作中占据越来越重要的位置，我们在享受网络带来的便捷、高效的同时，也应充分认识到它的负面影响。互联网风靡全球以来，全球至少发现有 2～3 亿名使用者整天沉溺于网络。目前中国互联网用户已超过了 1.2 亿，未成年网民就有 1 650 万，其中 14.8% 的青少年不仅爱上网，而且着迷上瘾，难以自拔，在缺乏自我控制力的大学生中这些现象也相当严重。作为青少年身心健康的新杀手网络成瘾症，已经成为日益突出的社会问题。

网络成瘾症（Internet Addiction，IAD）也称病理性网络使用（PIU）。它是一种过度使用网络的精神状态，网络成瘾者难以摆脱上网的冲动，不能有效地控制自己的上网行为，因而给自己带来精神或身体方面的痛苦，并妨碍了正常的工作、学习和生活，是一种与毒品成瘾、病理性赌博类似的精神疾病。

（一）网络成瘾成因

1. 网络的吸引力

网络内容丰富，进入网络空间就好比是进入一个浩如烟海的信息、知识、娱乐的数字化迷宫，自我控制力差的人，尤其是求知欲望强烈，易于接受新鲜事物的大学生极为容易沉溺于网络虚拟的空间而不能自拔；网络的隐匿性使大学生有安全感和满足感，随意的聊天、自由平等的世界深深吸引着学生；网络的虚幻性使上网者不需负责任，成功了可以获得奖励，失败了可以再重来，很多在现实中无法实现的梦想，可以在网上实现，给人以前所未有的满足感。

2. 外部因素

许多网站为了吸引上网者，其内容不仅充斥着暴力、色情等内容，有的还专门研究上网者的心理，让你欲罢不能。

3. 学生自身因素

学习目标不明确，对专业学习不感兴趣，是导致网络成瘾的主要原因，意志力不强、缺少自我约束、性格内向、不善交际、自卑、孤独感强的学生更易成瘾。

（二）网络成瘾症的危害

1. 浪费时间，影响学业

游戏开发商和网吧经营者为了吸引和留住人，在游戏中设置了好多关口和陷阱，使得游戏者一步步沉迷其中，甚至通宵达旦，废寝忘食。导致他们不能集中精力学习，上课打瞌睡甚至旷课，不仅学业成绩一败涂地，还严重违反校纪。

2. 浪费金钱

上网不是免费的，没有收入的学生沉迷于网络游戏无疑将大大增加家庭的经济压力。为了能上网，有些学生不惜用掉自己的学费、生活费，借款，欺骗父母，甚至丧失人格和自尊，严重者偷窃、抢劫。

3. 危害健康

长时间沉迷于网络可导致视力下降，肩背肌肉劳损，生物钟紊乱，睡眠节奏紊乱，食欲不振，体能下降、免疫功能下降，还可出现失眠、头痛、注意力不集中等症状。青少年正处在身体发育的关键时期，这些问题均可严重妨碍他们身体的健康成长。特别是飞行学生长时间上网可能对视力和听力造成伤害，进而导致停飞。

4. 人格异化

沉迷于网络后由于长期沉迷于虚拟世界而对日常工作、学习和生活兴趣减少，与现实疏远，为人冷漠，缺乏时间感；常常处于上网与和面对现实的心理冲突之中，情绪低落、悲观、消极。加之，网络游戏大多以"爆破、枪战、伤害"为主要内容，火爆、刺激，容易使游戏者模糊道德认知，淡化游戏虚拟与现实生活的差异，误认为这种通过伤害他人而达成目的的方式是合理的。一旦形成了这种错误观点，便会不择手段，欺诈、偷盗甚至对他人施暴。任暴力和刺激的游戏继续发展下去，将对上千万的未成年学生产生巨大的危害。而且这种危害远远超过了毒品的危害，因为毒品是违法的；而现在的暴力和刺激游戏是合法的，毒品使用人数远远没有参与网络游戏的人数多，网络游戏影响的大部分是青少年——中国的下一代。

（三）网络成瘾诊断标准

对于网络成瘾目前国际上还没有统一的诊断标准，美国匹兹堡大学心理学家设定了8项检测标准，符合其中5项就可诊断为患上初期"网络成瘾症"。如每周上网时间超过40小时，就患有深度"网络成瘾症"。具体如下：

（1）全神贯注于国际互联网或线上活动，下线后还想着上网的情形；

（2）觉得在网上需要花更多的时间才能获得满足；

（3）多次努力想控制或停止使用网络，但总是失败；

（4）当企图减少或停止使用网络时，觉得情绪低落，易发脾气；

（5）花费在网上的时间总比预期的要久；

（6）为了上网，宁愿置重要的人际关系、工作或教育机会于不顾；

（7）曾向家人、朋友或他人说谎，以隐瞒自己涉入网络的程度；

（8）上网是为逃避问题或释放情感，如无助、罪恶或焦虑沮丧。

（四）网络成瘾症的预防

网络成瘾症与烟瘾、酒瘾、毒瘾以及病理性赌博等成瘾类病症类似，一旦形成，戒掉比较困难，因此网络成瘾症主要在于预防，这需要个人、家长、学校以及政府部门的共同参与。学生自己应该做到：

（1）培养自己对所学专业的热爱，努力学习专业知识。尽管社会需要复合型人才，但专业知识仍是大多数学生将来求职立业的基础，乐业才能把专业学好，才会生活得充实。

（2）明确上网目的，限制上网时间。上网前要计划，明确上网的目的和上网的时间，避免无节制的上网。如果不是为了工作、学习，而主要是为了娱乐，则更需要计划上网。漫无目的地"冲浪"、沉迷于网络聊天或网络游戏，时间会在不知不觉中流失，尤其把它当成一种缓解精神压力时更应该节制，一般每天不超过 2 小时，且中间休息 15 分钟。

（3）培养其他的兴趣爱好、丰富业余生活。培养广泛的兴趣，多参加社会实践，用其他爱好和休闲娱乐方式转移注意力，抵制网络的诱惑。大学生要特别注意体育锻炼，这不仅有利于身体健康，也有益于心理健康及预防矫治网络成瘾症。

（4）培养自己的意志力。增强自我约束能力，加强对不良情绪的调节，保持健康的情绪。克服网络成瘾是一个艰苦的过程，没有良好的意志、品质，很难戒除。

（5）学会利用网络进行科学研究，学会利用网络发展自己，充分利用网络资源提高学习效果和综合素质。

（6）与老师、同学建立良好的人际关系。学会在现实生活中与他人相处，克服凡事要完美的个性。多用欣赏的眼光看世界，学会去爱，从而促使自己拥有博大的胸怀，获得别人的尊重与信任。

大学生网络成瘾是青年成长过程中遇到挫折之后出现的暂时障碍，只要能跨过这个坎，就能很好地面对将来的人生。

复习思考题

1. "维多利亚宣言"——健康四大基石是指什么？

2. 烟草及烟雾中的有害物质包括哪几大类？吸烟对人体健康的危害有哪些？被动吸烟的危害有哪些？

3. 吸烟对飞行能力的影响有哪些？

4. 酒精在体内消化、吸收及代谢与排出有什么特点？

5. 酒精对健康有什么影响？酒精中毒性肝病的表现形式有哪些？影响酒精中毒性肝病预后的因素有哪些？

6. 酒精对飞行能力的影响有哪些？我国民航规定在饮用含酒精的饮料多长时间后才能飞行？

7. 体育运动有哪两种类型？有氧运动对健康的影响有哪些？

8. 运动处方中的运动强度如何设定？体育运动中的注意事项有哪些？

9. 成瘾的概念是什么？包括哪两种？

10. 毒品的共同特征有哪些？联合国麻醉药品委员会将毒品分为哪几类？吸毒的危害有哪些？

11. 网络成瘾症的危害有哪些？诊断标准有哪些？如何预防？

第八章　常见传染病

第一节　传染病基础

传染病（Infectious Disease）是由细菌、病毒和寄生虫等病原体所引起并能传播给他人的疾病。病原体在人群中传播，常造成传染病流行，历史上传染病的流行曾给人们带来巨大灾难。传染病是当今世界尤其是第三世界最常见的高发疾病和居民主要的死亡原因之一。

一、传染病的基本特征

传染病的基本特征指所有传染病的共同特点，是鉴别传染病与非传染病的主要依据。

1. 病原体

传染病大多有特异的病原体，对人类有致病性的病原体约有 500 种以上，包括病毒、衣原体、支原体、细菌及原虫等。

2. 传染性

大多数传染病都是由感染而获得，并可以传播给他人。

3. 流行性

传染病可在人群中散发，也可连续传播造成不同程度的流行，短时间内（数日内）集中发生多数病例称爆发。流行范围超越国界，甚而超越洲界的强大流行，称为大流行。

二、传染病的流行过程

传染病的流行过程指传染病在人群中的发生、传播和终止的过程。

传染病在人群中的发生、蔓延必须具备三个相互连接的条件，即传染源、传播途径和易感人群，这三个条件统称传染病流行过程的三个环节。当三个条件同时存在并相互作用时就造成传染病的发生与蔓延，缺乏任何一个环节都不能构成传染病在人群中的流行。

1. 传染源

是指体内有病原体生长繁殖并不断向体外排出病原体的人和动物。包括传染病病人、病原携带者和受感染的动物。

（1）病人。在大多数传染病中，病人是重要传染源。在不同病期的病人，传染性的强弱有所不同，一般在发病期传染性最强。2003 年世界部分地区严重急性呼吸综合征（Severe Acute Respiratory Syndromes，SARS）的流行，主要就是近距离接触病人所导致的。

（2）病原携带者。是指没有任何临床症状但能排出病原体的人。包括潜伏期病原携带者、恢复期病原携带者和健康病原携带者。病原携带者不易被发现，具有重要流行病学意义，如乙肝表面抗原携带者。

（3）受感染动物。传播疾病的动物为动物传染源。人类罹患以动物作为传染源传播的疾病，称为动物性传染病，又称人兽共患病，如鼠疫、钩端螺旋体病、狂犬病、禽流感等。这类传染病多数能在家畜、家禽或野生动物中自然传播。

2. 传播途径

指病原体从传染源体内排出，经过一定的传播方式，到达与侵入新的易感者的过程。一般有以下几种：

（1）经水与食物传播。病原体借粪便排出体外，污染水和食物，易感者接触污染的水和食物受感染。菌痢、伤寒、霍乱、甲型病毒性肝炎等病通过此方式传播。

（2）经空气传播。病原体由传染源通过咳嗽、喷嚏、谈话排出的分泌物和飞沫，使易感者吸入受染。SARS、流脑、流感、肺结核等病，通过此方式传播。

（3）经节肢动物传播。藉蚊、蚤、蜱、恙虫、蝇等节肢动物机械携带或叮咬而传播疾病，又称为虫媒传播。如蚊传疟疾，乙型脑炎，虱传斑疹伤寒，蚤传鼠疫，伤寒等。

（4）经接触传播。有直接接触与间接接触两种传播方式。如性病、狂犬病、乙型肝炎之注射传染等为直接接触传播；易感者间接接触了被病原体污染的物品所造成的传染，称为间接传播，多见肠道传染病。

（5）垂直传播。又称母婴传播。指病原体通过母体传给子代的传播。一般包括经胎盘传播、上行性传播和分娩引起的传播。风疹、乙肝、艾滋病、淋球菌感染等通过此方式传播。

3. 人群易感性

指人群作为一个整体对某种传染病病原体的易感程度或免疫水平。计划免疫、病后获得免疫、人群隐性感染均使人群易感性降低，不易导致传染病流行。

三、新世纪传染病流行特点

人类认识传染病并和传染病作斗争已有悠久的历史，取得了很大的成就，如天花的消灭，鼠疫和霍乱等烈性传染病的控制，等等。令人不安的是，20世纪以后，由于种种因素的影响，又有不少新的传染病陆续出现，使人类再一次面临传染病发生与流行的威胁，而且是新旧两类传染病的双重威胁。一方面，一些已被控制的传染病如结核、疟疾等又死灰复燃，重新对人类构成威胁；另一方面，一系列新的传染病相继被发现，仅20世纪70年代以来，在全球范围内新发现的传染病就有30多种，其中一些已经给人类带来巨大的灾难和恐慌，如艾滋病和SARS等。由于人类对新发现的传染病缺乏认识和免疫力，使得这些传染病存在早期认证困难、传播迅速、易形成爆发、病死率高等特点，人类目前又缺乏有效的防治手段，因而这些传染病已经给人类造成并将继续造成危害。

四、预防措施

传染病的预防是指在尚未出现疫情之前针对可能受病原体威胁的人群，或可能存在病原体的环境、物品、动物、媒介昆虫等所采取的措施。主要包括：

1. 控制传染源

控制传染源的主要手段是隔离病人，对可能有传染性的环境及物品进行有效的消毒。

2. 切断传播途径

主要是改善卫生条件。消灭老鼠、苍蝇及蚊子等节肢动物媒介；加强对饮食、饮水卫生的管理，落实粪便及污物管理和无害化处理措施。

3. 减少易感人群

主要方法是进行预防接种。预防接种是将生物制品接种到人体内，使机体产生对传染病的特异性免疫力。预防接种是保护易感人群，预防、控制甚至消灭传染病的重要措施。现在，可用疫苗预防的传染病有麻疹、脊髓灰质炎、结核、甲型和乙型肝炎、脑膜炎和伤寒等，我国传染病预防接种工作已进入世界的前列。目前，国内外还在研制一些新疫苗，如艾滋病疫苗、寄生虫病疫苗等。我院（中国民航飞行学院，飞行学生 1996年以后乙肝发病率几乎降低为零就是计划接种乙肝疫苗的成果。

第二节 艾 滋 病

艾滋病（Acquired Immunodeficiency Syndrome，AIDS）全称"获得性免疫缺陷综合征"，它是由人类免疫缺陷病毒（Human Immunodeficiency Virus，HIV）所引起的人体免疫功能缺陷，进而导致人体发生各种机会性感染、恶性肿瘤和多系统损害的综合征。

人体处于正常状态时，体内免疫系统对机体起着良好的"保护"作用，抵抗各种病原体的袭击。通俗地讲，艾滋病就是人体的免疫系统被艾滋病病毒破坏，使人体对威胁生命的各种病原体丧失了抵抗能力，从而发生多种感染或肿瘤，最后导致死亡的一种严重传染病。当艾滋病病毒感染者的免疫功能受到病毒的严重破坏，以至不能维持最低的抗病能力时，感染者便发展成为艾滋病病人。随着人体免疫力的降低，人会越来越频繁地感染上各种致病微生物，而且感染的程度也会变得越来越严重，最终会因各种复合感染而导致死亡。这种病毒终生传染，破坏人的免疫系统。

一、流行趋势

艾滋病被称为"超级癌症"和"世纪杀手"，自 1981 年世界第一例艾滋病病毒感染者发现至今，短短 25 年间，艾滋病在全球流行，使 3 950 万人感染了艾滋病病毒，2 500万人丧生，仅 2006 年就有 290 万人死于艾滋病。艾滋病作为世界上 15～59 岁人群的头号杀手，已成为重大的公共卫生问题和社会问题，引起世界卫生组织及各国政府的高度重视。

目前，撒哈拉以南的非洲地区仍是艾滋病的重灾区，但更令人担忧的是艾滋病在发展中国家已经呈急剧上升趋势。22 年前的中国还是一片净土，1985 年 6 月，由上海入境的一名美籍阿根廷青年男性游客因艾滋病住院，治愈无效，死于我国境内，这是出现在我国的首例艾滋病。很多人至今仍认为艾滋病只在美国、欧洲和非洲等地多见，实际上艾滋病已在我国各地传播。截至 2006 年 10 月 31 日，全国历年累计报告艾滋病 183 733

例，现有艾滋病病人 40 667 例，死亡 12 464 人，居亚洲第 4 位和世界第 17 位。而且，我国的艾滋病流行已进入快速增长期，递增速度达每年 30%，据专家预测：如不采取积极有效的措施，到 2010 年，中国艾滋病病毒感染者将超过 1 000 万人。届时，每 130 个中国人当中就有一个艾滋病病毒感染者，将会对我国的社会、经济发展造成严重影响。

艾滋病也存在于飞行人员中，1980 年法裔加拿大籍飞行员 Gaetan Dugas "幸运" 地被 CDC（美国疾病控制与预防中心）定义为 "零号病人"。至此，不断有飞行员被报告感染上艾滋病。尤其是在印度，艾滋病在飞行人员中已经引起了恐慌，仅近两年印度空军已有 70 多名飞行员身患艾滋病，数人已丧命，而且感染的人数还在逐年增加。中国目前还没有官方或公开的数据表明中国飞行人员中有艾滋病感染者，但随着艾滋病在全球的蔓延，我们不能不提高防范意识。在 2006 年新修订的中国民航招收飞行员标准中新增加了艾滋病检测项目。

为了宣传和普及预防艾滋病的知识，提高公众对艾滋病危害的认识，更有效地唤醒人们采取措施预防艾滋病的传播和蔓延，世界卫生组织于 1988 年 1 月将每年的 12 月 1 日定为世界艾滋病日，号召世界各国在这一天举办各种活动，宣传和普及预防艾滋病的知识。2006 年第 19 个世界艾滋病日的主题被确定为 "责任"，强调世界各国领导人有责任履行为防治艾滋病所作出的承诺，并且号召公众积极参与预防艾滋病的活动。

二、病原学

1983 年美国首次成功分离出了艾滋病病毒（HIV）。HIV 呈袋状球形，直径约 150 毫微米，包膜由一薄层类脂质构成，具有抗原性。HIV 是单链 RNA 病毒，外有核壳蛋白，此外还有一种特殊的逆转录酶，能以单链 RNA 作为模块，转录为双链 DNA。该双链 DNA 可与宿主细胞的 DNA 结合然后逆转录为病毒的单链 DNA，因此感染艾滋病病毒后，病毒的核酸永远与宿主细胞结合在一起，使得感染不能消失，机体无法清除病毒。

HIV 属一种逆转录 RNA 病毒科中的慢病毒属，是一种能攻击人体免疫系统的病毒。它把人体免疫系统中最重要的 T4 淋巴细胞作为攻击目标，大量吞噬、破坏，便得 T4 细胞失去原有的正常免疫功能，从而破坏人的免疫系统，最终使免疫系统崩溃，人体丧失对各种疾病的抵抗能力而发病并死亡。艾滋病病毒的复制过程如图 8.1 所示。

HIV 对神经细胞有亲和力，能侵犯神经系统，引起脑组织的破坏，或者继发条件性感染而致各种中枢神经系统病变。

HIV 和其他逆转录病毒一样，当逆转录酶使病毒的 RNA 作为模板合成 DNA 而整合到宿主细胞的 DNA 中时，HIV 带有的致癌基因可使细胞发生癌性转化，特别是在细胞免疫遭到破坏，丧失免疫监视作用的情况下，细胞癌变更易发生。

艾滋病病毒基因变化多样，具有迅速变异的能力。艾滋病病毒的 "外貌" 经常发生改变，有许多的亚型。例如，最早引起艾滋病流行的 I 型病毒（现在广泛流行于世界各地）现有 11 个亚型，而且这些亚型还在不断变化着。这一特性使人类的免疫系统难以发挥作用，也给研制治疗、预防艾滋病的药物和疫苗造成了极大的困难。

该病毒进入人体后，广泛存在于感染者的血液、精液、阴道分泌物、唾液、尿液、乳汁、脑脊液等体液中，其中血液、精液、阴道分泌物、乳汁、伤口渗出液中含有大量

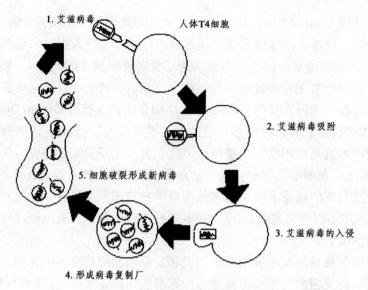

图 8.1 艾滋病病毒的复制过程

艾滋病病毒，具有很强的传染性。泪液、唾液、汗液、尿、粪便等虽也能分离出 HIV，但至今尚没有充分的证据和病例证实可以传播艾滋病。

艾滋病虽然很可怕，但其实这种病毒的传播力并不是很强，艾滋病病毒对外界环境的抵抗力较弱，离开人体后，常温下只能生存数小时至数天。高温、干燥以及通常使用的化学清洁剂或消毒剂（如碘酒、酒精或医院中经常使用的一些消毒药品）都可以杀死这种病毒，甚至用自来水冲刷，水中的余氯就会使它失去活性。另外，艾滋病病毒不能在昆虫（如蚊子、跳蚤等）体内存活。

三、流行病学

1. 传染源

包括艾滋病病人及艾滋病病毒携带者。传染性最强的是临床无症状而血清 HIV 抗体阳性的感染者，其 HIV 分离率最高。无症状的感染者存在是艾滋病流行难以控制的重要原因。病毒阳性、抗体阴性的 HIV 感染者，则更是危险的传播者。这种现象，在早期和晚期病人比较多见。

2. 易感人群

人类对艾滋病具有普遍的易感性。但性病患者、同性恋者、卖淫嫖娼者、静脉吸毒者、血友病患者及接受输血及其他血制品者更容易被艾滋病病毒感染。

值得注意的是：年轻人已成为感染艾滋病的主要群体。据联合国统计数字显示，目前在全世界所有艾滋病病毒携带者中，大约有一半的人是在 25 岁之前感染上艾滋病病毒，其中大多数人在 30 岁之前死于艾滋病或其他相关疾病。我国感染 HIV 年龄在 20～39 岁之间的占全部感染者的 82.2%。这个年龄段的人群正是社会上的主要劳动力，因而给社会和家庭带来的损失是极其严重的。过度开放的性观念可能成为艾滋病传播的高危因素。2005 年 4 月，一个叫朱利亚的女孩向世界说出"我是艾滋病病毒感染者"，成为了中国艾滋病患者群体中，目前唯一有勇气公开自己病情的在校女大学生。对大学生是

114

不是艾滋病的高风险人群的问题，尽管不少人还存有不同看法，但是近年来，随着我国青少年性观念的日益开放，艾滋病正在成为大学生们必须正视的问题。

3. 传播途径

艾滋病主要通过性接触、血液和母婴等三种途径传播。性接触是艾滋病在世界范围内最主要的传播途径。在我国，三种传播途径并存，静脉注射吸毒和性传播是主要途径。

（1）性接触传播。

性接触传播是目前全球主要的 HIV 传播途径，全球大约 70%～80% 的感染者是通过性接触感染上 HIV 的，其中异性间性接触传播占 70% 以上。性伴侣越多，感染艾滋病病毒的危险就越大。无论是同性还是异性之间的性接触都会导致艾滋病的传播。艾滋病感染者的精液或阴道分泌物中有大量的病毒，在性活动（包括阴道性交、肛交和口交）时，由于性交部位的摩擦，很容易造成生殖器粘膜的细微破损，这时，病毒就会乘虚而入，进入未感染者的血液中。由于直肠的肠壁较阴道壁更容易破损，所以肛门性交的危险性比阴道性交的危险性更大。

（2）血液传播。

血液传播是 HIV 感染最直接的途径。

① 静脉注射吸毒。静脉吸毒者之间共用针头、注射器是传播艾滋病的重要途径，在我国 HIV 感染者中有 69.8% 是静脉注射吸毒所致。

② 接受血液或血制品。主要是输用未经艾滋病病毒抗体检查的供血者的血或血液制品，以及类似情况下输用骨髓和进行器官移植。

③ 医源性感染。主要是医疗器械不洁，造成接受医疗服务者感染 HIV，其中也包括医护人员在提供医疗服务时，不慎被污染 HIV 的器械如针头刺伤皮肤，或粘膜直接接触到含有 HIV 的体液，而导致感染 HIV。注射器和针头消毒不彻底或不消毒，特别是儿童预防注射未做到一人一针一管危险更大；口腔科器械、接生器械、外科手术器械、针刺治疗用针消毒不严密或不消毒均易感染 HIV。

④ 其他可能引起血液传播的途径。理发、美容（如文眉、穿耳）、文身等所用的刀具、针具及浴室的修脚刀不消毒；和他人共用刮脸刀、剃须刀或牙刷；体育运动外伤和打架斗殴引起的流血交叉感染；救护流血的伤员时，救护者本身破损的皮肤接触伤员的血液。

（3）母婴传播。

已受艾滋病病毒感染的孕妇可通过胎盘，或分娩时通过产道，也可通过哺乳，将病毒传染给婴儿。我国通过母婴传播 HIV 的占 1.4%。

4. 不会引起艾滋病传播的方式

预防艾滋病无须"草木皆兵"。大量事实已证明，艾滋病病毒在体外环境的生存能力相当弱，如暴露在空气中就很快死亡。因此艾滋病病毒不会借助空气、饮食（水）进行传播，在日常工作和生活中与艾滋病人和感染者的一般接触，如握手、拥抱、共同进餐、共用工具、办公用具等不会感染艾滋病；艾滋病也不会经马桶圈、电话机、餐饮具、卧具、游泳池或公共浴池等公共设施传播；也不会通过纸币、硬币及票证传播。另外，虽然苍蝇、蚊子能传播一些传染病，但它们不会传播艾滋病。因为，一方面，血液的吸入是单向的，蚊子嘴上的残血量过少不足以致病，另一方面，艾滋病病毒不会在这些昆虫体内生存，所以，即使与艾滋病病人同居一室，也不用担心会因蚊子叮咬而相互传染。不会引起艾滋病传播的方式如图 8.2 所示。

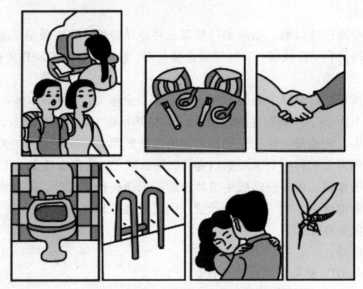

图 8.2　不会引起艾滋病传播的方式

四、临床表现

从感染艾滋病病毒到发病有一个完整的自然过程，临床上将这个过程分为急性感染期、潜伏期、艾滋病前期、典型艾滋病四期。不是每个感染者都会完整地出现这四期表现，但每个疾病阶段的患者在临床上都可以见到。四个时期不同的临床表现是一个渐进的和连贯的发展过程：

1. 急性感染期

也称窗口期。HIV 侵袭人体后对机体的刺激所引起的反应有：发热、皮疹、淋巴结肿大、出汗、恶心、呕吐、腹泻、咽炎等。有的会出现头痛、神经性症状和脑膜刺激症。在急性感染期，症状常较轻微，容易被忽略。在被感染 2～6 周后，血清 HIV 抗体可呈现阳性反应。此后，临床上出现一个长短不等的、无症状的潜伏期。

2. 潜伏期

潜伏期指的是从感染 HIV 开始，到出现艾滋病临床症状和体征的时间。人感染 HIV 后需经过 0.5～20 年（平均 7～10 年）才能发展为艾滋病病人，这段时间称为潜伏期。此期感染者可以没有任何临床症状，在发展成艾滋病病人以前外表看上去正常，但病毒在持续繁殖，具有强烈的破坏作用，其血液、精液、乳汁、阴道分泌物、脏器中均含有 HIV，具有传染性，能够将病毒传染给其他人。这给早期发现及预防艾滋病都造成了很大困难。

3. 艾滋病前期（艾滋病相关综合症）

此时，病人已具备了艾滋病的最基本特点，即细胞免疫缺陷，只是症状较轻而已。主要表现有：

（1）浅表淋巴结肿大。这是此期最主要的临床表现之一。多见于头颈部、腋窝和腹股沟等处的浅表淋巴结肿大。一般至少有两处以上的部位淋巴结肿大，有的多达十几处。

116

肿大的淋巴结对一般治疗无反应，常持续肿大超过半年以上。

（2）全身症状。病人常有疲倦无力、周期性低热（常持续数月）、夜间盗汗，全身不适，肌肉疼痛等症状。有的病人出现头痛、抑郁或焦虑，甚至可以出现反应性精神紊乱。部分病人可出现感觉神经末梢病变，可能与病毒侵犯神经系统有关。

（3）消瘦。约 1/3 的病人体重减轻 10% 以上（在 3 个月之内），最多可减轻 40%，病人消瘦特别明显，补充足够的热量也不能控制。3/4 的病人可出现脾肿大。

（4）各种感染。患者经常出现各种特殊性或复发性的非致命性感染。如脚癣、口唇单纯疱疹和口腔白色念珠菌感染、胸部带状疱疹、急性和慢性鼻窦炎以及肠道寄生虫感染等。口腔出现毛状白斑是早期诊断艾滋病的重要线索。反复感染会加速病情的发展，使疾病进入典型的艾滋病期。

4. 典型的艾滋病期

是 HIV 感染的最终阶段。此期具有三个基本特点：

（1）严重的细胞免疫缺陷导致人体发生各种致命性机会性感染；

（2）发生各种恶性肿瘤；

（3）最后，病人免疫功能全面丧失，出现各种严重的综合病症，直至死亡。

五、诊断标准

艾滋病病毒抗体阳性，又具有下述任何一项者，可为实验确诊艾滋病病人：

（1）近期内（3～6 个月）体重减轻 10% 以上，且持续发热达 38℃ 一个月以上；

（2）近期内（3～6 个月）体重减轻 10% 以上，且持续腹泻（每日达 3～5 次）一个月以上；

（3）卡氏肺囊虫肺炎（PCR）；

（4）卡波济肉瘤（KS）；

（5）明显的霉菌或其他条件致病感染。

若抗体阳性者体重减轻、发热、腹泻症状接近上述第 1 项时，可为实验确诊艾滋病病人。

（1）CD4/CD8（辅助/抑制）淋巴细胞计数比值＜1，CD4 细胞计数下降；

（2）全身淋巴结肿大；

（3）出现明显的中枢神经系统占位性病变的症状和体征，出现痴呆，辨别能力丧失或运动神经功能障碍。

六、治　疗

由于目前对病毒感染性疾病没有特效的治疗药物，所以对艾滋病也没有有效的治疗办法。另外，HIV 病毒核酸与宿主染色体 DNA 整合，利用宿主细胞进行复制，也给药物治疗带来了困难。HIV 感染的早期治疗十分重要，通过治疗可减缓免疫功能的衰退。HIV 感染者患结核、细菌性肺炎和卡氏肺囊虫肺炎的危险性增加，进行早期治疗十分重要：

（1）支持疗法：尽可能改善艾滋病患者的进行性消耗。

（2）免疫调节剂治疗。白细胞介素 2（IL-2）、粒细胞集落刺激因子（G-CSF）及粒细胞—巨噬细胞集落刺激因子（GM-CSF）、干扰素（IFN）等对部分病人可增强免疫调节作用。

（3）抗病毒制剂。目前效果较好的药物有叠氮胸苷、双脱氧胞苷、rsCD4 等。

七、预 防

目前人类还没找到一种可以治愈艾滋病的方法，因此，控制艾滋病的关键在于预防。艾滋病的传播与社会因素以及个人行为关系密切，因此，普及艾滋病知识，加强防范意识是必要的。飞行学生应做到：

（1）遵守法律和道德。洁身自爱是预防经性途径传染艾滋病的根本措施。进行安全的性行为，正确使用避孕套，将大大降低感染艾滋病的危险。

（2）拒绝毒品，珍爱生命，避免与他人共用注射针具进行静脉吸毒。

（3）不使用未经检验的血液制品，减少不必要的输血和注射。必须输血时应使用经艾滋病病毒抗体检测合格的血液。

（4）不用未经消毒的注射器和针头。应使用一次性注射器，非一次性注射针具应该在每次使用前彻底消毒。

（5）不到消毒不严的地方穿耳、文眉、文身等；不与他人共用牙刷、剃须刀。

（6）预防经母婴途径传染艾滋病，已感染艾滋病病毒的妇女避免怀孕和哺乳。

（7）避免在日常工作、生活中沾上伤者的血液。

（8）对艾滋病病人的标本、污染物、排泄物进行彻底的终末消毒处理。

（9）患有性病后应及时、积极进行治疗，否则已存病灶会增加艾滋病感染的危险。

第三节　淋　病

淋病（Gonorrhea）是通过性接触感染淋球菌引起的泌尿道及生殖道化脓性炎症，其传染性强，能致女性不孕、男性不育及婴儿失明等，是常见的性传播疾病之一。

人类对性病的认识经历了一个漫长的过程，也曾付出了惨痛的代价。近 20 年来，由于人们生活方式的改变，使性病患者人数剧增，对人类的危害越来越大。据统计，世界上每 1 秒钟约有 4 个人感染性病，全世界每年约有 2.5 亿人感染上淋病，在传染病中淋病仅次于流行性感冒而位居第二。

一、病源学

淋球菌又称奈瑟淋球菌为革兰阴性双球菌。此菌娇嫩，宜在潮湿、35～36℃温度、含二氧化碳的环境中生长。在干燥的条件下 1～2 小时就能死亡。各种消毒剂均能杀死淋球菌。

二、流行病学

人类是淋球菌唯一的自然宿主，淋病患者是传播淋病的主要传染源。

传播途径以性接触传播为主，也可以通过非性接触途径（间接感染）传播。成人淋病几乎均由性接触传播，感染率与性交次数成正比。男性与患淋病的女性进行一次性交后可有 25%的感染机会，两次为 35%。非性接触途径传播主要通过污染的衣裤、床上用品、毛巾、浴盆、马桶等间接传染。新生儿淋球菌性结膜炎多由淋病母体分娩时产道感染而引起。此外还可以通过医务人员的手和器具引起医源性感染。慢性无症状带菌者是淋病得以蔓延的重要原因。

虽然目前没有官方的或者公开的数据表明性传播疾病是飞行人员的常见病，但夫妻相聚机会少、缺乏对对方有效的监督机制、经济收入相对丰厚等职业特点决定了飞行人员可能为性传播疾病的高危人群，加之性传播疾病在人群中的泛滥，更会威胁到我们的飞行人员群体。因此，我们编写了这部分内容，目的是在大学生中普及性传播疾病的有关知识，使他们能够更好地保护自己。

三、临床表现

淋病潜伏期为 1～14 天，平均为 3～5 天。

淋球菌感染引起的临床表现取决于受感染的程度、机体敏感性、细菌毒力、感染部位及感染时间长短，同时还与受感染者的身体健康状况及酗酒等有关。

1. 男性淋病

起病急，感染初期表现为尿道口局部轻微发红、微痒，2～3 天后开始有少量稀薄透明粘液流出，尿道口灼热、疼痛，随着炎症加重，分泌物增多并逐渐变为脓性。未经治疗的患者，1～3 周后，尿道炎症缓解进入静止期，仅早晨尿道口粘有少量粘液，使患者误认为自愈，但过度性交、饮酒及疲劳常致复发，反复发作可引起尿道狭窄。如并发前列腺炎、睾丸炎、附睾炎可引起睾丸萎缩而导致不育症。

2. 女性淋病

由于女性尿道短，排尿通畅，感染淋球菌后往往无症状或症状较轻，即使一部分人有症状，出现尿频、尿急、尿痛、尿道口红肿及尿道口分泌浆液或脓液，也比男性轻得多，因此，极易漏诊而成为危险的传染源。女性感染淋球菌后可并发子宫内膜炎、输卵管炎、盆腔炎而导致不孕、宫外孕等严重后果。

3. 慢性淋菌性尿道炎（慢性淋病）

症状持续 2 个月以上称为慢性淋菌性尿道炎。淋病急性期未进行及时正规的治疗，会逐渐转为慢性淋病，表现为尿道口经常出现轻度瘙痒和灼热感，尿流细、排尿无力。多数患者会出现早晨起床时尿道口有少量浆液痂封口，挤压阴部或阴茎根部可有少量灰白色分泌物排出，称为"晨尿滴"，尿液基本清晰但有丝状物，叫"淋丝漂游"，这两者均为慢性淋病的诊断依据。

四、治　疗

一般来说，在各种性病中最易治愈的是淋病，如果治疗及时、合理，急性淋病是可以完全彻底治愈的。但由于有些患者患了淋病，碍于面子而不敢去正规医院就医，而到一些非法"性病诊所"去进行治疗，有些通过看书、上网或凭电视中的广告介绍，自己买药治疗，导致治疗不当或不彻底而增加了治愈的难度。

1. 治疗原则

（1）早期诊断，早期治疗，以防转为慢性病；

（2）不论使用何种抗生素，均应及时、足量、规范地用药；

（3）根据不同病情采用相应的治疗方案；

（4）对性伴侣进行追踪，并与之同时治疗；

（5）治疗后随诊复查，涂片和培养为阴性，方为治愈。

2. 治疗方案

治疗淋病最有效的方法是使用抗生素。

青霉素曾经是治疗淋病的首选药物，在淋病治疗中曾占有重要地位。随着青霉素的广泛应用，淋球菌对青霉素的耐药性渐增。1976 年，美国及英国同时分离出产青霉素酶淋球菌（PPNG），PPNG 对青霉素具有高度耐药性，导致青霉素治疗淋病失败。因此，青霉素和四环素目前已不再作为治疗淋病的推荐药物。

头孢三嗪（菌必治）是目前治疗淋病的首选药物。具体用法：成人 1 次单剂肌注 250 毫克即可。另外加口服多西环素 0.1 毫克/次，2 次/日，共口服 5～7 天。

其他抗生素如大观霉素、头孢曲松、环丙沙星及氧氟沙星对淋病均有一定疗效。

五、预 防

预防淋病不仅要对患者进行积极地治疗，还要从切断淋病传播途径入手。个人所能做到的有：

（1）洁身自爱，避免婚外性行为是最有效的方法。

（2）合理使用安全套，可降低淋球菌感染发病率。

（3）养成良好的卫生习惯，在公共浴池提倡淋浴，不洗盆塘；在公共厕所尽量使用蹲式马桶；个人的内裤每日更换，单独清洗；不借穿他人的内衣、泳衣；家中有淋病患者时，患者的内衣、毛巾、床单、盆具要及时清洗消毒，不与家人混用，做好隔离工作；平时上厕所前后要用肥皂洗手，这样可以避免接触传染。

（4）配偶患病期间禁止性生活。

（5）孕妇患了淋病更要积极、彻底治疗。经阴道分娩时，为预防新生儿淋菌性眼炎，新生儿出生后一小时以内可用 0.5% 红霉素眼药膏或 1% 硝酸银眼药水点眼一次。

第四节 病毒性肝炎

病毒性肝炎（Viral Hepatitis）是由肝炎病毒引起的以肝脏损害为主要特征的一组传染性疾病。根据病原学，目前比较肯定的病毒性肝炎类型有 7 种，分别为甲型肝炎病毒（Hepatitis A Virus，HAV）、乙型肝炎病毒（Hepatitis B Virus，HBV）、丙型肝炎病毒（Hepatitis C Virus，HCV）、丁型肝炎病毒（Hepatitis D Virus，HDV）、戊型肝炎病毒（Hepatitis E Virus，HEV）、庚型肝炎病毒（Hepatitis G Virus，HGV）以及 TTA（即输血传播病毒）所致的病毒性肝炎。常见的有 5 种，即甲、乙、丙、丁、戊型肝炎，其中又以甲型和乙型肝炎最为常见。本节我们仅对甲型和乙型肝炎做简单介绍。

中国是病毒性肝炎的高发区。目前已知的 7 种肝炎，在我国均有发生，其中以乙肝最为严重，全球乙肝病毒携带者 3.5 亿，我国就占了 1.2 亿之多。甲肝在中国也普遍存在，而且还常有病毒性肝炎的爆发流行。1988 年上海甲肝大流行，仅 3 个月患者即达 31 万余人；1986—1988 年新疆戊型肝炎爆发流行，发病人数超过 12 万。可以说，病毒性肝炎是对我国危害最为严重的传染病。

乙型肝炎曾经是我国飞行人员的一种常见病，在飞行人员医学停飞中占 8.8%，仅次于屈光不正，居第二位。1995 年以前，乙型肝炎是我院飞行学生医学停飞的主要疾病，占飞行学生医学停飞的 7.6%，仅次于高血压病。近几年来，由于乙肝疫苗的广泛应用，乙型肝炎在飞行人员及飞行学生中得到了较好的控制，我院 1996 年以后，飞行学生患乙型肝炎停飞率几乎降至为零。

一、病原学

5 型肝炎病毒中除乙型肝炎病毒为 DNA 病毒外，其余 4 型均为 RNA 病毒。

甲型肝炎病毒是一种 RNA 病毒。HAV 无包膜，外面为一独立外壳，内含一个单链 RNA 分子。既往 HAV 被归为肠道病毒，属第 72 型，近期研究发现 HAV 不像其他肠道病毒在肠道内复制，而是在肝细胞内复制，并通过胆汁从粪便排出体外，故目前倾向于将其列为新的一属即嗜肝 RNA 病毒。HAV 只存在单一的抗原抗体系统，即 HAAg 和抗-HAV。无论显性感染还是隐性感染均能诱生出高效价抗-HAV。抗-HAVIgM 阳性是甲肝的确诊依据。

乙型肝炎病毒属嗜肝 DNA 病毒。病毒分外壳和核心两部分。外壳含有乙型肝炎表面抗原（HBsAg），本身没有传染性；核心含有病毒 DNA 多聚酶、环形双链 DNA、核心抗原（HBcAg）和 E 抗原（HBeAg），是病毒复制的主体。

二、流行病学

（一）传染源

甲肝的传染源为病人及隐性染病者。在发病前 4 天至发病后 6 天传染性最强，在恢复期无传染性。一般认为本病无慢性病毒携带者，但近年发现急性甲型肝炎有迁延不愈者。1988 年上海甲型肝炎流行后期，有 1.5%～18.5% 的病例有慢性病程。

乙型肝炎的传染源是各种急性、慢性乙肝病人以及 HBsAg 携带者。其传染性的强弱与病毒的复制状态有关。乙肝病毒复制指标为 HBeAg、HBV-DAN，此二项阳性者传染性强。急性患者从发病前数周至整个急性期内均有传染性，尤其是潜伏后期和发病初期，传染性最强。慢性乙肝病人常携带 HBV，且反复发作，是乙肝的重要传染源。HBsAg 携带者是指血液 HBsAg 阳性，但无肝炎症状和体征，肝功能检查正常，经半年观察无变化者。在我国人群中，HBsAg 携带者的比例较高。由于 HBsAg 携带者常无症状，不易被发现，因此是重要的传染源。

（二）传播途径

1. 甲肝传播途径

主要通过消化道传播，其中，病人或隐性染病者粪便污染的食物是主要传染源。个人卫生习惯不良，居住拥挤的地方，环境卫生差的学校、农村、托儿所中易发生流行。

2. 乙肝传播途径

主要经血和血制品、母婴、破损的皮肤和粘膜及性接触传播，以血液传播为主。

（1）经血传播。这是最主要的传播途径，只需极微量含有乙型肝炎病毒的血液，就可引起乙型肝炎的传播。包括输入血液和血制品、消毒不严的医疗操作（如注射、手术、采血、拔牙、内窥镜检查、针刺、文身、扎耳环孔等）、医务人员意外刺伤及静脉内滥用毒品等都能造成 HBV 传播。

（2）母婴传播。这种传播可分为三个阶段：一是产前或宫内传播，约占整个母婴传播的 5%；二是产程传播，此阶段所占比例最大，约 90%；三是产后传播，即产后母亲在护理婴儿的过程中发生的传播。

（3）性接触传播。乙型肝炎的性传播是性伴侣感染的重要途径，这种传播也包括家庭夫妻间的传播。同性恋、异性恋或嫖娼等性乱交行为都会造成 HBV 传播和流行。

（4）日常生活密切接触传播。乙型肝炎患者或病毒携带者的唾液、尿液、血液、胆汁及乳汁，均可污染器具、物品使与其亲密接触者经破损皮肤或粘膜而受到传染。其中口对口传染可能是最重要方式。因为急、慢性肝炎及病毒携带者的唾液中都能检查到乙型肝炎病毒表面抗原。家庭人员间的密切接触可造成家庭中 HBV 感染的聚集现象。

（5）其他传播途径。值得注意的是，乙肝不通过消化道和呼吸道传播，所以，日常工作或一般的生活接触，如在同一办公室工作（包括共用计算机等办公用品）、握手、拥抱、同住一宿舍、同一餐厅用餐和共用厕所等无血液暴露的接触，一般不会传染 HBV。臭虫、蚊子和虱子等吸血昆虫可机械携带 HBV，但在 HBV 传播中的作用尚需进一步证实。

（三）易感性

人对病毒性肝炎普遍易感，病后均可产生持久免疫力，但各型肝炎病毒之间无交叉免疫。

（四）流行特征

甲肝多发生于秋、冬季节，15 岁以下儿童及青少年发病率最高。甲肝一般预后良好，较易恢复，属一种自限性疾病，一般不引起肝脏慢性病变。甲肝可散发，也可引起爆发流行，如水源或水产品被严重污染可致其爆发流行，1988 年上海甲肝爆发流行就是进食不洁毛蚶所致。

乙肝多为散发，一般无爆发流行及季节性高峰，易变慢性。一般男性 HBsAg 阳性率高于女性。乙肝的发病率、现患率和 HBsAg 阳性率的年龄分布呈现两个高峰，第一个高峰在 10 岁以前，第二个高峰在 30～40 岁。

三、发病机理

（一）甲型肝炎的发病机理

甲型肝炎的发病机理尚未完全阐明。目前认为，其发病机理倾向于以宿主免疫反应为主。发病早期，可能由于 HAV 在肝细胞中大量增殖及 CD＋8 细胞毒性 T 细胞杀伤作用共同造成肝细胞损害，后期可能以免疫病理损害为主。

（二）乙型肝炎的发病机理

乙型肝炎病毒不直接损害肝细胞，肝组织损伤是机体免疫反应所引起的。乙肝病毒入侵肝细胞后，只是利用肝细胞摄取的养料赖以生存并在肝细胞内复制特异性的抗原，并将它们释放在肝细胞膜上，改变肝细胞膜的性质，从而"激活"人体的免疫系统发生各种细胞免疫反应和体液免疫反应，产生特异性的抗体，即抗-HBs、抗-HBc 和抗-HBe，其中只有抗-HBs 是消灭乙肝病毒的"保护性抗体"。机体的这些免疫反应，可清除病毒，但由于病毒和肝细胞紧密地整合在一起，在清除病毒的同时，大量自身细胞也受到损伤和破坏，从而产生一系列临床症状。

人体感染 HBV 后，由于机体免疫功能不同，病程发展也不同，通常有三种状态：

（1）如果机体的免疫功能健全，免疫系统被激活后攻击已感染病毒的肝细胞并清除病毒，同时损伤肝细胞，这样出现的症状就是急性乙肝；

（2）如果机体的免疫功能被激活，但处于较低的反应状态，机体就会对已感染了病毒的肝细胞反复攻击，但是又不能完全清除病毒，从而导致肝组织慢性炎症反复发作，这样就出现了所谓的慢性乙肝；

（3）如果机体的免疫功能处于耐受状态，不能识别乙肝病毒，因此，不攻击已感染病毒的肝细胞，病毒与人体"和平共处"，这样就出现了乙肝病毒携带者。

四、临床表现及诊断

（一）临床表现

甲型肝炎潜伏期为 2～6 周，平均为 1 个月左右，乙型肝炎为 6 周至 6 个月。

根据黄疸的有无、病情的轻重和病程长短，临床上分为急性肝炎（黄疸型和无黄疸型）、慢性肝炎（迁延性和活动性）、重症肝炎（急性和亚急性）和淤胆型肝炎。

1. 急性肝炎

（1）急性黄疸型肝炎。病程约 2～3 个月，以甲型肝炎为多见。

黄疸前期：多数起病缓慢，主要症状为乏力、食欲减退、恶心呕吐、肝区胀痛、腹胀、便秘或腹泻等。某些病例有明显的上呼吸道症状，类似感冒。本期体征不显著，部分病例有浅表淋巴结肿大。

黄疸期：巩膜、皮肤出现黄疸，约 1 周左右达高峰，黄疸日益加深，皮肤瘙痒，大便呈淡灰白色，肝多肿大，有压痛、叩击痛。肝功能检查有明显异常，本期病程为 2～6 周。

恢复期：黄疸和其他症状逐渐消退，精神食欲明显好转，肝脾逐渐回缩，肝功能渐趋正常。本期病程为 2～16 周，平均为一个月左右。

（2）急性无黄疸型肝炎。本型肝炎比黄疸型肝炎多发，大多起病缓慢。

主要症状为乏力、食欲不振、腹胀、肝区疼痛，部分病人有恶心呕吐、头昏头痛，可有发热和上呼吸道症状。多数病例肝肿大并有压痛、叩击痛，偶有脾肿大。肝功能损害不如黄疸型肝炎显著。一部分病例无明显症状，仅在体检时发现肝大，肝功能异常或 HBV 标志阳性等。病程长短不一，大多于 3～6 月内恢复健康；但部分病例病情迁延，转为慢性，即乙型肝炎和丙型肝炎。

2. 慢性肝炎

急性肝炎病人迁延不愈，病程超过半年，有乏力、食欲不振、肝区隐痛、腹胀等症状，肝功能轻度异常，或反复波动。以上情况可持续数月至数年。

（二）诊　断

1. 临床诊断

主要根据临床表现、实验室检查（如查血清转氨酶、血清胆红素、血浆蛋白等）、流行病学资料（如接触史、输血史等）。必要时需要参考肝脏病理检查（肝脏活体组织检查）的结果（如慢迁肝和慢活肝的鉴别就常需参考病理检查）。

根据患者临床表现和近半月至 6 个月来有与肝炎患者有密切接触史，或进食过不熟海产品，或输入过可疑血制品等，再通过肝功检查和病原学检查就可以明确诊断。

飞行人员患肝炎大多没有自觉症状，往往是在年度体检时发现肝功异常，做进一步检查才被发现。

2. 病原学诊断

主要依靠病原学及血清学检查资料诊断。

抗甲肝 IgM 抗体（抗-HAVIgM）阳性，即可诊断为 P 型肝炎。

乙型肝炎的诊断比较复杂，一般抗原（HBsAg、HBcAg、HBeAg）、HBV-DNA 阳性常表示体内有病毒或其核酸存在。抗-HBs 阳性常代表人体已有免疫力、抗-HBcIgM 阳性常表示体内可能仍有病毒、抗-HBcIgG 阳性常表示有既往感染，抗-HBe 阳性常表示传染性小。通常通过两对半的检查来诊断，见表 8.1。

表 8.3　两对半的临床意义

HBsAg	HBeAg	抗-HBcAg	抗-HBeAg	抗-HBsAg	临床意义
+	−	−	−	−	急性感染潜伏期
+	+	−	−	−	急性乙肝早期具传染性
+	+	+	−	−	急性或慢性乙肝具强传染性
+	−	+	−	−	急性或慢性乙肝具中等传染性
+	−	+	+	−	急性或慢性乙肝具弱传染性
−	−	+	−	−	既往感染未产生抗-HBsAg
−	−	+	+	+	感染恢复阶段
−	−	+	−	+	感染恢复阶段抗-HBsAg 短期出现
−	−	−	+	+	无感染性免疫或免疫接种
−	−	−	−	+	非乙肝感染

五、治　疗

目前缺乏特效治疗，对急性期肝炎患者主要采取以下方法：

（1）适当休息。早期应住院或就地隔离治疗。肝功正常后仍应休息 1～2 月，然后逐步恢复学习和工作。

（2）合理营养。急性肝炎食欲不振者，应进易消化的清淡食物；有明显食欲下降或呕吐者，可静脉滴注 10% 葡萄糖，同时避免饮酒。

（3）药物治疗。在医生指导下适当选用一些抗病毒药、调节免疫药物及促进肝细胞再生的药物是必要的，但用药种类不宜太多，时间不宜太长，用药要简化，以免增加肝脏负担。

（4）对重型肝炎患者应加强护理，密切观察病情变化，采取阻断肝细胞坏死、促进肝细胞再生、预防和治疗各种并发症等综合性措施及支持疗法以阻断病情恶化。

对慢性肝炎患者应采用综合治疗的方法，适当选用抗病毒剂、免疫调节剂及防止肝细胞坏死、促进肝细胞修复的药物或中西医结合治疗，有可能取得较好的疗效。HDV-DNA 阴性，肝功正常者，没有必要用药，而应注意有规律地生活和在医生指导下进行饮食治疗。

六、预　防

（1）控制传染源。隔离患者，加强对病毒携带者的管理。

（2）切断传播途径。对于甲型肝炎，重点搞好卫生措施，如加强水源保护、饮水消毒，注意食品卫生、食具消毒，加强个人卫生、粪便管理等；对于乙型肝炎，重点在于防止通过血液和体液进行传播，加强血液管理，提倡使用一次性注射用具，漱洗用具要专用，接触病人后用肥皂和流水洗手。

（3）保护易感人群。可接种甲型肝炎减毒活疫苗和免疫乙型肝炎疫苗对甲型肝炎、乙型肝炎进行主动免疫。我国甲型肝炎减毒活疫苗于 1995 年被广泛应用于甲型肝炎预防，现已接种一亿人以上，并取得了良好的效果。我国乙型肝炎疫苗于 1982 年面世，1991年被我国卫生部纳入计划免疫管理，即以全体新生儿免疫为主，先城市，后农村逐步纳入计划免疫管理，以期达到在我国经过两代人的努力，使人群乙型肝炎表面抗原携带率降至 1% 以下。

（4）注意休息，合理营养，加强锻炼，增强体质，不饮酒或适度饮酒，避免过度劳累，养成良好的生活习惯。

第五节　肺　结　核

肺结核（Pulmonary Tuberculosis）是由结核杆菌引起的一种慢性呼吸道传染病。人感染结核菌后不一定发病，仅于抵抗力低落时方始发病。

结核病又称为痨病和"白色瘟疫"，是一种古老的传染病，自有人类以来就有结核病。在历史上，它曾在全世界广泛流行，曾经是危害人类的主要杀手，夺去了数亿人的生命。抗菌素、卡介苗和化疗药物的问世使人类在与肺结核的抗争中取得了里程碑式的胜利，人们 20 世纪 80 年代初甚至认为本世纪末即可消灭肺结核。然而，到 20 世纪 90 年代，这种顽固的"痨病"又在全球死灰复燃，1995 年全世界有 3 000 万人死于此病，是该病死亡人数最多的一年，大大超过了肺结核流行的 1900 年。鉴于全球结核病流行的大回升，世界卫生组织于 1993 年宣布结核病处于"全球紧急状态"，1998 年又提出了"发动阻止结核病的运动刻不容缓"，并确定每年 3 月 24 日为"世界防治结核病日"，动员和要求各国政府大力加强结核病的控制工作，遏止结核病危机。

中国属于全球 22 个结核病高负担、高危险性国家之一，病人数居全球第二。据 2000 年全国结核病流行病学调查，我国现有结核菌感染者 4 亿人，其中传染性肺结核病患者 200 万人，每年因患结核病死亡的人数达到 15 万。结核病是我国农村因病致贫、因病返贫的主要疾病之一。而且，我国 75% 的结核患者为 15～54 岁最具生产、劳动能力的人群，这样，势必给社会、家庭造成严重的经济负担，因此，结核病仍是当前一个重要的公共卫生问题，也是我国的一个社会经济问题，应引起严重关注。

一、病原体

1882 年郭霍（Koch）氏首先由肺结核病人痰中发现并证实了结核病的病原体是结核分支杆菌。结核菌根据致病性分人型、牛型及鼠型等种类，前两种（尤以人型，标准菌株 $H_{37}Rv$）为人类结核病的主要病原菌。牛型结核杆菌也能使牛、羊、家兔患结核病，并且对动物的毒性要比人型结核杆菌强，所以，结核病也是一种人畜共患的疾病。鼠型结核杆菌对人无致病性。

结核分支杆菌生长缓慢，对环境有较强抵抗力。但它对紫外线比较敏感，太阳光直射下 2～7 小时痰中结核分支杆菌即可被杀死。

二、流行病学

（1）传染源。主要是排菌的肺结核患者。由于结核分支杆菌主要是随着痰排出体外而传播，因而痰里查出结核分支杆菌的患者才有传染性，才是传染源。传染性的大小取决于痰内菌量的多少。

（2）传播途径。主要经呼吸道传播。当传染性肺结核患者咳嗽、咳痰、打喷嚏和大声说话时，会从肺部喷出大量含结核菌的飞沫，由健康人吸入后发生感染。结核病也可能通过随地吐痰形成"尘埃"传染。经消化道和皮肤等其他途径传播者罕见。

（3）易感与高发人群。主要为未感染过结核菌，且对结核菌无特异性免疫力的人群。婴幼儿、老年人、HIV 感染者、免疫抑制剂使用者、慢性疾病患者等免疫力低下者，都是结核病的易感与高发人群。与排菌的肺结核患者密切接触的家属、医务人员也属于结核病的高发人群。患肺结核也是大学生休学和退学的主要原因之一。我院以新疆地区来的学生发病率最高。

三、临床表现

潜伏期数月或数年不等，其时间长短、是否发病依感染结核菌毒力的大小和感染者的抵抗力而定。除少数可急性发病外，一般起病缓慢。

（1）全身中毒症状。长期午后低热，如病变急剧发展，病灶扩散可有不规则高热。全身不适、乏力、食欲减退、体重减轻、睡眠不佳、烦躁、盗汗、脸颊潮红，心动过速。妇女可出现月经失调或闭经。

（2）呼吸道症状。① 咳嗽咳痰：表现为慢性咳嗽，多为干咳或带少量粘液痰，继发感染时有脓痰；② 咯血：约 1/3 患者有不同程度咯血（痰中带血或大咯血）；③ 胸痛：病变累及胸膜与其相应部位可出现胸痛，深呼吸和咳嗽时加重；④ 呼吸困难：病变广泛，呼吸功能明显受损时，可出现呼吸困难，并发气胸或胸积液时，呼吸困难明显加重。

四、诊　断

（1）凡咳嗽持续 2 周以上、咯血、午后低热、乏力、盗汗、月经不调或闭经，有肺结核接触史或肺外结核者，均应考虑到患肺结核病的可能性，要进行痰抗酸杆菌和胸部 X 线检查。

（2）胸部 X 线检查是诊断肺结核的重要方法，凡 X 线检查肺部发现有异常阴影者，必须通过系统检查，确定病变性质是结核性或其他性质。如一时难以确定，可经 2 周短期观察后复查，大部分炎症病变会有所变化，肺结核则变化不大。

（3）痰结核分支杆菌检查是确诊肺结核病的主要方法，也是制订化疗（化学疗法）方案和考核治疗效果的主要依据。每一个有肺结核可疑症状或肺部有异常阴影的患者都必须查痰。

五、治　疗

采用化学和生物制剂的抗结核药物治疗又称化学疗法，是控制结核病传播的有效方法。

合理化疗原则是：早期、联合、适量、规律和全程用药，只要病人和医生很好配合，肺结核病是可以治愈的。结核病的正规彻底治疗必须有 6～8 个月的疗程，且需 3～4 种药物联合使用。

我国目前采用的是世界卫生组织推荐的全球结核病控制策略——DOTS 策略（Directly Observed Treatment Short-course，简称 DOTS 策略），即全程督导短程化疗疗法，是指病人在治疗的全过程中在医务人员的直接观察下服用每剂抗结核药物。DOTS 策略的推行，使肺结核病人有规律用药率由原来的 40% 提高到 95% 以上，治疗成功率由原来的 50% 左右增至 90% 以上。

目前广泛应用的抗结核药物有异烟肼（H）、利福平（R）、吡嗪酰胺（Z）、乙胺丁醇（E）、链霉素（S）等。

六、预　防

控制传染源、切断传播途径及增强免疫力、降低易感性等，是控制结核病流行的基本原则。减少结核病感染和发病机会的措施有：

（1）早发现、早治疗，治愈传染源（患者），减少结核杆菌传播的机会。

（2）养成良好卫生习惯，不随地吐痰，不对着他人打喷嚏或大声说话。

（3）室内经常通风换气，积极锻炼身体，保持身体健康，增强免疫力。

（4）新生儿和婴幼儿应及时接种卡介苗。卡介苗是活的无毒力牛型结核疫苗。接种卡介苗可以使人体产生对结核菌获得性免疫力。接种过卡介苗的人群比没有接种过的人群结核病发病率减少 80% 左右，且其保护力可维持 5～10 年。

第六节　流行性感冒与禽流感

流行性感冒（Influenza）简称流感，是由流感病毒引起的一种急性呼吸道传染病。主要通过飞沫传播，具有高度传染性。它不同于普通感冒，它引起的并发症非常严重并可致死亡。

禽流行性感冒（Avian Influenza，AI）简称禽流感，是一种由甲型流感病毒的亚型引起的传染性疾病综合征，被国际兽疫局定为 A 类传染病，又称真性鸡瘟或欧洲鸡瘟。

流感是一种传染性强、传播速度快、并发症严重、死亡率高的疾病。据世界卫生组织发布的公告，全球每年流感病例为 6 亿～12 亿例，死亡 50 万～100 万人，其中重症流感病例 300 万～500 万例，重症流感的病死率为 8%～10%。20 世纪人类曾发生过 4 次流感大流行，即 1918—1919 年的"西班牙流感"、1957—1958 年的"亚洲流感"、1968—1969 年的"香港流感"和 1977 年的"俄罗斯流感"。每次流感大流行都给人类生命财产和经济发展带来灾难性打击。其中，"西班牙大流感"曾扮演过"疯狂死神"的角色，它席卷了全球，夺去了 2 100 万条生命，感染人数达到 6 亿，超过第一次世界大战死亡人数。最新研究证明，"西班牙流感"极可能源自禽流感。

禽流感主要在禽类中发生，在禽类中传播。然而近年来情况却悄悄地发生了变化，禽流感的传播已经跨越了原先的范围，开始侵袭人类社会，这也使得世界各国对禽流感的关注程度大大提高。目前全球已有 27 个国家发现有感染禽流感的病例，在 161 名感染该病毒的人类患者中已有半数不治身亡。

一、病原学

流感病毒为核糖核酸病毒，根据结构特征分为三型，即甲型、乙型和丙型。甲型流感病毒表面有两种糖蛋白血凝素（Hemagglu tinin，H）和神经氨酸酶（Neuramini dase，N），均不稳定，常发生变异，是甲型流感病毒亚型划分的主要依据。目前已有 15 个 H 亚型（H1～H15）和 9 个 N 亚型（N1～N9），因此从理论上说，甲型流感有 135 多种亚型。甲型流感病毒除感染人外，还可感染猪、马和禽类；乙型和丙型流感一般只在人群中传播，很少传染到其他动物。

感染人的禽流感病毒亚型主要为 H5N1、H9N2、H7N7，其中感染 H5N1 的患者病情重，病死率高，该病容易引起世界性大流行。按病原体类型的不同，禽流感可分为高致病性、低致病性和非致病性禽流感三大类。世界各地的禽流感主要由高致病性的 H5 和 H7 两种亚型引起。

流感病毒在外界环境中存活时间极短，且不耐热，在 56℃ 以上的环境中数分钟即失去致病力，酸、乙醚、甲醛、紫外线和各种消毒剂如酒精、石炭酸和漂白粉等均可杀灭该病毒。

二、流行病学

1. 传染源

流感的传染源主要是急性期患者。病初2～3日传染性最强,病后1～7日均有传染性。

禽流感的传染源主要为患禽流感或携带禽流感病毒的鸡、鸭、鹅等禽类,特别是鸡,野禽在禽流感的自然传播中扮演了重要角色。

2. 传播途径

流感主要通过空气飞沫传播。流感具有强烈的传染性,它可以通过飞沫迅速传播甚至爆发。有时一个地区发生了流感,几个小时后,流感病毒就会随着飞机、火车、汽车被携带到另一个地区。

禽流感可通过消化道、呼吸道、损伤的皮肤和眼结膜等多种途径传播,人员和车辆往来是传播本病的重要因素。目前尚无人与人之间传播的确切证据。

3. 易感人群

人群对流感普遍易感,病后有一定的免疫力,一般可维持1～2年,但流感病毒三型之间无交叉免疫力,加之流感病毒不断发生变异,故可反复发病。

一般认为,人类对禽流感病毒并不易感。尽管任何年龄人群均可被感染,但在已发现的感染病例中,13岁以下儿童所占比例较高,病情较重,属于易感人群。

4. 流行特点

流感常突然发生,迅速蔓延,发病人数多,流行过程短。散发流行时以冬、春季较多,大流行则无明显季节性。甲型病毒经常发生抗原变异,传染性大,传播迅速,每次大变异都引起一次流感大流行;乙型流感多为局部流行、散发,也可大流行;丙型流感一般只引起散发流行。

禽流感目前无强传染性,一旦病毒突变,将造成人流感大流行。

三、临床表现

(一)流　感

流感潜伏期一般为1～2天。起病突然,主要以全身中毒症状为主,而呼吸道症状较轻。临床上可分为单纯性、肺炎型和中毒型流感。

1. 单纯型流感

这是最常见的流感。起病急,畏寒、发热,体温在数小时至24小时内升到高峰,可达39～40℃甚至更高,持续2～3日后渐降。退热后全身症状减轻,但咽痛、干咳等呼吸道症状常持续1～2周后消失,体力恢复较慢。轻症者类似普通感冒。

2. 肺炎性流感

多发生于老年、幼儿或慢性心肺疾病患者。初始症状同单纯性流感,1～2天后症状加重,出现剧烈咳嗽、痰中带血、气促,严重者可因心血管功能不全及肺水肿而死亡。

3. 中毒性流感

这种流感极少见,主要表现为高热及循环功能障碍,可致神志不清、昏迷和抽搐,病死率高。

此外，还有胃肠型流感，以恶心、呕吐、腹泻为主要症状。

（二）禽流感

人类患上禽流感后，潜伏期一般在 7 天以内，早期症状与其他流感非常相似，主要表现为发热、流涕、鼻塞、咳嗽、咽痛、头痛、全身不适，部分患者可有恶心、腹痛、腹泻、稀水样便等消化道症状，有些患者可见眼结膜炎，体温大多持续在 39℃ 以上。大多数患者预后良好，但少数患者特别是年龄较大、治疗过迟的患者病情会迅速发展成进行性肺炎、急性呼吸窘迫综合征等而死亡。

四、治　疗

（1）适当隔离。该病传染性强，发现患者应立即就地适当隔离至退热后 2 日。

（2）一般治疗。卧床休息，多饮水、进流质或半流质饮食。进食后用温盐水或温开水漱口，保持鼻咽及口腔清洁。

（3）对症治疗。高热烦躁者可给予解热镇痛药物以减轻症状。

（4）抗病毒治疗。发病早期（48 小时之内）可服用抗流感病毒药物。

（5）抗菌治疗。使用青霉素，先锋Ⅳ、Ⅵ控制细菌性继发性感染。

五、预　防

流感及禽流感是病毒性传染病，没有特效治疗手段，因此，预防措施非常重要。

（1）保持良好的个人及环境卫生，勤洗手，使用肥皂或洗手液并用流动水洗手，不用污浊的毛巾擦手，双手接触呼吸道分泌物后（如打喷嚏后）应立即洗手。

（2）打喷嚏或咳嗽时应用手帕或纸巾掩住口鼻，避免飞沫污染他人；流感患者在家或外出时应戴口罩，以免传染他人。

（3）急性期患者用过的餐具、衣物、玩具等物品应煮沸消毒或阳光曝晒 2 小时，用过的房间应用过氧乙酸 0.75 g/m³ 熏蒸消毒。

（4）均衡饮食，加强体育锻炼，增强免疫力，避免过度劳累。

（5）保持室内空气流通，尽量少去空气不流通场所；不得已必须去时，最好戴口罩。

（6）在流感流行季节前接种流感疫苗也可减少感染的机会或减轻流感症状。目前应用的疫苗有流感灭活疫苗和流感减毒疫苗，一般在当地流行季节前 1～3 月内接种。

（7）远离家禽的分泌物，尽量避免触摸活的鸡、鸭等家禽及鸟类，食用禽类食物应彻底煮熟。

（8）避免到禽流感疫区旅行。

第七节　传染性非典型肺炎

2002 年 11 月，我国广东省发现并报告首例非典型肺炎患者，这种不明原因的传染性疾病迅速向北京、香港及其他地区传播。2003 年 3 月 12 日，世界卫生组织发布全球警告，认为同样的疾病在中国香港和越南出现，并根据其临床症状特点将这种具有极强呼吸道传染性的疾病命名为严重急性呼吸综合征（Severe Acute Respiratory Syndromes，SARS）。自此，全世界共有 26 个国家（包括 3 个地区）报告临床诊断病例 8 098 例，死亡 774 例，全球平均病死率约为 10%。中国内地总发病人数 5 327 例，死亡 349 例。

严重急性呼吸综合征又称传染性非典型肺炎，是一种因感染 SARS 相关冠状病毒而导致的一种新的呼吸道传染病，以发热、干咳、胸闷为主要症状，严重者出现快速进展的呼吸系统衰竭。它与典型肺炎有很大区别，病情进展快速，具有极强的传染性。

一、病源体

传染性非典型肺炎病原体为新型的冠状病毒，即冠状病毒的变异株。目前所知，冠状病毒科的病毒只感染脊椎动物，它们与人和动物的许多疾病有关。

SARS 冠状病毒室温 24°C 下在尿液中可存活至少 10 天，血液中可存活 15 天，粪便中可存活 5 天；56°C 90 分钟可灭活，75°C 30 分钟可灭活；75% 乙醇 5 分钟使病毒失去活力，紫外线照射 60 分钟可杀灭该病毒。

二、流行病学

1. 传染源

患者是最主要的传染源。传染性主要在急性期（发病早期），尤以刚发病时为强，发生呼吸衰竭时传染性最强。随着疾病的康复，SARS 病毒逐渐被机体所清除，其传染性也随之消失。所以，非典型肺炎病人康复出院后，是不会传染他人的。

2. 传播途径

主要通过近距离飞沫传播、接触患者的分泌物及密切接触传播。

3. 人群易感性

SARS 冠状病毒是一种新出现的病毒，人群不具有免疫力，普遍易感。与 SARS 患者密切接触者（如医务人员和患者家属）是 SARS 的高危人群，从事 SARS 相关研究的实验室工作人员也属于 SARS 病毒感染的高危人群。

4. 流行特点

主要在冬、春季发病。极强的传染性与病情的快速进展是此病的主要特点，此病病死率约在 15%。人类对此病缺乏免疫力，形成传染、流行的概率较大，常有家庭聚集发生，医务人员也容易受到传染。

其发病机理与机体免疫系统受损有关。病毒在侵入机体后，进行复制，可引起机体的异常免疫反应，由于机体免疫系统受到破坏，导致患者免疫缺陷。同时 SARS 病毒可以直接损伤免疫系统特别是淋巴细胞。

三、临床表现及诊断

（一）临床表现

该病的潜伏期为 2～12 天，也可能 4～5 天，潜伏期传染性小。

起病急，以发热为首发症状，体温在 38°C 以上，偶有畏寒；可伴有头痛、关节及肌肉酸痛、乏力、腹泻；可有咳嗽，多为干咳、少痰，偶有血丝痰；可有胸闷，严重者出现呼吸加速，气促，或明显呼吸窘迫；肺部体征不明显，部分病人可有少许湿啰音，或有肺实变体征。

（二）诊　断

诊断基本成立的标准：

（1）有与 SARS 病人接触史或来自疫区，有以上临床表现。

（2）辅助检查。X 光胸部检查，可见片状、条状、网状阴影，且发展迅速，几小时或 1～2 小时内肺部阴影明显增加。

（3）白细胞计数减少或正常。

（4）抗生素治疗无效。

诊断确定标准：SARS 血清抗体检测（酶联免疫试验）呈阳性。

另外，应注意流行性感冒、禽流行性感冒及传染性非典型肺炎的区别，见表 8.4。

表 8.4　流行性感冒、禽流行性感冒及传染性非典型肺炎的区别

项　目	流行性感冒	禽流行性感冒	传染性非典型肺炎
病原体	RNA 病毒	RNA 病毒	RNA 病毒
主要宿主	人、野鸟、家禽、猪等	鸡、鸭、候鸟等	人、果子狸等
传播途径	空气飞沫	空气飞沫、粪便等	空气飞沫和密切接触
主要寄生部位	呼吸道粘膜、肺	呼吸道粘膜、肺	呼吸道粘膜、肺
危　害	大多自行痊愈	多高烧、肺炎、呼吸等器官衰竭，以至死亡	起病急，传播快，病死率高，暂无特效药
最可靠检查方法	DNA 探针、血清学中的抗体抗原反应	DNA 探针、血清学中的抗体抗原反应	DNA 探针、血清学中的抗体抗原反应

四、治　疗

目前，传染性非典型肺炎尚无特异性的治疗方法，主要采取以对症支持治疗为基础的综合治疗措施。

（1）加强营养支持，早期可试用抗病毒药物，大量应用维生素，适量应用抗生素；

（2）保证呼吸道通畅，吸氧，必要时应用呼吸机辅助呼吸；

（3）对病情严重或有急性肺损伤者，早期应用糖皮质激素可有效降低死亡率；

（4）中西医联合治疗及心理治疗。

五、预　防

传染性非典型肺炎的预防关键是做到"四早"和"六快"，即："早发现，早报告，早隔离，早治疗"；"快速发现，快速报告，快速启动，快速到达，快速处置，快速控制"。同时要注意以下几点：

（1）保持生活、工作环境的空气流通，避免到人群密集的地方。

（2）每次开窗 10～30 分钟，使空气流通，同时可用食用醋熏蒸对空气消毒。

（3）凡与病人接触者需戴口罩，纱布以 12～16 层为宜，要罩住鼻翼，口罩使用一次

不超过 4 小时。同时注意手的清洁和消毒。

（4）膳食合理、适当运动，增强自身抵抗疾病的能力；根据天气变化，注意防寒保暖。

第八节　狂　犬　病

狂犬病（Rabies）又名恐水病，是由狂犬病病毒侵犯神经系统引起的急性传染病，属人兽共患的自然疫源性疾病，多见于食肉动物如犬、猫、狼等。人被有病动物咬伤或抓伤后也可罹患此病。按《中华人民共和国传染病防治法》的规定，此病为乙类传染病。

狂犬病在世界范围内广泛分布，全世界每年因狂犬病而死亡的人数达 5 万多，而 98% 发生在发展中国家。中国属于狂犬病严重流行的国家之一，发病数仅次于印度，居世界第二位。近年来，我国狂犬病疫情一直呈上升趋势，仅 2007 年 1 月，全国狂犬病疫情报告就有发病数 217 例，死亡人数 182 人，病死数居我国 37 种法定报告传染病首位。

一、病原学

狂犬病毒为单链 RNA 病毒，属弹状病毒科。主要存在于感染动物的唾液和脑组织中。因此，有时虽然没被狂犬咬伤，但如果被动物舔到伤口或破损处，同样也存在被感染的危险。

狂犬病毒对外界环境条件的抵抗力并不强，一般的消毒药、加热和日光照射都可以使它失去活力，对肥皂水、酸、碱、浓度 50%～70% 的酒精、福尔马林、碘制剂、新洁尔灭等敏感，但不易被来苏水灭活，抗生素对狂犬病毒无效。狂犬病毒在冰冻干燥下可保持活力达数年。

二、流行病学

1. 传染源

主要的传染源是狂犬，由狂犬咬伤发病的患者占 85%～90%，其次是与人接触密切的猫、狼、牛、马、猪、羊等也可成为传染源；受感染的人也可能成为传染源；另外少数无症状带病毒的犬和猫咬人后也可致病。

2. 传播途径

主要通过咬伤传播，病毒也可经抓伤、舔伤皮肤或粘膜破损处侵入。2006 年，河北的一个 3 岁小姑娘，没有被狗咬伤史，只因常与狗亲热玩耍，小狗舔食小姑娘，导致含有大量狂犬病毒的狗唾液通过孩子破溃皮肤进入体内，造成感染，小姑娘最终离开了人间。

3. 易感性

人群对本病有普遍易感性。患者男多于女，青少年较多，这与被咬和接触有病动物多少有关。本病无明显季节性。

三、临床表现

潜伏期短到 10 天，长至 2～10 年，一般为 31～60 天，15% 发生在被狗咬 3 个月以后，视被咬部位距离中枢神经系统的远近和咬伤的程度（感染病毒的剂量）而异。临床表现分为狂躁型和麻痹型两种，绝大多数为狂躁性。

（1）已愈合的咬伤伤口或周围感觉异常、麻木发痒、刺痛或有蚁走感，此点具有重要的早期诊断意义。

（2）出现兴奋、烦躁、恐惧，对外界刺激如风、水、光、声等异常敏感。

（3）植物神经功能亢进，大量流涎，多汗，心律快，血压增高。

（4）"恐水"症状是本病的特征，稍饮水或看见水甚至听见说到水时，即能引起严重的咽喉肌痉挛；同时怕风突出，对轻微的风、光、声音或触摸都非常敏感，均可引起吞咽或呼吸肌痉挛。

（5）随着病情发展，可出现全身肌肉阵发性痉挛性抽搐，最后出现全身弛缓性瘫痪，感觉消失，迅速出现呼吸或循环衰竭而死亡。

麻痹型无明显的兴奋和典型的恐水、吞咽困难等表现。

四、治 疗

本病发病后病情严重，发展迅速，目前尚无特效药物治疗，死亡率极高，几乎达 100%。故必须强调咬伤后的及时预防性治疗，以防发病。若已经发病则以对症及综合治疗为主。

1. 咬伤后对伤口的紧急处理

（1）首先应尽量让伤口出血，同时立即用清水或肥皂水反复冲洗伤口，时间不少于 20 分钟，然后用浓度 40%～70% 的酒精、碘酊或 1:1 000 新洁尔灭溶液冲洗。以杀灭病毒。须注意的是新洁尔灭溶液有中和肥皂水的作用，故两者不能合用。伤口不宜包扎、缝合。

（2）尽早注射狂犬病疫苗，局部使用高价抗狂犬病毒免疫血清，最好应用人免疫血清，剂量为每公斤体重肌注 20～40 国际单位。如应用马抗狂犬病毒免疫血清，则注射剂量是每公斤体重 40 国际单位，其中一半应注射于伤口周围。同时应注射破伤风抗毒血清。

2. 对病人的治疗原则

（1）隔离：将病人严格隔离于较安静、光线较暗的单人病房，避免不必要的刺激。

（2）病人分泌物、排泄物要严格消毒处理。

（3）加强对呼吸、循环等系统并发症的监护。

（4）对症处理：补充水电解质及热量，纠正酸碱平衡失调；对烦躁不安、痉挛者使用镇静剂，如安定、苯巴比妥、水合氯醛等药物；有脑水肿者给脱水剂；为防止呼吸肌痉挛导致窒息，必要时气管切开给氧；心动过速、心律失常、血压升高时可用 β 受体阻滞剂或强心剂。

五、预 防

（1）管理传染源。大力开展宣传教育，家庭最好不养犬，如必须养犬，则应登记并进行预防接种，同时应捕杀所有野犬。

（2）疫苗接种。疫苗接种可明显降低发病率。狂犬病疫苗的注射是越及时越好，一般于咬伤后第 1、3、7、14、30 天各注射 1 次，共 5 次。

复习思考题

1. 传染病的基本特征有哪些？传染病的流行过程有哪三个环节？传染病的预防措施有哪些？

2. 艾滋病的病原微生物是什么？传播途径有哪些？不会引起艾滋病的方式有哪些？预防措施有哪些？

3. 淋病的病原体是什么？传染源是什么？传播途径有哪几种？治疗原则是什么？应如何预防？

4. 甲、乙两型肝炎的主要传播途径各是什么？其病原体在临床上如何进行检测？抗-HBS 的作用是什么？如何预防病毒性肝炎？

5. 肺结核的传染源是什么？传播途径有哪些？易感及高发人群有哪些？肺结核的治疗原则是什么？预防措施有哪些？

6. 流感病毒和禽流感病毒的病原体是什么？两者的传染源有哪些？传播途径有哪些？预防措施有哪些？

7. 传染性非典型肺炎的病原体是什么？传染源有哪些？传播途径有哪些？诊断标准有哪些？预防的关键是什么？

8. 狂犬病的传染源是什么？传染途径有哪些？临床表现主要有哪些？被狂犬咬伤伤口应如何处理？如何预防狂犬病？

第九章　常见慢性疾病

慢性疾病（Chronic disease）又称慢性非传染性疾病，主要包括心血管病（如高血压、冠心病）、脑血管疾病（如中风）、代谢营养性疾病（如高脂血症、糖尿病）以及肿瘤等。

目前，慢性疾病已成为全球头号杀手，2005 年全球总死亡人数为 5 800 万，其中近 3 500 万人死于慢性疾病，而中国慢性疾病死亡人数占了 750 万。我国约有 1.6 亿高血压患者，2 000 多万糖尿病患者，约 3.5 亿吸烟者，还有近 3 亿人超重和肥胖。据世界卫生组织估计，如果中国不采取强有力的干预措施，慢性病死亡人数将增长 19%，其中糖尿病死亡人数甚至可能增长 50%。膳食不合理、身体活动不足及吸烟是造成多种慢性病的三大危险因素。慢性病疾是可以预防的，且预防胜于治疗。消除慢性疾病潜在病因，可大幅度减少死亡率。从青少年时期就学会科学的生活方式，是控制慢性病发生、发展的关键措施。

第一节　高脂血症

高脂血症（Hyperlipidemia）是指脂肪代谢或运转异常导致血清总胆固醇（TC）、低密度脂蛋白胆固醇（LDL-C）或三酰甘油（TG）水平过高和/或高密度脂蛋白胆固醇（HDL-C）过低。

心血管病已成为我国城市和乡村人群占第一位的死亡原因，近 10 余年我国冠心病发病率和死亡率逐步上升，而人群中约 10% 的缺血性心血管病可归因于血清 TC 升高。中国人群血脂水平和血脂异常患病率虽然低于多数西方国家，但随着社会经济的发展、人民生活水平的提高和生活方式的变化，我国人群血脂异常率水平快速上升。全国营养与健康调查资料表明，我国成人血脂异常患病率为 18.6%，估计全国血脂异常者有 1.6 亿，其中高胆固醇血症者 2.9%，高甘油三酯血症者 11.9%，低高密度脂蛋白血症者 7.4%。因此，在全社会范围内重视、控制高脂血症已势在必行。

一、脂蛋白的组成、代谢与分类

血脂的主要成分是胆固醇和甘油三酯，其余还有磷脂、游离脂肪酸、微量类固醇激素和脂溶性维生素。胆固醇和甘油三酯是不溶于水的物质，不能以游离的状态存在于血浆中，必须与特殊的蛋白质（即载脂蛋白）组合在一起才能在血液中被转运到身体各组织器官进行分解代谢。血浆脂质与蛋白质结合成的球状大分子复合物叫脂蛋白。脂蛋白的核心是不溶于水的胆固醇和甘油三酯，外壳是部分具有水溶性的载脂蛋白。应用超速离心方法，可将血浆脂蛋白分为乳糜微粒（CM）、极低密度脂蛋白（VLDL）、中间密度脂蛋白（IDL）、低密度脂蛋白（LDL）、高密度脂蛋白（HDL）和脂蛋白（a）[LP（a）]，在临床上 LDL 和 HDL 最为重要。目前公认 LDL 属致动脉粥样硬化脂蛋白，其血中水平越高，动脉粥样硬化的危险性越大；而 HDL 具有防动脉粥样硬化的作用。

血脂对人体具有重要的生理功能。甘油三酯是由甘油与三个脂肪酸酯化而成，其生理功能主要是参与体内的能量代谢，包括能量的产生和储存；体内的胆固醇以两种形式存在，即游离（或非酯化）胆固醇和酯化胆固醇（即胆固醇酯），游离胆固醇（与磷脂一起）是细胞膜的主要成分，对于稳定细胞膜的流动性起关键作用，同时，胆固醇也是合成类固醇激素和胆酸的重要原料；脑和神经也都需有磷脂和糖脂；从膳食中摄取的营养物质，有些是脂溶性的，比如维生素 A、D、E、K，与脂肪一起存在，才能在肠道被溶解吸收；脂质对皮肤上皮细胞有保护作用，可以加速皮肤损伤的愈合，同时，还可以吸收外界的热量并阻止和节制体温散发，维持正常体温。

因此，人体离不了血脂，那些"谈脂色变"的认识是不对的，在日常生活中一味地拒绝脂类，对人体有害，只是需要控制血脂，使其不要过高而已。

二、血脂异常的诊断

1997 年中华心血管病学会参照国际标准，提出了一个《血脂异常防治建议》。近十年来随着人民生活水平的提高，中国人群的血脂水平发生了明显变化，因此，2006 年中国专家吸收国际上血脂异常防治经验，结合我国人群血脂异常特点制定出了适合中国人的《中国成人血脂异常防治指南》。其中关于血脂的标准如表 9.1 所示。

表 9.1　2006 年《中国成人血脂异常防治指南》血脂的标准

项　　目	合适范围	边缘升高	升　高	降　低
总胆固醇（mg/dL 或 mmol/L）	＜200（5.18）	201～239（5.21～6.19）	≥240（6.22）	
低密度脂蛋白胆固醇（mg/dL 或 mmol/L）	＜130（3.37）	130～159（3.37～4.12）	≥160（4.14）	
高密度脂蛋白胆固醇（mg/dL 或 mmol/L）	≥40（1.04）	≥60（1.55）		＜40（1.04）
甘油三酯（mg/dL 或 mmol/L）	＜150（1.70）	150～200（1.70～2.26）	≥200（2.26）	

三、高脂血症的分类

（一）病因分类

（1）原发性高脂血症：罕见，是由遗传基因缺陷或基因突变，或由饮食习惯，生活方式及其他自然因素所致的脂代谢异常。

（2）继发性高脂血症：继发于甲状腺功能减退、控制不良的糖尿病、饮酒、肾病综合征、胆管阻塞、胰腺炎、口服避孕药、特发性高钙血症等。

（二）临床分类

从临床上，高脂血症可分为：高胆固醇血症、高三酰甘油血症、混合型高脂血症及低高密度脂蛋白血症。

四、高脂血症的危害

高脂血症的主要危害是导致动脉粥样硬化，进而引发众多的相关疾病，其中最常见的一种致命性疾病就是冠心病。

该病对身体的损害是隐匿、逐渐、进行性和全身性的。它的直接损害是加速全身动脉粥样硬化，因为全身的重要器官都要依靠动脉供血、供氧，一旦动脉被粥样斑块堵塞，就会导致严重后果。大量研究资料表明，高脂血症是脑卒中、冠心病、心肌梗死、心脏猝死独立而重要的危险因素。动脉硬化引起的肾功能衰竭等，都与高脂血症密切相关。

此外，高脂血症也是促发高血压、糖耐量异常、糖尿病的一个重要危险因素。高脂血症还可导致脂肪肝、肝硬化、胆石症、胰腺炎、眼底出血、失明、周围血管疾病、跛行、高尿酸血症等。有些原发性和家族性高脂血症患者还可出现腱状、结节状、掌平面及眼眶周围黄色瘤、青年角膜弓等。

五、应接受血脂检查的对象

为及时发现血脂异常的患者，及时纠正血脂异常的状况，改善血脂异常造成的危害，目前国内外专家建议以下成年人需要进行血脂检查：

（1）已有冠心病、脑血管病或周围动脉粥样硬化者；

（2）高血压、糖尿病、肥胖、吸烟者；

（3）有早发动脉粥样硬化家族史者（男性一级亲属小于 55 岁、女性一级亲属小于 65 岁患动脉粥样硬化病）；

（4）有家族性高脂血症者；

（5）有黄色瘤（眼睑、皮肤、肌腱）；

（6）40 岁以上男性、绝经期后女性。

一般正常人每隔 2～5 年检查一次血脂即可，40 岁以上人群最好每年至少检查一次血脂。

六、预防及治疗

高脂血症的预防及治疗应以饮食治疗及体育锻炼为主，效果不理想才佐以药物治疗。当必须采取药物治疗时，饮食疗法仍然是需要长期坚持的治疗措施。继发性患者（如糖尿病、甲减）应积极治疗原发病。饮食疗法是治疗血脂异常的基础。

当血脂达到以下情况之一者，应考虑开始调节生活方式：

（1）无高血压且其他危险因素数（如年龄、男性、吸烟、低 HDL、肥胖等）少于 3 个，TC≥240 mg/dL，LDL-C≥160 mg/dL。

（2）高血压，或其他危险因素数多于 3 个，TC≥200 mg/dL，LDL-C≥130 mg/dL。

（3）高血压且其他危险因素多于 1 个，TC≥160 mg/dL，LDL-C≥100 mg/dL；急性

冠脉综合征、冠心病合并糖尿病者，TC≥160 mg/dL，LDL-C≥100 mg/dL。

（一）调节生活方式

包括饮食和其他生活方式的调节，用于预防血脂过高，也是高脂血症治疗的基础。

1. 饮食调节

无论哪型高脂血症，饮食治疗是首要的基本治疗措施，应长期坚持。其目的是降低过高的血脂，保持均衡营养，保持合适的体重。

对于高胆固醇血症的患者，其饮食治疗要注意如下几方面：

（1）控制总热量，保持热量均衡分布，改变晚餐丰盛和入睡前进食的习惯。如果摄入大于支出，则多余部分就会以脂肪的形式储存。

（2）减低脂肪尤其是胆固醇和饱和脂肪酸的摄入量。每日脂肪摄入量不超过总热量的30%，胆固醇摄入量不宜超过300毫克；选择能够降低LDL-C的食物如植物固醇和可溶性纤维。少吃动物脂肪及内脏、甜食及淀粉类。

（3）适当增加蛋白质和碳水化合物的比例。主食以谷物为主，碳水化合物提供的热量占总热量的55%以上，多吃植物蛋白、植物油类以及鱼类。

（4）多食新鲜水果，蔬菜。一些蔬菜、水果像洋葱、竹笋、柚子、香蕉、山楂等均具有调整血脂代谢、延缓动脉硬化的保健作用，每日新鲜水果、蔬菜摄入量应在400克以上，注意增加深色和绿色蔬菜的比例。

对于高三酰甘油血症患者，其饮食治疗要注意如下几方面：

（1）限制碳水化合物特别是糖和精致碳水化合物的摄入。

膳食中的蔗糖或果糖比葡萄糖或淀粉更易引起高三酰甘油血症。高碳水化合物的饮食降低HDL的作用比降低LDL的作用更大，故应限制碳水化合物的摄入。

（2）限制饮酒。酗酒或长期饮酒，可以刺激肝脏合成更多的内源性三酸甘油酯，使血液中LDL增高，故要限制饮酒。

2. 控制体重

超重和肥胖是心血管病的危险因素。减轻体重不仅能降低LDL-C，并能减少代谢综合征的所有危险因素。因此，要使摄入量与支出量保持平衡以维持最佳体重。

3. 增加运动

缺乏体力活动同样也是冠心病的主要危险因素。有规律的体力活动能有效地改善人体脂质代谢，可降低TC、TG、LDL-C、VLDL，升高HDL的水平；能促进机体代谢，提高脂蛋白脂酶的活性，加速脂质的运转、分解和排泄；并能改善机体的糖代谢，减少胰岛素抵抗、血凝状态和血小板功能，降低血液粘度，改善心肌功能，增强心肌代谢，促进侧支循环，降低血压，防治肥胖。每周至少做3次有氧运动，每次30分钟以上。

4. 适量饮茶

茶叶中含茶碱和儿茶酸（内含茶多酚），既可降低血TC和血粘度，又可增强血管弹性和韧性，改善渗透性，对防治血脂增高、预防血管硬化和冠心病都有利。

（二）药物治疗

使用原则：对于已有明确的冠心病者，如果非药物治疗效果不好，或已伴有高血压、糖尿病等并发症的，可根据其个人特点、血脂水平、所具有的危险因素等情况，在医生的指导下合理选择和使用调脂药。服药期间应定期随诊，在开始药物治疗后 4～6 周内，应复查血脂，根据血脂改变情况而调整用药。

1. 药物治疗指针

经非药物治疗后，如仍存在下列情况之一者，应考虑药物治疗：

（1）无高血压且其他危险因素数少于 3 个，TC≥280 mg/dL，LDL-C≥190 mg/dL。

（2）高血压，或其他危险因素数多于 3 个，TC≥240 mg/dL，LDL-C≥160 mg/dL。

（3）高血压且其他危险因素多于 1 个，TC≥160 mg/dL，LDL-C≥100 mg/dL；急性冠脉综合征、冠心病合并糖尿病者，TC≥160 mg/dL，LDL-C≥100 mg/dL。

2. 调脂药物的选择

目前临床上常用的降脂药物分为：

（1）他汀类：系 3-羟基 3-甲基戊二酰辅酶 A（HMG-CoA）还原酶抑制剂，是目前临床上应用最广泛的一类降脂药。他汀类药物通过抑制 HMG-CoA 还原酶而减少胆固醇在体内的合成。

该药以降 TC 和 LDL-C 为主，兼有降低 TG 和轻度升高 HDL-C 的作用。经临床试验证明，该药能降低心血管病死亡率，是冠心病二级预防中首选的调脂药物。现有他汀类药物都有能力将 TC 降低 20%～30%、LDL-C 降低 30%～40%。他汀类药物降低 TC 和 LDL-C 的作用虽与药物剂量有相关性，但不呈直线相关关系。当他汀类药物的剂量增大 1 倍时，其降低 TC 的幅度仅增加 5%，降低 LDL-C 的幅度增加 7%。所以并非剂量加倍，血脂降低幅度就会相应加倍。但随着药物剂量的增加，不良反应却明显增多。因此，不宜为片面追求提高疗效而过度增大剂量。对于血脂水平轻度升高的患者，作用温和的他汀类药物可能更适合，应按降脂强度合理选择药物。

临床常用的有：洛伐他汀（美降之、血脂康）、辛伐他汀（舒降之）、普伐他汀（普拉固）、氟伐他汀（来适可）、阿妥伐他汀（立普妥）等。主要适用于高胆固醇血症，对轻、中度高甘油三酯血症也有一定的疗效。

（2）贝特类：以降低三酰甘油为主，提高 HDL-C 的作用。

常用药物有：吉非贝齐（诺衡，康力脂），非诺贝特（立平之），苯扎贝特（必降脂），环丙贝特和已较少用的氯贝特（安妥明）等。主要适用于高甘油三酯血症或以 TG 升高为主的混合型高脂血症。

其他可选用的降脂药还有：烟酸及其衍生物、胆酸螯合剂。另外，还有ω-3 脂肪酸、泛硫乙胺、普罗布考等，但临床应用较少。

3. 用药注意事项

（1）对血胆固醇升高的冠心病患者，应首选他汀类药物；

（2）对难治性高脂血症，可联合用药，以他汀类药物为基础，结合使用烟酸或贝特类药物。但需注意的是他汀类与贝特类药物联合使用，可能会出现较严重的毒副作用，如引发横纹肌溶解症等；

（3）降血脂药一般都需长期服用，有的甚至需终身服用。长年服药者，应 3～6 个月复查一次血脂，肝、肾功能及血尿酸水平。

4. 降脂治疗目标

高脂血症患者经调脂治疗后应达到的治疗目标是：

（1）无高血压且其他危险因素数少于 3 个，TC＜240 mg/dL，LDL-C＜160 mg/dL；

（2）高血压，或其他危险因素数多于 3 个，TC＜200 mg/dL，LDL-C＜130 mg/dL；

（3）高血压且其他危险因素多于 1 个，TC＜160 mg/dL，LDL-C＜100 mg/dL；

（4）急性冠脉综合征、冠心病合并糖尿病者，TC＜120 mg/dL，LDL-C＜80 mg/dL。

也就是说，如果一个冠心病患者经治疗后血胆固醇从 160 mg/dL 降到 140mg/dL，并不意味着血脂已控制到正常水平。

（三）其他治疗方法

在纯合子型家族性高胆固醇血症，饮食治疗加药物治疗难以控制时，可采用以下方法治疗。

（1）血浆交换法。在血浆交换时采用 LDL 免疫吸附柱，可获较好效果。

（2）基因治疗。将 LDL 受体基因导入患者肝细胞内，以增强其疗效。

（3）外科手术。如部分回肠末段切除术、门腔静脉分流术等。

第二节　高　血　压

高血压（Hypertension）是最常见的心血管疾病，不仅患病率高，且可引起严重的心、脑、肾并发症，是脑卒中、冠心病的主要危险因素。我国高血压的流行具有"三高"（即患病率高、致残率高、死亡率高）、"三低"（即知晓率低、服药率低、控制率低）两大特点。

一百多年前 Riva-Rocci 发明了袖带血压计后医学界才对高血压的生理和病理意义有了认识。20 世纪 50～60 年代世界各国开展了大量的人群血压分布及血压与心血管病关系的流行病学和临床研究，证实了高血压是引起心血管病的主要危险因素。

近年来，由于社会经济的快速发展和人们生活方式的改变，我国人群高血压的患病率呈增长趋势。2002 年全国营养与健康状况调查资料显示，我国 18 岁及以上居民高血压患病率为 18.8%，估计全国患病人数有 1.6 亿多。高血压除本身会发展至高血压危象外，同时还可以引起严重的心、脑、肾并发症，是脑卒中、冠心病的主要危险因素。我国人群流行病学调查表明，目前我国脑卒中的发病率约为 250/10 万人（是冠心病的 5倍），其中有 75% 的病人不同程度地丧失了劳动力，40% 为重度残疾。因此，我国心血管病防治的重点是预防脑卒中，而脑卒中的主要危险因素就是高血压，积极控制高血压是预防脑卒中的重要措施。值得注意的是：我国高血压病的知晓率仅为 30.2%、服药率为 24.7%、控制率为 6.1%，与 1991 年比虽有所提高，但仍处于较低水平，农村的相应各比率明显低于城市。

高血压也是飞行人员的常见病、多发病，是造成停飞、停学的最常见原因之一。飞行人员发病率为 5.7%，我院飞行学生高血压患病率为 2.69%。

一、高血压的定义与分类

（一）血压水平的定义

由于血压水平与心血管病发病率呈连续性相关，因此，高血压的定义是人为的，很难在正常与高血压之间划一明确的界限。2004 年《中国高血压防治指南》将高血压定义为：在未用抗高血压药情况下，收缩压（SBP）≥140 mmHg 和/或舒张压（DBP）≥90 mmHg，并按血压水平分为 1、2、3 级，见表 9.2。

表 9.2　血压水平的定义和分类（2004 年《中国高血压防治指南》）

类　别	收缩压（mmHg）	舒张压（mmHg）
正常血压	＜120	＜80
正常高值	120～139	80～89
高血压	≥140	≥90
1 级高血压（轻度）	140～159	90～99
2 级高血压（中度）	160～179	100～109
3 级高血压（重度）	≥180	≥110
单纯收缩期高血压	≥140	＜90

若患者的收缩压与舒张压分属不同的级别时，以较高的分级为准。单纯收缩期高血压也可按照收缩压水平分为 1、2、3 级。

若患者既往有高血压病史，目前正在服用抗高血压药物，血压虽已正常，也应诊断为高血压。值得注意的是患者血压增高，决定应否予以降压治疗时，不仅要根据血压水平，还要根据其危险因素的数量与程度；轻度高血压只是与重度高血压相对而言，并不意味着预后必然良好。

由于血压受生物节律、情绪、环境等诸多因素的影响，因此，高血压的诊断不能仅依靠某一次的测量值就做出诊断，需要在观察期内间隔一定的时间重复测量，有时甚至需要进行 24 小时动态血压监测。CCAR-67FS 中规定，高血压的鉴定应在 7 日内连续测量 3 日，每日测量 2 次，取其平均值进行判断，当收缩压持续超过 155 mmHg 或舒张压持续超过 95 mmHg 时，各级体检合格证都不能取得。

（二）分　类

（1）原发性高血压（即高血压病）。病因不明，是以血压增高为主要表现的一种疾病，占高血压患者的 95% 以上；

（2）继发性高血压。约 5% 的高血压患者血压升高是某些疾病的一种表现，如肾脏疾病、内分泌疾病、嗜铬细胞瘤、妊娠中毒症等。

二、高血压的危险因素

高血压的病因不十分明确。目前认为是在一定的遗传背景下，由多种后天环境因素作用使正常血压调节机制失代偿所致，是一种多因素参与，彼此相互影响形成的疾病。流行病学研究证实：超重、高盐膳食及中度以上饮酒与高血压发病显著相关。

（一）肥胖和超体重或腹型肥胖

肥胖尤其是腹型肥胖是高血压的重要危险因素，肥胖者高血压患病率是正常体重者的 2～6 倍。我国近 10 年来人群的体重指数（Body Mass Index，BMI）均值及超重率均有增高趋势，目前我国成人超重率为 22.8%，肥胖率为 7.1%，飞行人员由于膳食原因，超重较多。中美心血管病流行病学合作研究显示：基线时 BMI 每增加 3，4 年内发生高血压的危险性女性增加 57%，男性增加 50%。

（二）饮酒（中度以上）

如以每周至少饮酒一次为"饮酒"，则我国男性人群饮酒率约为 30%～66%，女性为 2%～7%。中美心血管流行病学合作研究表明：男性持续饮酒者比不饮酒者，4 年发生高血压的危险性增加 40%。

（三）膳食高钠盐

膳食钠的摄入量与血压水平有显著相关性。平均每人每日摄入食盐增加 2 克，则收缩压和舒张压分别升高 2.0 mmHg 及 1.2 mmHg。我国北方人群食盐摄入量高于南方，血压水平也高于南方。膳食高钠盐是中国人群高血压发病的重要危险因素，而低钾、低钙、低动物蛋白质、高饱和脂肪酸的膳食结构又加重了钠对血压的不良影响。

（四）遗传因素

高血压病是一种由于某些先天性遗传基因与某些致病性增压因素和生理减压因素相互作用而引起的多因素疾病。流行病学调查发现：父母均患高血压者，其子女患高血压几率高达 45%，而父母血压均正常者，其子女患高血压的几率仅为 3%。孪生子女高血压患病率明显增加，尤其是单卵双生者。

（五）精神心理因素

精神紧张、不良精神刺激、文化素质、噪声等均可影响血压水平。从事脑力劳动和紧张工作的人群高血压患病率较体力劳动者高。飞行工作要求飞行员精力高度集中，反应敏捷，动作协调，操作及时准确，使他们精神长期处于高度紧张状态，这可能是飞行人员高血压患病率高的重要原因之一。

三、高血压危险分层

高血压患者发生心血管事件的危险性不仅取决于其血压水平，还与以下情况密切相关：① 心血管其他危险因素的存在；② 并存的临床情况如糖尿病，心、脑、肾、血管病；③ 靶器官损害；④ 患者个人、医疗状况等。WHO/ISH 指南委员会根据"弗明汉心脏研究"观察对象的 10 年心血管死亡、非致死性脑卒中和非致死性心肌梗死的资料，计算出某几项因素合并存在时对日后心血管事件绝对危险的影响，根据这些将高血压患者分为低危、中危、高危、很高危四档，这种危险性分层法便于对各层次高血压患者制定相应的治疗措施。

（一）影响预后的因素

1. 心血管病的危险因素

（1）血压水平：收缩压和舒张压高（1～3 级）。

（2）性别：男性＞55 岁、女性＞65 岁。

（3）吸烟。

（4）血脂异常：TC≥5.7 mmol/L（220 mg/dL）或 LDL-C≥3.6 mmol/L（140 mg/dL）或 HDL-C<1.0 mmol/L（40 mg/dL）。

（5）早发的心血管病家族史：一级亲属发病年龄<50 岁。

（6）腹型肥胖或肥胖。① 腹型肥胖：腹围男性≥85 cm，女性≥80 cm；② 肥胖：BMI≥28 kg/m²。

（7）缺乏体力活动。

（8）高敏 C 反应蛋白≥3 mg/L 或 C 反应蛋白≥10 mg/L。

2. 靶器官损害

（1）左心室肥厚（心电图、超声心动图或 X 检查）。

（2）动脉壁增厚：颈动脉超声 IMT≥0.9 mm 或有动脉粥样硬化斑块的超声表现。

（3）血清肌酐浓度轻度升高：男性 115~133 mmol/L（1.3~1.5 mg/dL），女性 107~124 mmol/L（1.2~1.4 mg/dL）。

（4）微量白蛋白尿：① 尿蛋白 30~300 mg/24 h；② 白蛋白/肌酐比：男性≥22 mg/g（2.5 mg/mmol），女性≥31 mg/g（3.5 mg/mmol）。

3. 糖尿病

空腹血糖≥7.0 mmol/L（126 mg/dL），餐后血糖≥11.1 mmol/L（200 mg/dL）。

4. 并存的临床情况

（1）脑血管疾病：缺血性卒中、脑出血、短暂性脑缺血发作（TIA）。

（2）心脏疾病：心肌梗死史、心绞痛、冠状动脉血运重建、充血性心力衰竭。

（3）肾脏疾病：① 糖尿病肾病；② 肾功能衰竭（血肌酐浓度）男性>133 μmol（1.5 mg/dL），女性>124 μmol（1.4 mg/dL）；③ 蛋白尿>300 mg/24 h。

（4）外周血管疾病。

（5）视网膜病变：出血或渗出、视乳头水肿。

（二）高血压的危险分层及临床意义

对高血压病人进行危险分层和个体化评价（见表 9.3），可以决定治疗时机和方式。同时为每例病人制定具体的、全面的治疗措施，包括非药物治疗和药物治疗措施，所有接受药物治疗和对于观察期的病人均应同时进行非药物治疗。

表 9.3　高血压患者心血管危险分层标准

	高血压分级		
	1 级	2 级	3 级
无其他危险因素	低危	中危	高危
1~2 个危险因素	中危	中危	极高危
3 个以上或糖尿病或靶器官损伤	高危	高危	极高危
有并发症	极高危	极高危	极高危

低危组：10 年随访中患者发生主要心血管事件的危险<15；中危组：约为 15%~20%；高危组：约为 20%~30%；极高危组：最高达≥30%。

对极高危与高危患者，必须立即开始对高血压及并存的危险因素和临床情况进行药物治疗。

对中危患者，如果患者病情允许，先观察患者的血压及其他危险因素数周，进一步了解病情，然后决定是否开始药物治疗，或由临床医师决定何时开始药物治疗。

对低危患者，观察患者数月，然后决定是否开始药物治疗。

四、高血压的预防

治疗高血压的主要目的是：降低血压，使血压下降到正常范围或接近正常范围，从而最大限度地降低心血管病死亡和病残的危险。这需要控制所有已明确的可逆的危险因素，包括吸烟、血脂异常和糖尿病。在治疗高血压的同时，还要合理控制并存的临床症状。

（1）减轻体重：减轻体重的方法有限制过量饮食和增加运动量。需慎用抑制食欲的药物，因为它不仅可能使血压升高，还会增加瓣膜病和肺动脉高压的危险。

（2）限制钠盐摄入，增加钾和钙的摄入。每日平均摄盐量应控制在 6 克以下。另外，补钾和补钙可以降压，应提倡进食含钾多的蔬菜如油菜、菠菜、木耳、香菇等以及含钙丰富的食品如豆制品和牛奶等。

（3）运动。运动以散步、骑自行车和跑步为宜，运动频率应每周不少于三次，每次运动间隔时间不超过 2 天；运动要适度，应循序渐进。

（4）限制酒精摄入量。饮酒是使血压升高的独立因素，而且饮酒可降低降压药物的效果，因此，对高血压患者应提倡戒酒。

（5）戒烟。长期吸烟会引起血管阻力增加，血压持续升高，所以高血压患者应该戒烟。

（5）气功及其他生物行为方法。气功是我国传统的医疗保健方法，通过意念的诱导和气息的调整发挥自我调整和自我控制作用，以达到心静、气和从而有利于血压的调节，对减少降压药物的用量可能有一定好处。与气功相似的方法还有松弛、默想、生物反馈等方法。

五、高血压的药物治疗

（一）药物选择

目前用于高血压治疗的药物种类很多，被 WHO/ISH 推荐为一线药物的有六类：

（1）利尿剂：有噻嗪类氢氯噻嗪、呋塞类和保钾利尿剂三类；

（2）β-肾上腺素能阻滞剂（β-阻滞剂）：如普萘洛尔、美托洛尔等；

（3）α-肾上腺素能阻滞剂（α-阻滞剂）：如哌唑嗪、特拉唑嗪等；

（4）钙拮抗剂：如尼群地平、硝苯地平等；

（5）血管紧张素转化酶抑制剂（ACEI）：如卡托普利、依那普利等；

（6）血管紧张素 II 受体（AT）拮抗剂：如洛沙坦、依贝沙坦等。

另外还有直接血管扩张剂，其他肾上腺素能阻滞剂等。各类降压药物在降压效果方面没有本质的差异，但在副作用以及是否能降低心血管病症发生率和死亡率方面有显著不同。利尿剂和β受体拮抗剂已在长期研究中被证实可降压并可减少并发症的发病率与病死率，也有一些临床试验说明钙拮抗剂和 ACEI 有相似作用，而 AT 拮抗剂和α-阻滞剂的疗效则资料比较缺乏。

（二）药物治疗原则

（1）采用最小的有效剂量以获取可能有的疗效而使不良反应减至最小是药物治疗的原则。如一种药物有效，可在患者能耐受的情况下，增加剂量，以获取最佳疗效。

（2）最好选用一天服用一次降压作用而又持续 24 小时的药物，以防止患者靶器官损害，并防止患者从夜间较低血压到清晨血压突然升高而导致猝死、脑卒中和心脏病发作。

（3）合理的联合用药，使降压效果增大而不增加不良反应。

（三）降压目标

普通高血压患者血压降至＜140/90 mmHg；年轻人或糖尿病及肾病患者血压降至＜130/80 mmHg；老年人收缩压降至＜150 mmHg，如能耐受，还可进一步降低。

（四）飞行人员用药问题

飞行人员高血压治疗一般应在医院进行。治疗高血压的很多药物均会降低飞行人员的工作能力，最危险的是神经节阻断剂，有一定的镇静作用，会使飞行人员注意力不集中和反应速度降低。噻嗪类或螺旋内酯类利尿剂不影响飞行工作能力，可以使用。另外，按 CCAR-67FS 规定，飞行人员还可以使用的药物包括：β-阻滞剂、血管紧张素转换酶抑制剂和钙通道阻滞剂。但无论使用何种药物来控制血压，首次使用或更换抗高血压药物时，至少应观察 3～4 周，使血压控制在标准范围内，并且没有明显的药物副作用。飞行人员严禁自行用药。在用药的同时，还要采用减重、限制食盐摄入和锻炼等综合措施。

第三节　糖　尿　病

糖尿病（Diabetes Mellitus，DM）是由于胰岛素分泌及（或）作用缺陷引起的以血糖升高为特征的代谢疾病。长期血糖控制不佳的糖尿病患者，可伴发各种器官，尤其是眼、心、血管、肾、神经损害或器官功能不全或者衰竭，导致残废或早亡。

糖尿病是 21 世纪全球面临的重大公共卫生问题。随着世界各国社会经济的发展和居民生活水平的提高，无论在发达国家还是在发展中国家，糖尿病尤其是 2 型糖尿病的发病率均明显增加，对人们健康的威胁越来越大。国际糖尿病研究所 2003 年报告，全世界有糖尿病人 1.94 亿，到 2025 年将突破 3.33 亿。2005 年，全球约 290 万人死于糖尿病，其中 80% 在低收入和中等收入国家，给发展中国家劳动力造成了巨大的损失。目前，中国已成为仅次于印度的世界第二糖尿病大国。

糖尿病的慢性过程、致残与早逝，严重影响了人类健康，因此，世界各国都十分重视糖尿病的防治。为了提高全球糖尿病防治意识，唤醒越来越多的人意识到糖尿病在全世界的高发病率及危害性，1991 年世界卫生组织和国际糖尿病联盟将每年的 11 月 14 日定为世界糖尿病日。

一、糖尿病的诊断与分类

（一）糖尿病诊断标准

典型的糖尿病有多饮、多食、多尿和消瘦的"三多一少"症状。

糖尿病的诊断是由血糖水平来确定的，判断血糖是否正常主要是依据血糖水平对人类健康是否存在危害而人为制定的。2003 年《中国糖尿病防治指南》建议我国人群采用的标准见表 9.4。

表 9.4　糖尿病诊断标准（2003 年《中国糖尿病防治指南》）

1. 糖尿病症状+任意时间血浆葡萄糖水平≥11.1 mmol/L（200 mg/dL）或
2. 空腹血浆葡萄糖水平≥7.0 mmlo/L（126 mg/dL）或
3. OGTT 试验中，2 小时 PG 水平≥11.1 mmol/L（200 mg/dL）

（1）空腹指 8～14 小时内无任何热量摄入；任意时间指 1 内任何时间，与上次进餐时间及食物摄入量无关；OGTT 是指以 75 g 无水葡萄糖为负荷量，溶于水内口服（如为含 1 分子水的水葡萄糖则为 82.5 g）。

（2）儿童的糖尿病诊断标准与成人一致。

（3）需再测一次予以证实，诊断才成立。

糖尿病及 IGT/IFG 的血糖标准诊断见表 9.5。

表 9.5　糖尿病及 IGT/IFG 的血糖诊断标准

血浆静脉血糖浓度[mmol/L（mg/dL）]		
糖尿病	空　腹	≥7.0（126）
	或负荷后 2 小时	≥11.1（200）
	或以上两者	
糖耐量受损（IGT）	空腹（如行检测）	<7.0（126）
	及负荷后 2 小时	≥7.8（140）～11.1（200）
空腹血糖受损（IFG）	空腹（如行检测）	≥6.1（110）～7.0（126）
	及负荷后 2 小时	<7.8（140）
正常	空腹（如行检测）	<6.1（110）
	及负荷后 2 小时	<7.8（140）

（二）糖尿病分型

糖尿病分型包括临床阶段和病因分型两方面。

1. 临床阶段

指无论何种病因类型，在糖尿病自然病程中患者的血糖控制状态都可能经过以下阶段：

（1）正常血糖—正常糖耐量阶段；

（2）高血糖阶段：又分为糖调节受损和糖尿病两个时期。糖尿病进展中可经过需要胰岛素、为控制糖代谢而需要胰岛素和为了生存而需要胰岛素三个过程。患者可在阶段间逆转（如经治疗后）、可进展或停滞于某一阶段。

2. 病因分型

根据目前对糖尿病的认识，可将糖尿病分为四大类，即 1 型糖尿病、2 型糖尿病、其他特殊类型糖尿病及妊娠糖尿病。其中 1 型糖尿病和 2 型糖尿病最为常见。

（1）1 型糖尿病。主要指胰岛素细胞被破坏或功能丧失所致的糖尿病。发病症状明显，患病率远低于 2 型糖尿病，多见于青幼年。

（2）2 型糖尿病。主要指胰岛素抵抗性和胰岛素作用不足所致糖尿病，但占糖尿病患者的 90% 左右。起病时症状隐蔽，多见于 40 岁以后中老年人，其中肥胖型和超重者居多。

（3）其他特殊类型糖尿病。包括胰腺疾病或内分泌疾病引起的糖尿病、药物引起的糖尿病以及遗传疾病伴有的糖尿病等。占糖尿病患者总数不到 1%。

（4）妊娠糖尿病。是指妊娠期间发生或发现的糖尿病。

二、糖尿病的危险因素

糖尿病病因及发病机制十分复杂，至今尚未完全明确，目前认为以下因素是糖尿病的常见危险因素。

（一）1 型糖尿病

（1）遗传易感性：其遗传因素的作用为 50%；

（2）自身免疫缺陷；

（3）病毒感染：病毒可以造成自身免疫性胰岛 β 细胞损害。柯萨奇病毒与 1 型糖尿病的关系比较肯定，其他病毒如腮腺炎病毒、巨细胞病毒及风疹病毒可能与 1 型糖尿病有关；

（4）牛乳喂养：用牛乳喂养的新生儿易患 1 型糖尿病，牛乳中的某些蛋白质成分，如牛血清白蛋白、B 乳球蛋白、酪蛋白已被认为与 1 型糖尿病的发病有关；

（5）药物及化学物品。

（二）2 型糖尿病

（1）遗传易感性：其遗传因素的作用为 90%；

（2）体力活动减少及（或）能量摄入增多；

（3）肥胖病（总体脂增多或腹内体脂相对或绝对增多）；

（4）胎儿及新生儿期营养不良；

（5）中老年；

（6）吸烟、药物及应激（可能）。

三、糖尿病的危害性

糖尿病的危害主要在于其严重的并发症，糖尿病并发症发生率高，能够造成组织器官毁损，具有致残致死性。总体来说，糖尿病患者死亡的危险比未患糖尿病的同龄人至少增加一倍。

（一）急性并发症

（1）糖尿病酮症酸中毒。是糖尿病最常见的急性并发症，常见于 1 型糖尿病。2 型糖尿病如代谢控制差、伴有严重应激时亦可发生。延误诊治可致死亡。

（2）糖尿病非酮症性高渗综合征。多见老年患者，病死率极高。

（3）乳酸性酸中毒。发生率不高，但病死率很高。大多发生在伴有肝、肾功能不全，或伴有慢性心肺功能不全等缺氧性疾病的患者，尤其是同时服用苯乙双胍者。

（4）感染：糖尿病患者细胞免疫功能及体液免疫功能减低常易伴发尿路、胆管感染和皮肤的真菌或细菌感染，以及肺炎和肺结核等。

（二）慢性并发症

我国糖尿病患者有慢性并发症者相当普遍，其中合并有心脑血管病、眼及肾病变者均占 1/3 左右，有神经病变者占半数以上。心脑血管并发症的患病率虽较西方国家为低，但已经成为我国糖尿病致残率和致死率最高、危害最大的慢性并发症。

1. 心脑血管疾病

心血管疾病是糖尿病患者致残、致死的主要原因。因心血管疾病而死亡的糖尿病患者中，冠心病患者约占一半。

糖尿病脑血管病以脑动脉粥样硬化所致缺血性脑病最为常见，如短暂性脑缺血发作、腔隙性脑梗死、多发性脑梗死、脑血栓形成等。我国糖尿病脑卒中的发病率较西方国家为高，其中北方又普遍高于南方。

2. 糖尿病眼病

糖尿病患者眼的各部位均可出现病变，如角膜异常、虹膜新生血管和视神经病变等，青光眼和白内障的患病率高于相同年龄非糖尿病患者。糖尿病视网膜病变是患者失明的主要原因，各型糖尿病的视网膜病变患病率随患病时间和年龄的增长而上升。99% 的 1 型糖尿病和 60% 的 2 型糖尿病，病程在 20 年以上者，几乎都有不同程度的视网膜病变。

3. 神经病变

糖尿病性神经病变是因糖尿病而对神经造成的一种损害，它所影响的糖尿病患者比例高达 50%。虽然因糖尿病性神经病变会引发许多不同的问题，但常见症状还是麻刺感、疼痛、麻木或手脚酸软。

4. 糖尿病肾病

大约 20%～30% 的 1 型或 2 型糖尿病患者发生糖尿病肾病，常见于病史超过 10 年的患者，是 1 型糖尿病患者的主要死亡原因。

5. 糖尿病足

糖尿病足是糖尿病下肢血管病变、神经病变和感染共同作用的结果，严重者可致足溃疡，甚至截肢。美国成年人中 40% 的足和下肢截肢为糖尿病所致，足溃疡是造成截肢的主要因素。

四、糖尿病病人的筛查

对高危人群进行筛查可尽早发现糖尿病，预防糖尿病，降低其并发症的发生和发展。筛检不仅能查出隐性糖尿病人、未被注意的显性糖尿病人，而且还能查出糖耐量受损

（IGT）者。IGT 是正常和糖尿病之间的过渡状态，其转归具有双向性，IGT 者冠心病的患病率高，且发展为糖尿病的可能性大。如果可以阻止 IGT 恶化为糖尿病，也就可以有效地预防糖尿病合并症的发生。

需进行筛检试验的高危人群：

（1）年龄≥45 岁者，特别是≥45 岁伴超重（BMI≥24）者；

（2）肥胖（BMI≥28）者；

（3）一级亲属有糖尿病；

（4）以静坐生活方式为主；

（5）以前确诊有 IGT 或 IFG；

（6）高血压（成人血压≥140/90 mmHg）；

（7）血脂异常（HDL-C≤0.90 mmol/L 和/或 TG≥2.75 mmol/L）

（8）生育过巨大胎儿（4 000 g 以上）的妇女等。

筛检试验包括空腹血浆葡萄糖（FPG）检验和 75 g 口服葡萄糖耐量试验（OGTT）。如果筛查结果正常，3 年后重复检查。

五、治　疗

糖尿病目前还是一种无法根治的慢性疾病。糖尿病的治疗应是综合性的，包括饮食控制、运动、血糖监测、糖尿病自我管理教育和药物治疗。

糖尿病的治疗目标是通过纠正糖尿病人不良的生活方式和代谢紊乱以防止急性并发症的发生和减少慢性并发症，同时使糖尿病人提高生活质量和保持良好的心理状态。

（一）生活方式的干预

1. 糖尿病健康教育

这是重要的基本治疗措施之一，是其他治疗成败的关键。使病人认识到糖尿病是终身疾病，治疗需持之以恒；让病人了解糖尿病的基础知识和治疗控制要求，学会测定尿糖。

2. 饮食治疗

这是所有糖尿病治疗的基础，是糖尿病自然病程中任何阶段都必不可少的措施。注意事项如下：

（1）饮食治疗应尽可能做到个体化，饮食总热量和营养成分必须适应生理需要；

（2）热量分配：20%～30% 脂肪、50%～60% 碳水化合物、小于 15% 蛋白质，吃粗制米面和一定量的杂粮；宜吃的蔬菜类有西红柿、黄瓜、菠菜、苦瓜和豆制品等，不宜吃的有土豆、地瓜等；肉类宜吃瘦肉。

（3）进食定时定量，合理分配三餐；

（4）食盐限量在 6 克/天以内，尤其是高血压病人；

（5）限制饮酒，特别是肥胖、高血压和（或）高甘油三酯血症患者。酒精可引起应用促进胰岛素分泌剂或胰岛素治疗的患者出现低血糖。

（6）可适量食用水果，但要将其计算到总热量中。较好的水果有梨、桃、杨梅和樱桃等，因为这些水果中含有果胶，能促进胰岛素的分泌，有轻度降血糖的作用。不宜吃的水果有苹果、西瓜等。坚决不吃的水果有香蕉和甘蔗等，因为这些根茎水果含有较高的葡萄糖。进食水果应选择在两餐之间，而且每日最好只吃 1 种水果，以 1~2 个为宜。

3. 运动治疗

适量的、经常性的有规律的运动对糖尿病治疗有诸多益处。运动治疗应成为所有糖尿病患者糖尿病治疗方案中的一个必不可少的组成部分。

（二）药物治疗

1. 口服药物治疗

治疗糖尿病的口服药主要有 4 类：

（1）促进胰岛素分泌剂。包括磺脲类和非磺脲类两类。磺脲类第一代有甲苯磺脲类，第二代有格列本脲、格列吡嗪、格列喹酮（糖适平）等。非磺脲类包括瑞格列奈、那格列奈。

（2）双胍类。主要有二甲双胍（甲福明）和苯乙双胍（降糖灵），苯乙双胍现已少用。

（3）α-糖苷酶抑制剂（AGI）。为新一代降糖药，主要有阿可波糖和伏格列波糖。

（4）胰岛素增敏剂。又称格列酮类，包括罗格列酮、吡格列酮。

2. 胰岛素治疗

胰岛素是 1 型糖尿病患者维持生命和控制血糖所必需的药物。2 型糖尿病患者虽然不需要胰岛素来维持生命，但多数患者在糖尿病的晚期却需要使用胰岛素来控制血糖水平以减少糖尿病急、慢性并发症的危险性。胰岛素分为短效胰岛素、中效胰岛素和长效胰岛素。

（三）控制目标

糖尿病尤其是 2 型糖尿病，往往同时伴有"代谢综合征"的其他表现，如高血压、血脂异常等，因此，糖尿病的治疗是综合性的，需要达到的各项控制目标，见表 9.6。

表 9.6　糖尿病的控制目标（亚洲—太平洋地区 2 型糖尿病政策组，2002 年）

		理　想	良　好	差
血糖（mmol/L）	空　腹	4.4~6.1	≤7.0	>7.0
	非空腹	4.4~8.0	≤10.0	>10.0
$GHbA_1c$（%）		<6.5	6.5~7.5	>7.5
血压（mmHg）		<130/80	>130/80 <140/90	≥140/90
BMI（kg/m^2）	男　性	<25	<27	≥27
	女　性	<24	<26	≥26
TC（mmol/L）		<4.5	≥4.5	≥6.0
HDL-C（mmol/L）		<1.1	1.1~0.9	<0.9
TG（mmol/L）		<1.5	1.5~2.2	>2.2
LDL-C（mmol/L）*		<2.5	2.6~3.3	>3.3

注：1. 糖化血红蛋白 A_1（$GHbA_1c$）：参考范围取决于测定方法，通常非糖尿病患者的 $GHbA_1c$ 应 <6%。

2. 血脂及体重指数的数据来自欧洲，血脂及体重指数应在各国人群正常范围内。

六、飞行人员的糖尿病

糖尿病是飞行人员医学停飞的一个重要疾病。我国空军 40 岁以上飞行人员糖尿病的患病率为 2.7%。目前民航飞行人员中糖尿病的患病率并不高，但是随着我国经济的发展，生活方式的改变，飞行人员工作性质又决定了他们平时锻炼机会较少，因此，超重在飞行人员中相当普遍，也使他们成为了糖尿病的高危人群。

有资料显示，飞行人员糖尿病好发于中年，以 2 型糖尿病居多，且以无症状者居多。飞行人员在无症状期通过运动和饮食治疗病情可以得到较好的控制。

由于降糖类药物使用不当容易引起低血压，如果在空中发生低血压会直接危及飞行安全，因此，目前飞行人员糖尿病仅允许通过调节生活方式来控制。如果飞行人员患有需要口服降糖药物控制的糖尿病则不能评定为合格。

七、预 防

目前糖尿病的病因及发病机制尚不完全清楚，缺乏针对病因的有效治疗方法。因此，糖尿病的预防尤为重要。糖尿病预防包括三级：一级预防是避免发生糖尿病；二级预防是及早检出并有效治疗糖尿病；三级预防是延缓和（或）防治糖尿病并发症。从青少年时代就应注意积极参加体育锻炼，合理营养，保持正常体重，不吸烟，少饮酒，少吃盐，生活有规律，同时预防各种感染，以预防该病的发生。

第四节 冠 心 病

冠状动脉粥样硬化性心脏病（Coronary Atherosclerotic Heart Disease，冠心病）是一种由冠状动脉固定性（动脉粥样硬化）或动力性（血管痉挛）狭窄或者阻塞引起心肌缺血、缺氧或坏死的心脏病，又称为缺血性心脏病。

冠心病是常见的心血管疾病，其发病率随年龄增长而升高，严重危害人民的健康。该病在欧美发达国家常见，美国的冠心病在人口死亡率中占首位，每 3 个死亡的人中，就有 1 人是冠心病。我国属于冠心病低发区，冠心病患病率为 4%～7%，心肌梗塞发生率为（39.7～64）人/10 万人，死亡率为（20.7～41.9）人/10 万，明显低于欧美。但近年来，随着工业现代化程度的提高、生活节奏加快以及生活水平的提高，我国冠心病发病率也呈上升趋势，现已跃居于导致人口死亡的主要原因之列。

冠心病是造成飞行事故和飞行人员停飞的最重要的医学原因，据国际民航组织成员国的报告，每年都有 1～2 名飞机驾驶员因为冠心病而导致空中失能，只是由于驾驶舱内还有其他飞行人员，所引起的实际飞行事故才比报告的略低。我国飞行人员冠心病心肌梗塞和猝死发病率为 0.2 人/1 000 人/年。1996 年，我国某航空公司曾发生 1 例飞机驾驶员因冠心病发作而死于行使执照权利期间，成为我国首例飞行人员在空中猝死的病例。鉴于冠心病严重危及飞行安全，国内外航空医学界对它的研究较多，鉴定的要求也较高。此外，冠心病还是机上乘客出现几率最多、危害程度最大的疾病之一。

一、冠心病的危险因素

冠心病在飞行人员中多无典型心绞痛主诉，甚至无症状，但即使病变程度轻也可使飞行人员在飞行中出现失能。因此按世界卫生组织的标准诊断和处理是不行的。航空医学必须非常重视冠心病的预测和预防，危险因素（即易患因素）评定对冠心病的预测和预防都是不可缺少的。

（一）主要危险因素

（1）年龄。动脉粥样硬化的发生可始于儿童，冠心病的发病率随年龄增加而增加，多发生在 40 岁以上，49 岁以后发展较快。由于职业因素，我国飞行人员发病年龄多在 30～40 岁间，较普通人群早 10～15 年。

（2）性别。男性发病率高于女性（因为雌激素能降低血脂），但在更年期后女性发病率增加，一般男性 40 岁以后冠心病患病率随年龄增长而上升，每长 10 岁发病率上升 1 倍。女性发病年龄平均较男性晚 10 年，但老年女性冠心病患病率逐渐接近男性。一旦女性患有冠心病，比男性预后差。

（3）高脂血症。脂质代谢异常是冠心病最重要的危险因素。总胆固醇、甘油三酯、低密度脂蛋白增高，高密度脂蛋白降低，都会使患冠心病的危险性增大，死亡率也增高。新近又认为脂蛋白（a）[LP（a）] 和纤维蛋白原是冠心病的危险因素。

（4）高血压。高血压是冠心病的一个十分重要的易患因素。高血压病人中心肌梗塞的发病率比正常人群高 3～4 倍，冠心病患者中 60%～70% 的人有高血压。收缩压和舒张压增高都与冠心病密切相关。

（5）吸烟。吸烟在飞行队伍中十分普遍，特别是近年来年轻人吸烟增多。香烟中的尼古丁可反复过度刺激血管、心脏，使冠状动脉内壁损害，使血管通道变窄，导致冠心病。吸烟者与不吸烟者相比，冠心病的发病率和病死率高 2～6 倍，且与每日抽烟的支数呈正比。值得重视的是被动吸烟有致动脉粥样硬化的作用。

（6）糖尿病。糖尿病病人冠心病的患病率、心肌梗塞发病率及死亡率远较无糖尿病者高而且发病更早。糖尿病病人中本病发病率较无糖尿病者高 2 倍，本病病人糖耐量减退者颇常见。及早发现和控制病人的血糖有利于防治或延缓冠心病的发生和发展。

（二）协同危险因素

（1）肥胖。肥胖尤其是腹部肥胖、体重迅速增加者易患本病，肥胖者的发病率是正常体重者的 5 倍。肥胖使高血压、高血脂和糖尿病加重而间接影响冠心病。我国飞行人员由于饮食结构的原因肥胖者较多。

（2）体力活动过少。体力活动减少者，冠心病发病率较高。体力活动能减轻体重，降低血压，促进纤维蛋白溶解，减少血小板聚集和提高心电的稳定性。

（3）早发冠心病家族史。家族中有在较年轻时患本病者，其近亲得病机会可 5 倍于无这种情况的家族。染色体显性遗传所致的家族性高脂血症常是这些家族成员易患本病的因素。

（4）行为、性格及社会因素。性格急躁、好胜心和竞争性强的 A 型性格者易得冠心病。性格压抑和长期精神紧张对本病发病也有影响。

（5）饮食习惯。总热量、总脂肪，特别是饱和脂肪、胆固醇、糖和盐的摄入量过多，会导致血中脂质增加，容易发生冠心病。

近年发现的危险因素还有：血清同型半胱氨酸增高；某些凝血因子，如纤维蛋白原增加；胰岛素抵抗性增强；病毒、衣原体感染等。

二、冠心病的分型

根据冠状动脉病变部位、范围、血管阻塞程度和心肌供血不足的发展速度、范围、程度不同，本病分为五种类型：

（1）隐匿型。也称为无症状型冠心病，无临床症状，但客观检查有心肌缺血表现。可以认为是早期冠心病，它可能突然转为心绞痛或心肌梗塞，也可逐渐演变为缺血性心肌病，发生心力衰竭或心律失常，个别患者可能猝死。飞行人员中的冠心病多数属于这一类，一般在平时无症状，在年度体检做心电图或运动负荷试验时，有心肌缺血的病变，再做进一步检查可发现本病。

（2）心绞痛型。是心肌急剧、暂时地缺血与缺氧所致的临床综合征。

（3）心肌梗塞型。为冠心病的严重临床表现类型，由冠状动脉闭塞致心肌急性缺血性坏死所致。

（4）心力衰竭和心律失常型。又称心肌硬化型冠心病。是由于心肌坏死或长期供血不足，使纤维组织增生所致。表现为心脏逐渐增大，发生心力衰竭和心律失常。

（5）猝死。指自然发生、出乎意料的死亡。多为缺血心肌局部发生电生理紊乱，引起严重心律失常所致。

三、临床表现及诊断

以上五种类型中以心绞痛和心肌梗塞最为常见，而心绞痛和心肌梗塞也是冠心病较有特征的表现。

（一）心绞痛

1. 临床表现

主要表现为胸痛。

（1）部位。疼痛多在胸骨后，可波及心前区或上腹部，常放射至左臂、咽部甚至颈部或下颌部。

（2）性质。压迫，紧缩感，闷痛或烧灼痛。

（3）诱因。体力活动，情绪激动，饱食，寒冷刺激，吸烟，心动过速，低血压。

（4）持续时间。几分钟至 20 分钟，一般 3～5 分钟。若持续时间仅数秒钟或数小时以上者不像心绞痛。

（5）缓解方式：疼痛发作时，病人往往自动停止活动，通过休息使疼痛缓解。若舌下含服硝酸甘油能使疼痛在几分钟内缓解。

2. 诊 断

心绞痛的诊断基本依据发作性胸痛病史。对 40 岁以上病人，有典型心绞痛发作病史，特别是有冠心病易患因素者，可作出心绞痛诊断。同时可结合心绞痛发作时的心电图改变进行诊断。若依据心电图不能确诊，除疑有不稳定性心绞痛者外，应作心电图负荷试验。但心电图负荷试验的主要目的是观察病人对分级负荷试验的功能反应。必要时还可作核素心肌显影以及冠状动脉造影。

（二）心肌梗塞

1. 临床表现

半数以上病人在发病前 1～2 天至数周有新发生的心绞痛或原有心绞痛加重，发病时表现为

胸痛：

（1）多无明显诱因，常在休息时发生。

（2）疼痛剧烈，难以忍受，为压榨性疼痛，可伴有刀割或烧灼感。

（3）疼痛部位与心绞痛相同，但可在较低位置或上腹部。

（4）疼痛持续时间长，一般在 30 分钟以上，休息和含用硝酸甘油片多不能缓解。

全身症状有发热，恶心、呕吐、乏力、头昏、心悸、出汗、濒死感。急性心肌梗塞发生心律失常者高达 75%～95%，在发病早期即可出现。

2. 飞行人员中心肌梗塞及猝死者的特点

（1）发病年龄较轻，40 岁左右较多，少数人 30 多岁。

（2）发病前多数症状不严重，无症状者较多，不易被发现。

（3）心电图（静息）时多属正常，平板假阴性较多。

（4）危险因素，如高脂血症、高血压占一定比例，吸烟者较多。

（5）发病诱因多为疲劳过度、饮酒过量、情绪激动、剧烈活动、寒冷、食用高脂饮食等。

3. 诊　断

典型的急性心肌梗塞根据有剧烈的心前区疼痛，特征性的心电图以及血清心肌酶的升高，诊断不困难。对临床上难于确诊心肌梗塞的病例，可借助放射性核素心肌显像或超声心动图检查。

四、预　防

冠心病多见于中老年人，但体内先兆变化常常始于青少年时期，因此，从青少年时期就应养成健康的生活方式。冠心病的预防包括一级预防和二级预防。

（一）一级预防

指尚未患冠心病时预防此病的发生，即原发预防，是人群中的主要预防类型。主要针对冠心病的主要危险因素进行预防：

（1）膳食合理，控制总热量、脂肪及胆固醇的摄取量，并限制酒及糖类的摄入。

（2）坚持有规律的、适当的体育活动。体育活动应循序渐进，根据自身身体情况，以不过多增加心脏负担和不引起不适感觉为原则。改变久坐不动的生活方式，每周至少有 3 次持续 30～60 分钟的运动。

（3）合理安排工作和学习，注意劳逸结合，避免过度劳累和情绪激动。

（4）不吸烟、不饮烈性酒。

（5）避免长期精神紧张，A 型性格者要加强修养，保持良好的心理状态。

（6）积极治疗相关疾病，包括高血压、高血脂、痛风、糖尿病等。

（二）二级预防

亦称继发性预防，是指对已患冠心病者采用药物或非药物措施，以预防复发或病情加重，即预防再梗塞，减少心、血管事件的发生，降低死亡率。包括改良生活方式，如戒烟等；降脂治疗；抗血小板制剂及抗凝治疗；使用血管紧张素转换酶抑制剂、β-受体阻滞剂等。

五、治　疗

治疗原则：改善冠状动脉的血供和减轻心肌的耗氧，同时治疗动脉粥样硬化。

冠心病的治疗可分为药物治疗、手术治疗和介入治疗三种。

（一）药物治疗

1. 硝酸酯类药

硝酸酯类药物系静脉和动脉扩张剂，在低剂量下以静脉扩张作用为主，大剂量时同时有动脉扩张作用，从而达到降低心肌氧耗，增加心肌供氧。常用药物有：

（1）硝酸甘油舌下含片，服用 0.3～0.6 毫克舌下含化，2～5 分钟见效，药效可维持半小时左右。值得注意的是硝酸甘油舌下含片化学性质极不稳定，药品放在外面会迅速失效，宜储存于有色玻璃瓶内。

（2）硝酸异山梨醇酯（消心痛）舌下含片，服用 2～5 分钟见效，药效可持续 2～3 小时。

（3）硝酸异山梨醇酯（消心痛）气雾剂，作用短而快。

硝酸酯类的药物耐药性可迅速发生，停药后很快逆转。为避免和减少耐药性发生，应间歇给药。舌下含服和静脉应用时，有可能发生严重低血压。因此，第一次用药患者宜平卧片刻，必要时吸氧。

2. β-受体阻滞剂

所有β-受体阻滞剂对控制心绞痛均有效。主要作用是减慢心率、降低血压和减弱心肌收缩的强度，从而使心肌耗氧量降低。临床上常用的有：心得安、美多心安（倍他洛克）和氨酰心安。

3. 钙通道阻滞剂

该药物通过抑制钙离子进入细胞，从而抑制心肌收缩，减少心肌氧耗；扩张冠状动脉，消除冠状动脉痉挛，改善心内膜下心肌的供血；扩张周围血管，降低动脉压，减轻心脏负荷。适用于同时有高血压的患者。常用的有：维拉帕米（异搏定）、硝苯地平等。

（二）介入治疗

介入治疗是用心导管技术疏通狭窄甚至闭塞的冠状动脉管腔，从而改善心肌的血流灌注的方法。它属血管再通术的范畴，是心肌血流重建术中创伤最小的一种。

Gruentzig 于 1977 年 9 月成功开创了世界上第一例经皮冠状动脉腔内成形术（Percutaneous Transluminal Coronary Angioplasty，PTCA），以此开拓了冠心病介入治疗的新纪元。但由于器械和技术水平的限制，适应症仅为单支冠状动脉病变，成功率也仅为 70%。20 世纪 80 年代后此项技术迅速发展，适应症扩大，成功率增至 90%～95%，并发症减少。但 PTCA 对某些病变如严重钙化病变，显著偏心性和弥漫性狭窄效果不好，而且术后再狭窄率高达 30%～50%。为弥补其不足，一些新技术如斑块旋切术等相继用于临床，这些新技术在某些方面弥补了 PTCA 的不足，但再狭窄率并无降低。1987 年 Sigwart 首次将冠状动脉内支架置入术应用于临床，增加了 PTCA 的安全性，而且在首次介入治疗时置入支架可显著减少再狭窄发生率。目前，冠心病的介入治疗已成为冠状动脉血运重建的基本治疗技术。冠心病的介入治疗技术包括球囊成形术、动脉内支架置入，动脉内旋切和旋磨术等。应用最普遍的是球囊成形术和动脉内支架置入术。由于一些新技术耗资大，操作复杂，因此 PTCA 仍是冠心病最有效，最安全的主要介入治疗手段，其他新的介入治疗技术仅作为补充手段而进一步拓宽冠心病介入治疗的适应症。

（三）手术治疗

冠状动脉旁路移植术（又叫冠状动脉搭桥术）是经典的冠心病手术治疗方案。适用于左冠状动脉主干病变；2～3 支血管病变，伴有左心功能不全；1 或 2 支血管病变，伴有心脏性猝死或持续性室性心动过速。

六、飞行人员冠心病的鉴定程序

（1）确诊为冠心病则应作停飞处理。

（2）同时具备三项主要易患因素或 1 项主要易患因素严重超标。或年龄在 40 岁以上者，每两年应查次极量运动试验心电图，50 岁以上者每年应查次极量运动试验心电图。阳性者则应作 ^{201} 铊心肌显像，如为心肌缺血，若受检者申请要求进一步检查，则应做冠状动脉血管造影检查，正常者可合格，阳性者应做停飞处理。

（3）次极量运动试验检查虽是阴性，主要易患因素严重超标者，应作超声心动图和动态心电图。如有心肌缺血表现者须作 ^{201} 铊心肌显像。

复习思考题

1. 慢性疾病包括哪些？造成慢性病的三大危险因素是什么？

2. 临床上高脂血症分为哪几种？高脂血症的危害是什么？应接受血脂检查的对象有哪些？高脂血症预防与治疗中调节生活方式的方法有哪些？

3. 我国高血压有哪"三高"、"三低"？血压的正常范围是多少？高血压的定义是什么？飞行人员不能取得各级体检合格证的标准是什么？高血压的危险因素有哪些？高血压的预防有哪些？飞行人员用药应注意哪些问题？

4. 糖尿病的典型症状有哪些？诊断标准由什么来确定？糖尿病的诊断标准有哪些？按病因分为哪几种类型？糖尿病的主要危害是什么？有哪些常见并发症？

5. 冠心病的危险因素有哪些？冠心病有哪几种临床类型？冠心病的预防有哪些？飞行人员冠心病的鉴定程序有哪些？

第十章 五官科常见疾病

第一节 屈光不正

视觉器官是人类最重要的感觉器官，人类80%左右的信息是通过视觉器官获取的。视觉器官包括眼球及其附属结构。眼球负责成像，而眼睑、结膜、泪器和眼外肌等眼的附属结构，仅仅起保护和调节眼球位置的作用。

人的眼球似一个照相机。眼球的屈光系统和感光系统是保证人们获得正常视功能的两个重要部分，相当于照相机的镜头和胶卷。眼的屈光系统是由角膜、房水、晶状体、玻璃体等透明组织构成的，而视网膜就是感光系统。要拍出清晰的照片，照相机镜头的焦点必须聚集在胶片上。同样，人们能看清物体，是由于物体发出的光线，经过眼球屈光系统的作用，聚焦在视网膜黄斑部形成物像。

平行光线（来自5米以外）在无调节状态下，经过眼的屈光系统的屈折后，焦点准确地聚焦在视网膜上，称为正视眼（见图10.1）。

屈光不正（Ametropia）是指眼在不使用外在调节时，来自5米以外的平行光线通过眼的屈光作用后，不能在视网膜上形成清晰的物像，而在视网膜前或后方成像。它包括远视、近视及散光，以近视最为常见。

飞行与飞行员屈光不正有着相互影响的关系。一方面，飞行的相关因素如缺氧、加速度、振动、噪声等对飞行员的视觉有影响，可能导致屈光不正；另一方面，屈光不正会影响飞行员的正常工作甚至产生安全隐患。飞行工作的特殊环境决定了从事飞行工作的人员必须具有良好的视觉功能。

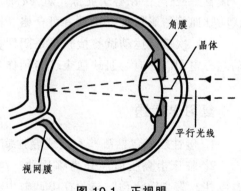

图10.1 正视眼

在空中定向，完成各种操作（即使采用了先进的电子导航和计算机辅助设备），从起飞和着陆的整个飞行过程，飞行人员的一切工作几乎都是在视觉控制下完成的。如果飞行员的视力减退尤其是屈光不正，就可能影响飞行员的正常操作，甚至产生隐患，危害飞行安全。

一、近 视

近视是指眼在不用外在调节时，平行光线入眼后，经过眼球的屈光系统作用，焦点在视网膜之前，即远距离物体不能清晰地在视网膜上成像，看远时视力不好（见图10.2）。但看近目标时因为光线是分散的，成像仍能落在视网膜上，因此近视力并不受影响。

我国青少年学生、儿童的近视率居世界第二位。2006年全国第二次国民体质检测，我国近视的发病率：小学生为31.67%，初中生为58.07%，高中生76.02%，而大学生高达82.68%。这已经成为严重的公共卫生及社会问题。近视不仅是一个屈光问题，其严重的视力损害也不仅是导致低视力，还可以致盲。后天性近视眼的发生与发展明显与用眼有关，因此，儿童和青少年的眼保健，尤其是近视眼的防治刻不容缓。

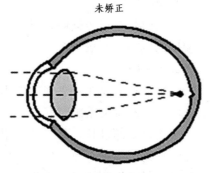

图10.2 近视眼的屈光状态

（一）分　类

近视眼分类目前尚无统一规定，临床一般常用的分类方式如下：

1. 按屈光程度或近视程度分类

（1）轻度近视眼。近视度＜－3D（300度），一般眼底无病理性改变。

（2）中度近视眼。近视度＞－3D（300度）＜－6D（600度），部分眼底呈豹纹状改变。

（3）高度近视眼。近视度＞－6D（600度），常引起玻璃体和眼底的退行性病变，其中＞－10D（1 000度）、眼底病理性改变严重的也称为恶性近视眼。

2. 按屈光成分或屈光特性分类

（1）轴性近视。是由于眼轴的延长造成的近视，是最常见的一种近视。高度近视眼多为轴性近视。部分恶性近视眼，眼轴的延长极为严重，往往可以看到明显的眼球突出。

（2）弯曲度性近视。是由于角膜或晶体表面曲率增加造成的近视。如圆锥形角膜、角膜葡萄肿等。

（3）屈光率性近视。是由于屈光间质的屈光率变化（增高）造成的近视。临床主要见于晶体的改变，如糖尿病、白内障早期的晶体膨隆等。

3. 按成因分类

（1）单纯性近视（生理性近视）。是指由发育期视近过度造成的近视，眼部不伴有其他病理性改变，度数一般在－6D以下，多发生在10岁左右。

（2）病理性近视（进行性近视）。主要是指进行性、伴有眼底改变的高度近视，多为常染色体隐性遗传所致。度数一般大于－6D，部分高度近视20岁后仍继续发展。

4. 按调节作用参与的多少分类

（1）假性近视。指长时间近距离用眼，导致调节痉挛而引起，用阿托品点眼麻痹睫状肌后可以矫正。

（2）真性近视。是指在调节麻痹的静态屈光状态下仍为近视眼。绝大多数近视眼为真性近视眼，其屈光多在－3D～－6D范围以内。

儿童和青少年近视眼多为轻、中度，属于单纯性近视眼，以轴性近视眼居多。

（二）病　因

近视眼的病因尚未完全明确。高度近视眼与遗传因素有关，中低度近视眼以环境因素为主。

1. 遗传因素

近视眼具有遗传倾向，其中高度近视眼遗传倾向更为明显。父母高度近视其子女患近视眼的机会比一般人多。

2. 环境因素

环境因素的改变对近视的发生与发展有很大影响，造成近视的环境因素常见的有：

（1）一次持续用眼时间过长。长时间地看书、看电视或操作电脑，特别是收看电视及玩游戏机时间过长，易导致用眼过度疲劳。

（2）阅读方式不当。坐姿不良、阅读距离过近、行走阅读或在动荡的车厢内阅读，在阳光直射或昏暗的光线下阅读，卧床阅读等。

（3）营养不良，某些元素摄入不足。

（4）不良的局部照明方式等。

3. 发育因素

发育迟缓的儿童较易发生近视。

4. 眼部因素

先天性白内障、上睑下垂、角膜病变、视神经病变、视网膜病变等，均可诱发近视眼。

（三）临床表现

（1）视力减退。主要是远视力差，但近视力可正常。中度以下的近视眼，视力可以矫正；高度近视眼，特别是眼底和玻璃体发生变性后，视力往往难以矫正。

（2）视力疲劳。表现为眼胀、眼痛、头痛、视物有双影虚边等自觉症状。

（3）外斜视。中度以上近视患者常有外斜视。

（4）眼底改变。轻度、中度近视患者眼底一般无明显改变。高度近视患者，常出现玻璃体液化、混浊、视网膜萎缩变性等眼底改变，严重者会导致视网膜脱落，影响视力。

（5）眼球突出。高度近视眼由于眼轴增长，使眼球向外突出。

（四）矫正与治疗

近视眼矫正是通过不同方法改变眼屈光系统，使外界视标在视网膜清晰成像。

1. 药物治疗

假性近视不需要戴镜，可用睫状肌麻痹剂阿托品、托吡卡胺等松弛睫状肌，可有效治疗假性近视。但飞行人员在飞行期间不可采用。

2. 配镜矫正

一旦证实为真性近视，应首选戴镜，近视眼佩戴的为凹透镜片，如图 10.3 所示。目前常用的有框架眼镜、角膜接触镜以及角膜矫形镜。民航飞行驾驶员在执行飞行任务过程中只能佩戴框架眼镜。

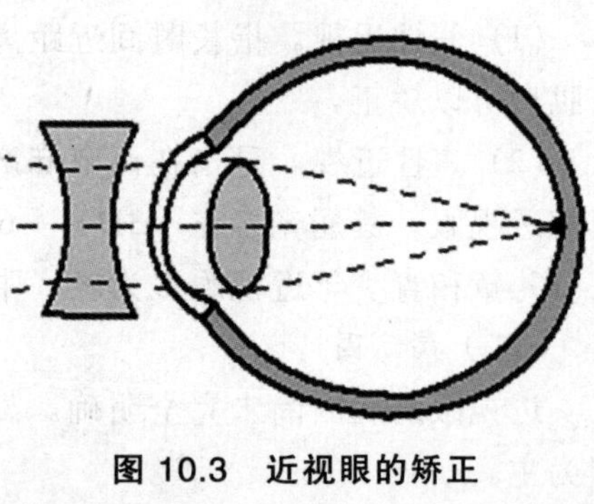

配镜原则是选用获得最佳视力的最低度数镜片。青少年患者每年都应进行规范的医学检影验光，眼镜应常戴。如果戴眼镜后近视度数不断加深，多是由于眼镜不合适或不注意用眼卫生所

凹透镜矫正

图 10.3 近视眼的矫正

致，并非戴眼镜本身的过错。

角膜接触镜（隐形眼镜）适用于高度近视眼、屈光参差（双眼屈光状态不等）较大，从事体育运动、舞台表演及其他特殊职业者。飞行人员在高空低气压条件下，角膜和接触镜之间可能产生气泡，影响视力，而且，接触镜还有移位和脱落的危险，因此，飞行人员在执行飞行任务时禁止戴隐形眼镜。

角膜矫形镜（OK镜）也称硬质角膜接触镜，它是通过机械压迫或按摩的方式，使角膜中央曲率半径变大，从而达到减少角膜屈光力的目的。但是矫正度数一般在 −5D 以下，而且具有可逆性，角膜也可能出现损伤，远期效果还有待进一步观察。

3. 手术治疗

屈光矫正手术是以手术方式改变眼的屈光状态，包括角膜屈光矫正手术、眼内屈光矫正手术及巩膜屈光矫正手术。目前运用较多的是角膜屈光矫正手术。

准分子激光屈光性角膜手术是近几年来发展最快的矫治屈光不正的方法，在我国普及尤其迅速，并取得了较好的临床效果。目前使用较多的是准分子激光角膜切削术和激光角膜原位磨镶术。该类手术是在角膜表面或层间按预定验光度数切削，改变角膜的屈光状态，也可以理解为是加工在眼球前部角膜上的生物活体镜片。

随着身体和眼球的发育或近视度数的升高，术后还有可能视力下降，而且，此种手术对角膜造成损伤，处理不当还会产生角膜穿孔、感染等各种严重并发症，远期效果尚未确定。手术前必须严格掌握的适应症：

（1）年龄 18～50 岁的健康者；

（2）近视屈光度已稳定一年以上；

（3）戴镜矫正视力在 1.0 以上；

（4）无任何眼疾；

（5）因工作需要不适合戴框架眼镜者。

禁忌症：进行性近视；圆锥角膜；单眼畸形或另一眼功能不良者；眼局部或全身有影响切口愈合的疾病；有眼部疾病如青光眼、白内障、眼部活动性炎症、胶原性疾病、干眼病。

（1）准分子激光角膜切削术。1993 年在我国开展，采用 193 纳米的准分子激光把角膜上皮刮除，然后用准分子在角膜表面切削，切削深度为角膜总厚度的 1/10～1/5，可以治疗 600 度以内的近视和 300 度以内的远视，是目前常用的屈光手术方法之一。

（2）准分子激光原位磨镶术。1996 年在我国应用于临床，手术方法是先用自动角膜切开刀在角膜前部切开一个直径 8.5 毫米左右、厚度 160 毫米的角膜瓣，然后用准分子激光切削角膜中间基质，完成后再将角膜瓣复位，激光切削厚度为角膜的 1/10～1/4，可治疗 1200 度以内的近视和 600 度以内的远视，是目前最常用的屈光手术方法。

（3）准分子激光角膜上皮瓣下磨镶术。1999 年开始施行酒精制作角膜上皮瓣，突破了激光矫正"禁区"，适合角膜偏薄者。对角膜薄、近视度数高的患者进行矫正，能更多的保留角膜基质床，避免医源性圆锥角膜的发生，术后上皮愈合牢固，视觉质量好。

（4）机械法准分子激光角膜上皮瓣下磨镶术。2003 年开展，综合了 LASIK 和 LASEK 的优点，适合角膜偏薄者。

目前，用准分子激光手术治疗远视和中高度散光，手术中心偏位造成术后斜向散光，以及近视回退等问题，仍然是该领域研究的焦点。

4. 其他疗法

近雾视法、远眺练习、眼保健操、眼球按摩等对矫正屈光不正有一定益处。但更重要的应多参加户外活动，锻炼身体，减少每次近距离用眼时间。

（五）预　防

近视重在预防。对于处于理论学习的飞行学员来说，重点是要养成良好的用眼卫生习惯，对于飞行人员则重在早期发现和早期治疗。如能认真做到以下各点，就有可能通过预防措施减少近视眼的发生及防止其发展：

四要：读书写字姿势要正确；近距离视物 1 小时左右要到室外活动或向远眺望一会；要认真做眼保健操；要定期检查视力，以便及早发现视力减退，及时治疗。

五不要：不要在过强过暗的光线下写字看书；不要在行走、坐车或躺卧时阅读；不要看字体过小过密和字迹不清的读物；不要用淡色铅笔写字；不要看电视、用电脑时间过久。

三个“一”：就是握笔的手离笔尖一寸（3.3 厘米）、胸部离桌子一拳（6～7 厘米）、书本离眼睛一尺（33 厘米），保持端正的读写坐姿。

两加强：加强体育锻炼，多参加室外活动；加强饮食营养，多吃蔬菜和水果，多吃富含维生素 A、钙、锌的食物。

二、远　视

远视是由于眼球的屈光力太弱或眼球前后轴比正常的短，外界物体的平行光线通过屈光系统后，成像在视网膜后面，如图 10.4 所示。

为了保持看清物体，远视患者不论看近看远都要运用调节力量，看近目标时更为需要，因此常伴有头痛，特别是额部胀痛、眼球酸痛、看书写字不能持久等视力疲劳现象。

远视的治疗需根据病人的症状、视力和眼外肌的平衡情况来决定。远视眼戴凸透镜片矫正，如图 10.5 所示。轻度远视如果无明显症状，则不需矫正；如果有视疲劳，虽然屈光度较轻也应尽早戴镜。中度远视或中年以上的远视患者应戴镜矫正，以增进视力，消除疲劳。

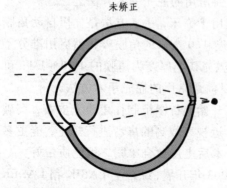

图 10.4　远视的屈光状态

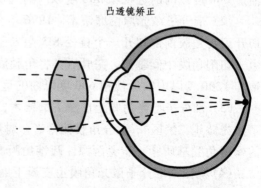

图 10.5　远视的矫正

162

三、散　光

散光是指眼球表面，特别是角膜面各子午线的屈光力不同，某一方向的屈光力较另一方向强或弱，使视网膜上的成像不在同一平面上。散光有近视散光和远视散光之分。散光的屈光状态如图 10.6 所示。

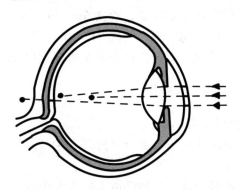

图 10.6　散光的屈光状态

散光也可引起视力疲劳症状，配眼镜后要经常戴用。

第二节　噪声性耳聋

耳是感受声音和参与维持平衡的器官。听觉系统包括外耳、中耳、内耳三部分。外耳由耳廓和外耳道组成，可以帮助收集传导声波并稍有扩音作用；中耳由鼓膜、鼓室、听骨、中耳肌肉、韧带及咽鼓管等组成，其功能是产生声阻抗匹配作用，以将声波高效率地传到内耳淋巴液中；内耳的结构十分复杂而且精密，尤其耳蜗内的螺旋器，是听觉的主要部分，它与听神经协同作用，共同将声音信号传入大脑的听觉中枢。

耳聋（Deafness）就是由于听觉系统的传音、感音功能异常所致听觉障碍或听觉减退。

全球估计有 2.78 亿人患有耳聋和其他听力问题，80%的耳聋和听力损伤患者生活在低收入和中等收入国家。1/4 的耳聋患者听力损伤始于儿童期。在我国尤其是农村由于对氨基糖苷类抗生素的滥用，高危遗传婚姻及急发性耳聋的失治误治，使我国耳聋发病率大大高于欧美国家。现有 2 004 万听力残疾人，占残疾人总数的 24.16%，其中 7 岁以下聋儿达 80 万人，患老年性聋 949 万人；由于药物、遗传、感染、疾病、环境噪声污染、意外事故等原因每年约新生聋儿 3 万名，新发生成年人耳聋人数更多。1998 年，针对我国耳聋发生率高、数量多、危害大、预防工作薄弱这一现实，卫生部确定每年 3 月 3 日为全国爱耳日。

良好的听觉功能是保证完成飞行任务的重要条件。人类的听觉器官在正常情况下可觉察到的声波频率为 20～200 赫兹，语言频率 500～2 000 赫兹，如果听觉损害累及语言频率达 30 分贝以上，就可出现明显的交谈困难，不仅会影响日常生活，飞行中还可影响无线电通讯。飞行人员由于长期处于 90 分贝以上的噪声环境中，易发生噪声性耳聋。这一节我们主要谈噪声性耳聋。

一、耳聋分级

按世界卫生组织 1980 年耳聋分级标准，将平均语言频率纯音听阈分为 5 级：

轻度聋：近距离听一般谈话无困难，听力计检查纯音和语言听阈在 26～40 分贝；

中度聋：近距离听话感到困难，听阈 41～55 分贝；

中、重度聋：近距离听大声说话困难，听阈 56～70 分贝；

重度聋：在耳边大声呼喊方能听到，听阈 71～91 分贝；

全聋：听不到耳边大声呼喊的声音，纯音测听听阈超过 91 分贝。

二、耳聋分类

（一）按病变发生的部位分类

（1）传导性耳聋。听觉系统的传音部分（外耳、中耳）出现病变，可见于外耳、中耳的畸形与堵塞，中耳炎等。

（2）感音性耳聋。耳蜗螺旋器、听神经或大脑听觉中枢受损，不能或只能部分感受传入的声音，常由急性传染病和药物中毒损害引起。

（3）混合性耳聋。听觉系统的传音与感音神经两部分均有病变。

飞行人员可由中耳气压损伤导致传导性耳聋或混合性耳聋。

（二）按病因分类

（1）先天性聋。引起先天性耳聋的原因有遗传因素、孕期因素、产期因素。

（2）后天性聋。后天因素引起的耳聋有传染中毒性耳聋、药物中毒性耳聋、老年性耳聋、噪声性耳聋、突发性耳聋、周身疾病引起的耳聋、功能性耳聋等。

三、噪声对人类听觉器官的影响

（1）引发听力疲劳。在噪声环境下，听觉受强噪声的损害，当离开噪声环境，在安静的地方仍有耳鸣，耳鸣反过来掩盖听力，此时如果互相交谈，则听不清说话声。待过一段时间后，耳鸣消失，听力即能恢复。听力疲劳是一种暂时性的病理生理现象，听神经细胞并未受到实质性损害。

（2）引发噪声性耳聋。长时间在强烈的噪声环境下工作，听神经细胞在噪声的刺激下，发生病理性损害及退行性变，使暂时性听力下降变为永久性听力下降。

四、引起听力损害的因素

（一）噪声的强度

引起听力下降的噪声一般是大于 85 分贝，小于 80 分贝的噪声，终生暴露于该噪声环境不致引起听力损害。噪声大于 85 分贝，随着其强度的增加，听力损害的发生率就越高。正常的对话声音一般在 60 分贝左右，立体声耳机里的声音可以达到 100 分贝，摇滚音乐、冲击电钻的声音一般都在 100 分贝以上。

（二）接触噪声的时间

人们在噪声环境中暴露年数越多，听力损伤越多。一般在 85 分贝时 20 年、90 分贝时 10 年、95 分贝 5 年、100 分贝以上 5 年之内，均可引起听力损伤，高强度噪声引起听力损伤所需时间的差异很大，有的短至数日，也有的长达数年，一般为 3～4 个月。

（三）噪声的频率和频谱

噪声频率高、强度大，则听力损害严重，2 000～4 000 赫兹的声音最易导致耳蜗损害。断续的噪声较持续者损伤性小，突然出现的噪声较逐渐增大的噪声危害性大，噪声伴震动对内耳的损害比单纯噪声明显。

（四）个体差异

人们对于噪声的敏感性存在着差异。噪声易感者占人群 5%，他们不仅在接触噪声后引起暂时性阈移与一般人比较非常明显，并且恢复也慢。

（五）其他因数

如年龄因数，年龄越大，噪声损伤越严重。再如耳病因数，患有感音性耳聋者易发生噪声性听力损失，同时，一个有病的听觉器官受伤后也比正常者较难恢复。

五、临床表现

（一）渐进性听力下降

噪声性耳聋进展缓慢，在耳聋的初期很少有人自己能感到耳聋，而是在耳聋发展到晚期，直到听说话都感到困难时才发现自己耳朵聋了。这是因为，噪声引起的耳聋一开始是损伤听觉器官的高频听力区，即 4 000 赫兹以上的听力区，再进一步损伤 3 000 赫兹的听力区，接着是损伤 2 000 赫兹听力区，到晚期损伤 2 000 赫兹以下的低频区。而人们平时说话产生的声音频率范围正是在 1000～2000 赫兹的低频区。噪声对听力的损伤多有重振现象，听力图为感音神经性聋。

（二）耳　鸣

一般认为耳鸣是噪声性聋的早期症状之一。耳鸣多为双侧性、高音调、间歇性。耳鸣甚至比噪声聋本身的影响还大，耳鸣的频率与听力损伤最严重的频率相符合。

（三）对人体的其他影响

头痛、头晕、烦躁、失眠、多梦、易疲倦，注意力减退、抑郁、血压升高、心动过缓或过快，呼吸快速，有时还有幻听、痛听、听声耳痒、闻声呕吐等症状。长期暴露于噪声环境后还可能出现显著的平衡失调。

六、预　防

鉴于目前对噪声性耳聋无有效的治疗方法，加强预防和采取保护听力保护措施十分重要。

（1）控制噪声源。这是最根本的降低噪声措施。噪声防护标准英、美等国定为 85～100 分贝；我国定为 85～90 分贝，凡是厂矿噪声超过此限者，应采用隔音和消声设备。

（2）健康监护。对噪声环境人员进行定期体检，建立听力记录档案，以便及时发现噪声敏感者和早期听力损伤者。再根据不同的情况予以适当的处理。如采取个人听力防护措施，对症治疗或调离噪声环境。

（3）个人听力防护措施。在噪声环境下戴防声耳塞、耳罩或防声帽。尽量避免长时间戴着耳机听音乐和打手机，手机接通的一瞬间不要接听；尽可能地不使用耳塞式耳机；

不要过分追求高音或者低音，避免大音量，应根据音乐选择音效，不要经常把超重低音特效开在最大，音量掌握在以能听清楚为佳（25分贝）。

第三节 鼻炎和鼻窦炎

鼻包括外鼻、鼻腔和鼻窦三部分。鼻腔起呼吸、嗅觉和发声共鸣等作用。鼻窦对共鸣、减轻颅骨重量、维持头部平衡起一定作用。

鼻的正常功能对飞行人员来说是必不可少的。如果患了鼻炎，在飞行高度变化时可引起咽鼓管堵塞和气流中断，此时如果继续飞行就有可能发展成气压性中耳炎。鼻腔的各窦均包在骨中并通过各自的窦口分别与鼻咽部沟通，通过鼻窦的气流是被动的，气流从高压区流向低压区。当飞机下降时，窦内负压逐渐增大，周围空气遂寻路进入鼻窦以求平衡。为使气流畅通无阻，鼻窦和鼻咽必须没有任何疾病和阻塞。

一、急性鼻炎

急性鼻炎俗称伤风或感冒，是鼻腔粘膜急性病毒感染性炎症，常延及鼻窦或咽喉部，传染性强，多发生于秋、冬或春季气候变换之际。

（一）病 因

病毒感染是主要原因，常见的病毒有鼻病毒、腺病毒、冠状病毒、流感和副流感病毒等。常见的诱因有：

（1）身体过劳，烟酒过度以及营养不良或患有全身疾病，致身体抵抗力减弱；

（2）受凉受湿后，皮肤及呼吸道粘膜局部缺血，局部抵抗力下降减弱，于是病毒、细菌乘机侵入；

（3）鼻部疾病如鼻中隔偏曲、慢性鼻炎、鼻窦炎、鼻息肉等，均为急性鼻炎诱因；

（4）患腺样体或慢性扁桃体炎者，常发此病。

（二）临床表现

潜伏期 1～3 天，病程 7～10 天。

起病时全身不适，畏寒，发热，食欲不振，自觉鼻部干燥，渐有鼻塞、打喷嚏、头痛等现象，鼻塞以夜间为重。鼻腔分泌物增多，初为清水样鼻涕，后变为粘脓性。多有嗅觉减退。

专科检查：初期鼻粘膜弥漫性充血、干燥，以后粘膜肿胀，下鼻道或鼻底有水样、粘液性或粘脓性分泌物，咽喉部粘膜常有充血现象。

飞行人员患急性鼻炎尤其是影响咽鼓管通气时，严禁参加飞行。

（三）治 疗

以支持和对症治疗为主，同时注意预防并发症。

1. 全身治疗

（1）大量饮用热饮，用热水泡脚，洗热水浴等。饮食宜清淡而富有营养。病情较重者宜卧床休息。

（2）早期用发汗疗法可缩短病程，可以使用生姜、红糖、葱白熬汤热服。服用解热镇痛类药：如复方阿司匹林1～2片，每日3次，或克感敏1～2片，每日3次。

（3）可用中西成药如速效感冒丸、感冒清，亦可用病毒灵、板蓝根、抗病毒充剂等。

（4）合并有细菌感染或有并发症可疑时，应使用抗生素药物。

2. 局部治疗

1%麻黄素（小儿用0.5%麻黄素生理盐水）或0.05%阿复林（羟间唑啉）滴鼻，可使鼻腔粘膜消肿，以利通气引流。

此外，应提倡正确擤鼻法：紧压一侧鼻翼，轻轻擤出对侧开放鼻腔的鼻涕；或将鼻涕吸入咽部，再吐出。

（四）预　防

患急性鼻炎后，可以产生短期（一个月左右）免疫力。由于致病病毒种类繁多，而且相互间无交叉免疫，故目前尚无理想的疫苗用于预防接种，因此应特别注意预防。

（1）增强机体抵抗力。经常锻炼身体，提倡用冷水洗脸，注意劳逸结合与调节饮食，节制烟酒。

（2）避免传染。病人外出时戴口罩，尽量不去公共场所。

（3）积极治疗上呼吸道病灶性疾病。如鼻中隔偏曲、慢性鼻窦炎、鼻息肉、慢性扁桃体炎等。

（4）飞行人员患急性鼻炎时，应及时找航医治疗，治愈后方可参加飞行。

二、慢性鼻炎

慢性鼻炎是鼻腔粘膜和粘膜下层的慢性炎症。表现为鼻粘膜的慢性充血肿胀，被称为慢性单纯性鼻炎；若发展为鼻粘膜和鼻甲骨的增生肥厚，称慢性肥厚性鼻炎。

（一）病　因

1. 局部因素

（1）急性鼻炎反复发作或治疗不彻底而演变成慢性鼻炎。

（2）由于邻近的慢性炎症长期刺激或畸形，致鼻发生通气不畅或引流阻塞，如慢性鼻窦炎、鼻中隔偏曲、慢性扁桃体炎或腺样体肥大等。

（3）鼻腔用药不当或过量、过久形成的药物性鼻炎，常见于久用滴鼻净之后。

2. 全身因素

（1）长期慢性疾病，如内分泌失调、肾脏病和心血管疾病等导致鼻粘膜长期或屡发性充血或瘀血。

（2）维生素缺乏，如维生素A或C缺乏。

（3）烟酒过度，影响鼻粘膜血管舒缩而发生障碍。

（4）长期服用利血平等降压药物，可引起鼻腔血管扩张而产生似鼻炎的症状。

3. 环境因素

在有水泥、烟草、煤尘、面粉或化学物质等环境中工作的人，鼻粘膜受到物理和化学因子的刺激与损害，可造成慢性鼻炎。温湿度急剧变化的环境，如炼钢、冷冻、烘熔等车间工人，也较易发生此病。

（二）病　理

（1）慢性单纯性鼻炎：粘膜深层血管慢性扩张，尤以下鼻甲海绵状血窦变化最明显；粘液腺功能活跃，分泌增多；鼻甲粘膜肿胀，但粘膜下组织无明显增生性改变。

（2）慢性肥厚性鼻炎：粘膜上皮纤毛脱落，变为复层立方上皮，粘膜下层由水肿继而发生纤维组织增生而使粘膜肥厚，久之，可呈桑葚状或息肉样变，骨膜及骨组织增生，鼻甲骨骨质也可呈肥大改变。

（3）慢性干燥性鼻炎：鼻粘膜杯状细胞减少或消失致鼻粘膜干燥，但鼻粘膜和鼻甲骨均无萎缩，鼻分泌物也无臭味。

（三）临床表现

1. 慢性单纯性鼻炎的临床表现：

（1）鼻塞。有间歇性或交替性鼻塞。间歇性鼻塞：一般发生在白天，劳动或运动时减轻，夜间、静坐或寒冷时加重；交替性鼻塞：侧卧时位于下侧的鼻腔常阻塞加重，转卧另一侧后，位于上侧没有鼻塞或鼻塞较轻的鼻腔，转到下侧后出现鼻塞或鼻塞加重，而位于上侧的鼻腔鼻塞减轻。

（2）多涕。鼻涕常为粘液性或粘脓性，偶呈脓性（多于继发性感染后出现）。鼻涕向后可流入咽腔，出现咳嗽、多痰等症状。

（3）嗅觉可有不同程度的减退。

2. 慢性肥厚性鼻炎的临床表现：

（1）鼻塞较重，多为持续性，常张口呼吸，嗅觉多减退。

（2）鼻涕稠厚，多为粘液性或粘脓性。由于鼻涕后流，刺激咽喉致有咳嗽、多痰。

（3）筛前神经痛，又称筛前神经综合症。当肥大的中鼻甲压迫鼻中隔时，可引起三叉神经眼支所分出的筛前神经受压或炎症，出现不定期发作性额部疼痛，并向鼻梁和眼眶放射。

3. 慢性干燥性鼻炎的临床表现：

鼻内发干，鼻腔分泌物减少，发痒，有灼热感，常诱使患者挖鼻，引起小量鼻出血，嗅觉一般不减退。

（四）专科检查

1. 慢性单纯性鼻炎的检查

（1）鼻粘膜肿胀，表面光滑、湿润，一般呈暗红色，粘膜柔软而富有弹性，探针轻压可现凹陷，移开探针则凹陷很快复原；

（2）用1%～2%麻黄素液作鼻粘膜收缩，则鼻甲迅速缩小；

（3）总鼻道或下鼻道有粘液性或脓性分泌物。

2. 慢性肥厚性鼻炎的检查

（1）鼻甲明显肥大，常致鼻腔堵塞。鼻腔底部或下鼻道有粘液性或粘脓性分泌物。

（2）粘膜肿胀，呈粉红色或紫红色，表面不平，或呈结节状或桑葚状，尤以下鼻甲前端及其游离缘为明显。探针轻压凹陷不明显，触之有硬实感。

（3）局部用血管收缩剂后粘膜收缩不明显。

（五）治　疗

治疗原则：消炎消肿，恢复鼻腔通气功能，排除分泌物，根除病因。

1. 慢性单纯性鼻炎的治疗

（1）用 1% 麻黄素或呋喃西林麻黄素液、氯霉素麻黄素液滴鼻，每日 3 次。

（2）用 0.25%～0.5% 普鲁卡因作鼻丘封闭或下鼻甲粘膜下封闭，每次 1～1.5 毫升，隔日 1 次，或每周 2 次，5 次为一疗程。

（3）超短波或红外线理疗，可改善局部血循环以减轻症状。

（4）经上述治疗无效时，可选用硬化剂作下鼻甲注射治疗。

（5）找出与疾病有关的病因并及时治疗，锻炼身体，增强机体抵抗力。

2. 慢性肥厚性鼻炎的治疗

（1）用血管收缩剂滴鼻液滴鼻，限于轻型病例。

（2）注射下鼻甲粘膜下硬化剂，可使局部发生化学性炎性反应，产生疤痕组织，缩小鼻甲体积，改善通气条件。常用 50% 葡萄糖液加 15% 氯化钠溶液、5% 鱼肝油酸钠或 80% 甘油等。

（3）电凝固下鼻甲粘膜下肥厚的粘膜组织，使其产生疤痕收缩。

（4）冷冻手术：将特制的冷冻头置于下鼻甲表面做冷冻，每次 1～2 分钟，使病变粘膜坏死脱落而再生粘膜。

（5）一般治疗无效，或粘膜显著肥厚，或肥厚部分位于下鼻甲后端或下缘，可施行下鼻甲部分切除术或中鼻甲部分切除术。下鼻甲切除不宜过多，原则上不超过下鼻甲的 1/3，以免影响鼻粘膜功能或继发萎缩性鼻炎。骨性肥大者，宜施行下鼻甲粘—骨膜下切除术，既可改善鼻腔的通气引流，又无损于鼻粘膜的生理功能。

（6）对全身慢性疾病或邻近病灶，如鼻中隔偏曲或鼻窦炎等，亦给予适当治疗。

3. 慢性干燥性鼻炎的治疗

（1）去除病因。采用降尘、降温、通风等方法改善环境条件，加强个人保护措施，如戴口罩、冲洗鼻腔等。

（2）局部可用油剂滴鼻药液：如复方薄荷油、液体石蜡或鼻软膏等，注意勿用血管收缩剂。

（3）适当服用鱼肝油丸和维生素 B_2。

（六）预　防

（1）戒烟酒，禁食辛辣食品，注意环境卫生，避免粉尘长期刺激鼻腔。

（2）坚持锻炼身体，以增强体质和抗病能力。

（3）避免局部长期使用麻黄素滴鼻。慢性单纯性鼻炎鼻粘膜光滑、有弹力，对血管收缩剂敏感；而慢性肥厚性鼻炎一般因粘膜肥厚，对血管收缩剂不敏感，故即使滴麻黄素后鼻塞亦不会有明显减轻，且会引起嗅觉障碍、头痛、记忆力减退，并有可能造成"药物性鼻炎"。

（4）积极治疗急性鼻炎，感冒鼻塞加重时，不可用力抠鼻，以免引起鼻腔感染。

（5）积极防治全身慢性疾病，及时治疗鼻腔邻近组织的疾病，如扁桃体炎、咽喉炎、龋齿等。

三、鼻窦炎

鼻窦是鼻腔周围的骨内含气空腔，包括额窦、上颌窦、筛窦和蝶窦。因其解剖特点各窦可单独发病，也可形成多鼻窦炎或全鼻窦炎。鼻窦炎是鼻窦粘膜的非特异性炎症，为一种鼻科常见多发病。

（一）病　因

（1）细菌感染。在上呼吸道感染期间，由于擤鼻方法不当，可将鼻内分泌物挤入上颌窦内而导致炎症扩散。同理，在上呼吸道感染期间游泳、跳水、潜水，在高压舱内作业或飞行，鼻内炎性分泌物会因气压变化而进入上颌窦内，引起上颌窦急性炎症。

（2）变态反应。鼻粘膜水肿，阻塞鼻窦引流孔道，加之水肿的粘膜自卫能力很弱，容易被感染而发生急性上颌窦炎。

（3）鼻腔局部因素。鼻中隔高位偏曲，中鼻甲肥大，泡性中鼻甲、窦口鼻道复合体异常、鼻息肉等，都可妨碍上颌窦引流，都可构成急性上颌窦炎的诱因。

（4）全身性因素。免疫功能低下，机体抵抗力下降，如过度疲劳、营养不良、失眠、情绪不佳，以及全身性慢性疾病，如贫血、糖尿病、结核病、甲状腺功能低下、内分泌功能紊乱等，皆可为上颌窦炎的病因。

（5）其他因素：鼻腔肿瘤妨碍鼻窦引流以及外伤等均可引起鼻窦炎。

（二）分　类

（1）急性鼻窦炎：多由急性鼻炎导致；

（2）慢性鼻窦炎：常因急性鼻窦炎未能彻底治愈或反复发作而形成。

（三）病　理

刚开始是鼻窦粘膜充血，毛细血管壁血浆渗出，内含多核白细胞、淋巴细胞，构成炎性分泌物，纤毛功能减弱，窦口肿胀，引流受阻。窦内炎性分泌物在病菌作用下，可变为脓性或粘液脓性。

（四）临床表现

（1）头痛。多位于颊部、眶下和上列牙槽，低头及咀嚼时加重，疼痛多在下午出现或下午较重，傍晚时缓解，有时侧卧患侧上颌窦在上时疼痛减轻，可能与此种姿势能协助上颌窦通气引流有关。

（2）鼻阻塞。由鼻甲肥大和分泌物增加所致。

（3）鼻分泌物增多。流鼻涕是本病的主要症状之一。有时鼻分泌物随头部姿势改变而流出，患者自诉痰多且臭，分泌物为粘液脓性或脓性。

（五）检　查

（1）外观可见颊部或眶下部红肿，下睑饱满，结膜充血；触诊上颌窦区有压痛，叩诊时疼痛明显。

（2）鼻腔检查：患侧中鼻甲和下鼻甲充血肿大，中鼻道、后鼻孔边缘和鼻咽部有脓性分泌物附着，患侧鼻底部有分泌物积留。

（3）X线照片：可见患侧上颌窦广泛性模糊，粘液水肿增厚，有时可显示液平面。

（六）治　疗

（1）卧床休息，高枕侧卧，使鼻患侧在上，食用半流质清淡食物，多饮水，必要时服镇静剂。

（2）服消炎药物。因本病多为链球菌、葡萄球菌和流行性感冒杆菌感染，故首选青霉素，其他抗菌药物也可根据细菌的敏感性选择使用。

（3）用1%的麻黄素滴鼻，使鼻腔粘膜收缩，鼻道通畅，便于鼻窦引流。

（4）上颌窦穿刺冲洗：一般宜在急性炎症基本控制后及慢性上颌窦炎的情况下施行。

（5）理疗：理疗对促进炎症消退，改善局部循环有一定作用。

（七）预　防

飞行人员患鼻窦的急、慢性炎症时，应及时找航医就诊治疗。在飞机下降增压过程中，如果出现鼻窦区压痛，在条件许可的情况下可复飞至原来的高度，然后再缓慢下降。平时应注意以下几点：

（1）禁食辛辣刺激性食物，戒除烟酒；

（2）锻炼身体，增强体质，预防伤风感冒，减少急性鼻窦炎的发生并防止其转化成慢性鼻窦炎；

（3）注意口腔卫生，积极治疗邻近病灶，如慢性扁桃体炎等，矫治鼻腔畸形。

第四节　龋　病

龋病是牙齿在以细菌为主的多种因素影响下，牙齿的牙釉质、牙本质或牙骨质逐渐发生一种慢性进行性破坏的疾病。患龋病的牙齿称为龋齿。

龋病是一种常见病、多发病，居口腔疾病的首位，可发生在任何年龄，尤其在青少年中发病率较高。乳牙患龋率高峰约在5岁，恒牙在15岁左右。我国平均患龋病率约为50%，5岁儿童龋病率高达70%以上，12岁儿童恒牙龋病率接近50%。牙齿硬组织遭到破坏后，缺乏修复和自愈能力，其发病初期往往又无明显症状，因此，一旦发现，往往已较为严重。早期检查、发现及治疗对预防龋病的发生、发展具有重要意义。世界卫生组织已将其与癌肿和心血管疾病并列为人类三大重点防治疾病，并提出了"到你80岁时保持有20颗牙"的号召。

一、病　因

龋病在历史上早有发生，我国古人认为龋病是由于牙齿被虫子腐蚀而造成的，至今仍有称龋齿为"虫牙"、"蛀牙"的。真的有虫吗？当然没有。龋病的发生是由多种因素复合作用所致，目前对龋病病因研究得到公认的为四联因素理论，简单地说就是："细菌—牙齿—食物—时间"，即只有在它们共同作用下才会致龋：

1. 细菌的因素

每个人口腔内都有细菌，细菌的存在是龋病发生的主要条件。致龋病的细菌有两种类型，一种是产酸菌属，主要为变形链球菌、放线菌属和乳酸杆菌，可使碳水化合物分解产酸，导致牙齿无机质脱矿；另一种是革兰氏阳性球菌，可破坏有机质，经过长期作用可使牙齿形成龋洞。细菌主要是借助菌斑粘附于牙面，牙菌斑是这些细菌生存和致病的重要环境。

2. 食物因素

主要是指糖的摄入，糖在口腔内被细菌分解后产生酸，酸对牙齿有一定的腐蚀作用。喝过甜饮料后往往感觉牙齿发涩，这就是酸的作用。牙齿表面是釉质，是人体最硬的组织，细菌不容易破坏，但是由于我们牙齿的表面有很多的沟窝，是个薄弱区，很容易被细菌破坏。有些人并不吃糖，但同样得了龋病，是什么原因呢？这与我们吃的三餐有关。比如，馒头咀嚼到最后有发甜的感觉，那就是糖，它是从馒头中的淀粉分解而来的。每天吃三顿饭，都和直接吃糖效果差不多，这就是为什么吃完东西应该刷牙的原因。食物的致龋性与糖的种类、摄入量、形态和吃糖时间、方式有关，蔗糖致龋性最强，固态糖比液态糖更容易致龋，在牙齿发育期间、两餐之间及临睡前吃糖对牙齿更为有害。

3. 宿主因素

牙齿的形态、矿化程度和组织结构与龋病发生有直接关系，先天牙齿发育不良或后天牙齿排列不整齐等为龋齿的发生创造了条件。其他如遗传、营养、矿物质、内分泌对宿主的抗龋力有一定的影响。

4. 足够的时间

是不是只要吃了糖就一定会得龋齿呢？当然不是，因为细菌发酵使糖产酸对牙齿造成破坏不是一天两天的事，从初期龋发展到可见的深龋洞需要 $1\sim2$ 年的时间，而发展到牙髓炎大概要 $2\sim3$ 年的时间，也就是说龋齿的发生发展是个相当漫长的过程，这也就是为什么医生会建议你半年左右检查一次牙齿的原因。如果有了龋洞，在其很小的时候就充填，就不会有再发展。

在这四个因素中我们能够控制和改变的是食物，能够把握和利用的是时间，需要重视的是养成良好习惯，改善口腔环境，减少牙菌斑。

二、危害性

一般人都认为"牙痛不是病"，但牙痛如不及时治疗会严重影响健康，它的危害性不仅限于对牙齿硬组织的损害，严重者还可引起各种感染甚至危及生命。

1. 对牙齿本身的损害

未经治疗的龋洞是不会自行愈合的，其发展的最终结果是牙齿丧失，使咀嚼困难，发音不清楚，还会损伤面容。

2. 继发感染

龋齿是细菌性疾病，因此它可以继发牙髓炎和根尖周炎，甚至引起牙槽骨和颌骨炎症。龋齿的继发感染还可以形成病灶，通过血液循环、淋巴循环及变态反应而发生关节炎、心骨膜炎、慢性肾病和多种眼病等全身性疾病。

3. 导致航空性牙痛

龋齿中有小气泡，在高空气压变化时，可能会导致疼痛。

三、临床表现

1. 龋病的好发牙齿

下颌多于上颌，后牙多于前牙，下颌前牙患龋率最低。

2. 常见症状

早期牙体局部出现对冷、热、酸、甜等刺激的敏感，牙体被破坏达一定程度后，会出现疼痛、感染等症状。

3. 龋坏程度

龋病随着病程的发展有从色泽变化到形成龋洞的演变过程。根据龋坏程度可分为浅、中、深龋三个阶段。

（1）浅龋。龋蚀破坏只在釉质内，表现为釉质出现褐色或黑褐色斑点或斑块，表面粗糙。患者无疼痛和其他不适感。

（2）中龋。龋蚀已达到牙本质，形成牙本质浅层龋洞。患者对冷、热、酸、甜等刺激较敏感，但刺激去掉以后，症状立即消失，这是因为牙本质对刺激感觉过敏的缘故。中龋及时得到治疗效果良好。

（3）深龋。龋蚀达到牙本质深层，接近髓腔。患者对冷、热、酸、甜等对刺激感到明显的疼痛，如果不及时治疗会引起牙髓病或根尖病，严重的还会引起牙槽脓肿。牙髓病可引起剧烈的、自发性的疼痛。牙槽脓肿可引起面部肿胀。龋病病变过程如图10.7所示。

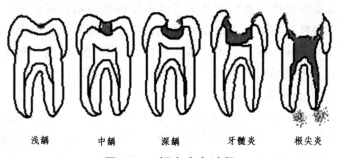

浅龋　　　　中龋　　　　深龋　　　　牙髓炎　　　根尖炎

图 10.7　龋病病变过程

四、治　疗

治疗目的在于终止病变过程，阻止其继续发展并恢复牙齿的固有形态和功能。由于牙齿对实质性缺损无自身修复能力，除少数情况可用药物外，均需采用充填术。

1. 药物治疗

药物治疗是在磨除龋坏的基础上，应用药物抑制龋病发展的方法，适用于恒牙尚未成洞的浅龋，乳前牙的浅、中龋洞。常用药物包括氨硝酸银和氟化钠等。

2. 充填术

对已形成实质性缺损的牙齿，充填术是目前应用最广泛且成效较好的方法。很多病人怕钻牙酸痛而延误治疗，随着医疗事业的发展，目前一般医院均采用先进的高速涡轮机，钻牙时有水喷雾，疼痛感已明显降低。其基本过程可分为两步：

（1）去除龋坏组织和失去支持的薄弱牙体组织，并按一定要求将窝洞制成合理的形态。

（2）以充填材料填充或其他特定方式恢复牙齿固有形态和功能。常用充填材料包括银汞合金和复合树脂等。

五、预　防

龋病发病是综合原因所致，因此，预防龋齿也需要针对发病因素采取综合性的预防措施。防龋工作要从牙齿一萌出就开始。

（一）早晚刷牙，饭后漱口

（1）坚持早晚刷牙，饭后漱口可减少或消除菌斑。改变口腔环境，创造清洁条件是防龋的重要环节，最实际有效的办法是刷牙和漱口。由于夜间间隔时间长，细菌容易大量繁殖，因此，睡前刷牙更重要。

（2）选择合适的牙刷。应选用刷头小巧、刷毛软硬适中、疏密适度的牙刷，这样既能清洁牙齿，又不会损伤牙釉质和牙龈。

（3）采用正确的刷牙方法：掌握"三三制"的刷法（即每日刷牙3次，每次刷3分钟，要刷到牙齿的3个面）。牙刷与牙齿呈45度角，应顺牙体长轴上下刷；提倡应用牙线去除牙间隙的菌斑。避免横刷，横刷容易损伤牙龈，也刷不净牙缝里的残渣。

（二）减少或控制饮食中的糖

食物对龋齿的发生有很大影响。在日常生活中，食物要粗细搭配，多吃富含纤维的蔬菜和水果，纤维多的食物一方面对牙齿表面有摩擦和清洁作用，另一方面能刺激唾液腺分泌唾液，减少食物的粘附。养成少吃精制食物、少吃零食和糖果糕点的习惯，越是精制的食品如蛋糕、奶糖、甜点心等，越容易粘在牙齿上，形成污物和菌斑，很容易被细菌利用发酵产酸，造成龋齿。同时，应注意睡前不吃糖。

（三）正确地使用含有氟化物的牙膏

氟化物能改变牙釉质表面或表面的结构，增强其抗龋性。牙膏含氟刷牙法一般浓度不超过0.4%（氟化钠），儿童每天早、晚用这种牙膏各刷牙1次，有一定降低龋齿发生的效果，较易推广，也是目前国际上公认的最佳预防龋病的方法。但使用氟化物量过大易导致氟斑牙，因此，含有氟化物的牙膏都只能用于水源无氟或低氟区，高氟区不能使用。

（四）定期检查、定期洗牙

龋齿不是一朝一夕形成的，因此，平时要注意对口腔进行自我检查。每半年至1年应到医院定期检查一次，以便及早发现情况，及时就医。有条件的话，还可以定期到医院洗牙，彻底清洁口腔。

第五节　牙周病

牙周病是牙齿支持组织（包括牙龈、牙骨质、牙周韧带和牙槽骨）发炎所致的一种疾病，是最常见的口腔疾病之一，也是导致牙齿丧失的一个主要原因。但患者并非所有这些组织都同时患病，视局部炎症的轻重及范围，实际上牙周病可分为牙龈炎和牙周炎两大类。

由于我国人们普遍不太重视口腔健康，以致口腔卫生问题很多，牙周健康者较少。牙周健康问题威胁着各年龄段的人，老年人尤甚。在我国，牙周病的总体发病率达70%～80%，其中牙齿松动、脱落的重度患者占15%～20%。许多人以为龋病是造成拔牙的第一疾病，其实据一些口腔医院统计，因牙周病拔牙者排在拔牙总人数的首位。得了牙周病就应像患高血压、糖尿病一样需终生治疗，故有学者认为牙周病的危害甚于龋病。

一、分　类

（一）牙龈炎

牙龈炎有各种类型，但最常见的、发病率最高的是慢性单纯性龈炎。慢性单纯性龈炎是由于龈缘附近牙面上的菌斑引起的一种慢性炎症，只侵犯牙龈组织，不侵犯其他牙周组织。牙龈炎在儿童和青少年中较普遍，患病率在70%～90%，成年人牙龈炎患病率较低。

（二）牙周炎

牙周炎是发生在牙齿支持组织（牙龈、牙周膜、牙槽骨）的一种慢性、破坏性疾病，是最常见的口腔疾病之一。自从有了人类，牙周炎就成为影响口腔健康的主要疾病。在我国，成年人发病率高达70%以上，是使牙齿丧失咀嚼功能的主要原因。

二、病　因

牙周病是一个多因素的疾病，没有一个单一因素能引起牙周组织破坏，以至牙齿脱落。细菌入侵和宿主防卫机能之间维持一种平衡状态，牙周就处于健康状态。而体内、外因素均可影响此平衡状态。

造成牙周病的主要原因是菌斑和牙石。菌斑是指粘附于牙齿表面的微生物群，不能用漱口、水冲洗等去除。菌斑矿化后形成牙石，牙石构成了菌斑附着和细菌滋生的良好环境，且其本身妨碍了口腔卫生的维护，从而更加速了菌斑的形成，对牙龈组织造成危害。

（1）外源性因素（局部性促进因子）。包括口腔卫生不良、牙石、食物嵌塞、创伤性牙合、医源性因素、接触点不良、吸烟等。

（2）内源性因素（全身促进因子）。如内分泌功能不良、代谢紊乱、免疫缺陷、慢性消耗性疾病、营养不良、遗传因素等，使宿主抵抗力减弱，导致牙周组织对细菌损害易感，从而容易发生牙周病，导致牙齿松动脱落。

三、临床表现

牙龈炎早期无明显症状，易被忽视。多表现为牙龈出血，如咬水果或刷牙时牙龈出血（健康的牙龈刷牙时不会出血），牙龈由于血运阻碍颜色变为红蓝色或紫蓝色。由于本病只侵犯牙龈，不侵犯其他牙周组织，所以牙齿不发生松动。X光片检查牙槽骨、牙周膜、牙骨质无异常。

牙龈炎进一步向深部发展，引起了牙周组织的破坏，就会发展成牙周炎。牙周膜破坏后牙龈就和牙根剥离了，剥离后牙龈和牙根就会形成牙周袋，牙周袋的形成和牙槽部的吸收是牙周炎的两大特点，也是牙周炎区别牙龈炎的两个根本特点。牙周炎比牙龈炎要严重得多，其主要症状有：

（1）牙周袋形成。可用探针测牙周袋深度，X 线检查时可发现牙槽骨有不同程度的吸收。

（2）牙周溢脓。牙周袋壁有溃疡及炎症性肉芽组织形成，袋内有脓性分泌物存留，故轻按牙龈，可见溢脓，并常有口臭。

（3）牙齿松动。由于牙周组织被破坏，特别是牙槽骨吸收加重时，支持牙齿力量不足，出现牙齿松动、移位等现象。

（4）疼痛、牙体敏感。牙周脓肿或并发急性牙周膜炎时可出现剧烈的疼痛。由于牙龈退缩、牙根暴露使牙体对冷、热、酸等敏感。

（5）全身症状：部分患者可有体温升高、全身不适、颌下淋巴结肿大、压痛等症状。

四、对人体的危害

牙周病不光会造成牙齿丧失，危害口腔健康，对全身的健康也会造成影响。因为牙周炎的致病菌可以进入血液循环引起菌血症，细菌的毒素或代谢产物也可以扩散，引起机体免疫反应，对全身健康造成影响。较常见的是引起风湿性心脏病或先天性心脏病人急性或亚急性心内膜炎，牙周炎病人因冠心病死亡或入院的比率比非牙周炎个体高25%，重症牙周炎孕妇发生早产儿和低体重儿的几率为正常孕妇的 7.5 倍，等等。

五、预防及治疗

（一）治　疗

1. 牙龈炎的治疗

由于牙龈炎病因明确，牙菌斑是发病的致病因素，且病变只局限在牙龈，因此消除菌斑即可收到明显效果。病情轻者，通常采用洁治术彻底清除牙石，控制菌斑；牙龈红肿较重者可口服抗菌药物；牙龈增生者需施行牙龈成形术，即切除部分牙龈，恢复牙龈生理外形。经过上述治疗，牙龈炎症消除和牙龈形态恢复后，为保持和巩固疗效，必须坚持每天认真和合理刷牙，彻底清除牙菌斑。

2. 牙周炎的治疗

主要是早期治疗、系统治疗，分为三个阶段：第一阶段为非手术治疗阶段，目的在于清除或控制临床炎症和去除致病因素，包括口腔清洁，拔除预后差和不利修复的牙，龈上洁治、龈下刮治以清除菌斑、牙石，选用抗菌药控制炎症，咬合调整等；第二阶段为调整治疗阶段，包括牙周手术治疗，松动牙固定及其永久性修复治疗等，一般于非手术治疗 3 个月后进行；第三阶段为牙周维持治疗阶段，每半年两次检查菌斑控制情况，以进一步拟订治疗计划。

（二）预　防

绝大多数牙周病是可以通过控制牙菌斑来预防的，控制牙菌斑的有效方法是：

（1）坚持饭后正确刷牙，用含氟牙膏刷牙去除牙菌斑；

176

（2）定期作口腔保健检查，每半年至一年做一次口腔洁治；

（3）加强身体锻炼，提高免疫力，积极治疗全身性疾病，如糖尿病、内分泌紊乱等，纠正张口呼吸等不良习惯；

（4）孕妇的激素水平改变，牙龈容易增生，易患牙周病，故怀孕前应到医院作洁牙等口腔保健，以免对胎儿造成不良影响。

第六节　错合畸形

错合畸形是指儿童或青少年在生长发育过程中，由先天遗传因素和后天的环境因素导致的牙齿、颌骨、颅面的畸形，如牙齿排列不齐，上下牙弓间关系异常，颌骨大小形态位置异常等。

世界卫生组织把错合畸形列为口腔三大疾病之一（另外两种是龋病和牙周病）。错合畸形在我国的发病率高达 49%左右。据考古资料表明，原始人类没有或很少有错合畸形，这说明错合畸形是随着人类的种族进化而发生发展的。它的根本原因在于生活环境的巨大变化。在进化过程中，森林古猿分为两支：一支坚持在森林中生活，牙齿发达，颌骨和眉骨很突出，后来就变成大猩猩的样子；另一支渐渐习惯在地上生活，从爬行到直立行走，直立后身体重心改变，颌骨及牙齿缩小，脑量增大，面部就演化成现代人的样子。由于火的使用，食物由生到熟，由粗到细，由硬到软，使咀嚼器官因功能减弱而逐渐退化，并出现出退化不平衡的现象。肌肉退化最快，其次是颌骨，而牙齿退化最慢，退化的颌骨不能容纳所有的牙齿，导致牙量与骨量的不协调，出现牙齿拥挤而产生错合畸形。

一、病　因

错合畸形的病因较为复杂，包括先天因素和后天因素。

先天因素是指从受孕后到出生前，胎儿在生长发育中，因各种原因所产生的错合畸形。先天因素虽然不一定具有遗传性，但遗传因素却都是先天性的，其中包括：

（1）母体因素。妊娠母体的营养不良，缺少胎儿生长发育必需的钙、磷、铁等矿物质以及维生素 B、C、D 等，都可造成胎儿发育不良或发育异常。

（2）胎儿因素。胎儿本身内分泌及新陈代谢失调，孕期或分娩时损伤，也可能使胎儿发生畸形。

后天因素指的是出生后由环境因素及其他未知因素，包括：

（1）某些急性及慢性疾病。急、慢性疾病都对身体健康有影响，尤其是在儿童时期，如消化不良、胃肠炎、麻疹、水痘、猩红热等。

（2）佝偻病。由于婴幼儿紫外线照射不足，维生素 D 缺乏而使食物中钙磷摄入失去平衡，钙质不能正常沉积在骨骼的生长部位，以致骨骼发生变形。

（3）内分泌功能异常。在各种内分泌腺体中，与错合畸形有密切关系的是脑垂体和甲状腺等，它们的功能直接影响到骨骼的生长发育。

（4）营养不良。如维生素 A、B、C 和维生素 D 缺乏时，均可导致各种牙源型及骨源型的错合畸形。

二、临床表现

（1）个别牙齿的错位。包括牙齿的唇向错位、颊向错位、舌向错位、腭向错位（即个别牙齿长在牙列的外面，如"虎牙"等），以及牙齿高位、低位（即个别牙齿高出或低于牙列）、扭转，等等。

（2）牙弓形态和牙排列异常。牙弓狭窄，上腭高拱；牙列拥挤，牙齿排列不整齐，而呈重叠错位现象；牙间隙，即牙列中多处存在牙的缝隙。

（3）上下牙弓、上下颌骨与颅面关系的异常：前牙反颌，下颌前突，即人们常说的"地包天"；前牙深覆颌，深覆盖，上颌前突，开唇露齿；上下牙弓前突；单侧后牙反颌，且常伴有颜面不对称；开颌，即上下牙齿在垂直方向无接触；锁颌，即上颌个别后牙或多数后牙被锁结在下后牙颊侧，或下颌个别后牙或多数后牙被锁结在上后牙的颊侧。

三、对人体的危害性

（1）影响容貌美观。各种错合畸形首先影响容貌美观，如"地包天"引起面中部凹陷和下颌前突，这是许多人就医的主要原因（现代医学注意到容貌美观对于儿童心理健康有着重要影响）。

（2）危害口腔功能及健康。由于牙齿排列不齐，口腔不易清洁，容易引起龋齿及牙龈牙周炎症，咬合紊乱导致牙齿长期不正常受力引起牙齿过度磨耗、过早松脱等；错合畸形还常引起功能性紊乱，如一些舌齿音、唇齿音发音不清，咀嚼效能的下降，开闭口时下颌关节出现弹响、疼痛等。严重咀嚼功能障碍甚至导致消化不良、胃肠疾病。

四、治　疗

通过早期积极治疗，可改善上下颌骨、牙齿与颌骨以及口周肌肉的关系，从而使恒牙期治疗难度降低，疗程缩短，疗效提高，收到事半功倍的效果。

不同的错合畸形矫正的最佳年龄有所不同。在乳牙期（3～5 岁）和替牙期（6～11岁），一般的错合畸形（如个别牙齿错位）不需要立即矫正，应当继续观察，让牙齿自行调整。但是，对于严重妨碍面部生长发育的错合畸形，则需要进行初步矫正。如乳牙反合，会妨碍上颌骨的发育，影响面部外形，3～5 岁就要矫正。大多数的牙颌畸形要等到牙齿替换结束后，在 12～14 岁时矫正。因为这时恒牙发育完成，上下牙齿间的咬合关系调整完成，医生可以对错合畸形做出明确诊断，采取相应矫正方法。

随着经济的发展、生活水平的提高，要求正牙的成年人越来越多。但是，成年人矫正牙齿较儿童慢而且困难，主要是因为：

（1）成年人生长发育停止，牙槽骨改建已经完成，牙齿移动缓慢，所需要的治疗时间长，而且易于复发，需要保持的时间也长。

（2）成年人常常患有口腔疾病，如龋病、牙周病、颞下颌关节疾病等，如果用力不当会加重牙周损害，所以对治疗技术要求更高。

矫正方法可分为预防性矫治、阻断性矫治、一般性矫治性和外科性矫治四种。临床上应用最多的是通过戴活动矫正器和固定矫正器进行一般性矫治。活动矫正器是不粘接在牙齿上，患者可以自行取戴的矫正器，它主要由塑料基托和不锈钢丝弯制的固位体及矫治附件组成。活动矫器治制作简便，费用低廉，但结构简单、矫治效能差，难以完成复杂的矫治。固定矫正器是粘接在牙齿上，患者不能自行取戴的矫正器，它是利用粘接在牙齿上的托槽和固位带环及结扎其上的弓丝完成矫治，具有精度高，效能好的特点，是目前应用最广泛的矫正器。固定矫治器有很多种，目前常用的是方丝弓矫治器和直丝弓矫治器。

第七节　牙　缺　失

牙齿是人体的重要器官之一，正常人的牙齿，露在口腔里面的称为"牙冠"，埋在上下颌骨内的称为"牙根"，牙冠和牙根互相支持，自然排列成牙弓，保持着牙弓的平衡与稳定，以便发挥牙齿的正常功能。如前牙可切割、撕裂食物，后牙可以磨碎食物，并且起到支持面部软组织的作用，保持面下部的丰满，促进食物的咀嚼与消化，增进人体的健康。

牙缺失是口腔临床的常见病、多发病，分为牙列缺损及牙列缺失两类。牙列缺损是指单颌或上下颌牙列中部分的自然牙的缺失。牙列缺失是指单颌或上下颌牙列中全部的自然牙缺失。

牙周病、龋病、根尖周病、颌骨和齿槽骨外伤、发育障碍及老年人生理退行性改变等均可导致牙缺失。

瑞典科学家最新一项研究显示，缺牙的人的记忆力比牙齿健全的人要差得多，缺牙也是老年人易患失忆症的原因之一。可能是因为牙齿有很多神经与大脑相连，当牙齿被拔除时，这些神经也相应消失了。

一、牙缺失长期不修复的危害

牙齿缺失时应及时进行假牙修复（也叫镶牙），假牙在医学上称为义齿。但临床上，我们常遇到这样的情况：当患者某个或某些牙齿拔除后，因可用其他牙齿咀嚼食物或厌恶镶牙后的不良反应，未能及时修复缺失的牙齿或牙列，结果由于多种并发症的发生，使患者丧失了义齿修复的最佳时机，造成了许多不必要的麻烦。

（一）局部危害

（1）拔牙半年或数年后，缺牙两边的牙齿会向缺牙间隙倾斜。

（2）上下牙齿本来对咬，由于牙齿缺失，对合的牙齿没有了限制其生长的因素，时间一久即可造成过长现象。因牙齿倾斜或过长可造成与邻牙结合不紧密，容易形成食物嵌塞。长期如此，可造成牙龈萎缩、牙齿松动及龋坏。如果后牙过长，可咬对合牙龈，造成咀嚼疼痛，这时修复牙齿缺失就非常困难，甚至要拔除过长的牙才能修复。

（3）牙齿缺失以后，牙槽骨没有了咀嚼的刺激，可致废用性萎缩，使之变平或变锐呈刀刃状，如此时修复，义齿固位差容易松动脱落。

（4）牙齿缺失后长期不镶牙，缺牙侧长期无咀嚼刺激，可使牙石大量堆积，诱发牙龈炎、牙周病以至牙齿松动。

（二）对全身的影响

（1）咀嚼功能减退或丧失。牙列缺损或缺失后，咀嚼效率降低或丧失，唾液分泌减少，胃肠蠕动减慢，未嚼碎的食物进入胃肠，胃肠系统的负担加重，可导致胃肠功能紊乱，严重者可出现消化系统的疾病。

（2）影响面形美观。青少年，牙齿缺失可影响面部发育，因一侧后牙缺失后会自然地去用另一侧后牙咀嚼，长期下去可造成一侧咀嚼肌肥大而致面部偏斜。牙列缺失对面形的影响就更为严重，由于上、下颌骨间失去了牙齿的支持，面颊部和周围肌肉松弛，唇、颊部内陷，面部变形及皱纹增多，整个人看起来要比同龄人显得苍老。

（3）影响发音功能。牙齿是发音的辅助器官，若个别后牙缺失，对发音影响不大；当缺牙较多时，特别是前牙缺失或牙列缺失时，可造成不同程度的发音障碍，说话既费力又不清楚。

（4）造成颞下颌关节紊乱病：由于牙齿缺失，余牙倾斜、移位或向对侧伸长等可导致咬合紊乱，阻碍下颌骨各向运动；另外，一侧缺牙，用另一牙侧咀嚼，形成偏侧咀嚼习惯，长此以往可导致颞下颌关节紊乱病。

二、治 疗

牙齿缺失治疗方法主要是义齿修复，目前义齿的类型主要有：

（1）活动义齿。是患者可以自行取摘的修复体，适用于各类缺牙患者。

（2）固定义齿。是患者不能自行取摘的修复体，适用于缺牙数目少且两端有可用于固位的基牙。

（3）联合义齿。适用于缺牙数目较多且存留牙健康状况较差，无法采用固定义齿而又不接受活动义齿修复的患者。

（4）种植义齿。适用于对功能和美观要求极高或牙齿末端游离缺失无法采用固定义齿修复的患者，义齿种植是目前唯一接近人类自己牙齿而又不影响口腔生理健康的一种修复方法。

具体采用何种方法修复？专家认为：每种方法都有其适应症，最终选择取决于：

（1）缺牙的数目和部位；

（2）义齿的材质和制作水平；

（3）个人口腔健康状况和经济承受力；

（4）医生的临床经验和操作水平。

复习思考题

1. 近视的病因有哪些？飞行人员近视矫正需注意什么？近视的预防措施有哪些？

2．噪声对听觉器官的影响有哪些？影响听力损伤的因素有哪些？噪声性耳聋的预防措施有哪些？

3．飞行人员患急性鼻炎后能否参加飞行？急性鼻炎的预防应注意什么？慢性鼻炎的预防措施有哪些？鼻窦炎的临床表现有哪些？鼻窦炎的预防应注意什么？

4．世界卫生组织确定的口腔三大疾病是什么？

5．龋病的病因有哪些？对身体的危害有哪些？预防措施有哪些？

6．造成牙周病的主要原因是什么？牙周病的预防措施有哪些？

7．错合畸形对人体的危害有哪些？矫正方法有哪几种？

8．牙缺失长期不修复的危害有哪些？治疗方法主要有哪些？

第十一章 急救知识

在日常生活和工作中，或外出旅游时，不可避免地会遇到意外事故。据我国最新的统计，成人意外死亡的前五位原因是：交通事故、自杀、溺水、意外中毒和高空坠落。这五种原因占意外死亡的 70% 以上。现代医学科学告诉我们，严重创伤者抢救的黄金时间是在受伤后 1 小时以内，猝死抢救的最佳时间则是最初的 4 分钟以内。因此，只要应用急救知识和急救技术对伤病员进行现场抢救，就可能维持他们最基本的生命体征如呼吸、脉搏和血压等，提高其生存率，减轻疾病或意外事故对伤病员的进一步伤害。现场急救的目的是抢救生命，防止继发性损伤，减少伤员病痛苦，为进一步治疗创造条件。

第一节 现场急救的基本原则和措施

一、现场急救的基本原则

在意外事故发生现场，往往没有专门的抢救设备，没有专门的救护人员。在现场虽然不能像在医院一样进行正规的抢救，参加抢救的人员也不够专业，但是，现场抢救的人员只要有一定的急救知识，掌握现场急救的基本原则，积极进行现场急救，就可以为减少事故的死亡人数、降低伤残的比例和程度作出贡献，为医院的进一步抢救争取宝贵的时间和创造更好的条件。现场急救的基本原则是：

（1）使伤员迅速脱离险境；

（2）及时采取措施抢救危重伤员的生命；

（3）稳定伤情，防止继发性损伤，防止或减轻后遗症的发生；

（4）迅速转送到医院。

二、现场急救的具体措施

1. 快速联系

尽快与医生取得联系并接受正确的治疗指导，在现场急救中极为重要。在紧急情况下为了得到及时救助，请务必记住下列电话号码：

（1）医疗急救台：120；

（2）报警台：110；

（3）火警台：119；

（4）邻居电话号码；

（5）辖区内派出所的电话号码；

（6）附近医院的电话号码；

（7）熟悉的医生的电话号码。

当打电话呼救时，首先应镇静准确地向救护中心说明患者所处地理位置，如具体街道及其主要标志；其次要说清疾病或损伤是怎样发生、何时发生的，并说明病人目前的伤病情况，要简明扼要、准确客观地描述一切，不要过多加入自己的主观预想或意见，使救护人员可以马上明白你所处的地点和患者的处境。以便通过电话指导你进行正确的现场急救。

2. 观察判断病情

在造成意外事故发生现场，作为参与救护的人员不要为当时混乱的场面和危急的情况所干扰，应沉着镇静地观察伤者的病情，在短时间内做出伤情判断，本着先抢救生命后减少伤残的急救原则首先对伤病员的生命体征进行观察判断，包括神志、呼吸、脉搏、心跳、瞳孔、血压，然后再检查局部有无创伤、出血、骨折畸形等变化。其具体检查顺序如下：

（1）神志。神志是否清醒是指伤病员对外界的刺激是否有反应。如伤病员对问话、推动等外界刺激毫无反应称为神志不清或消失，预示着病情严重。如伤病员神志清醒应尽量记下其姓名、住址、受伤或发病时间和经过等情况。

（2）呼吸。正常呼吸运动是通过神经中枢调节的有规律的运动。正常人每分钟呼吸 15～20 次。观察病人胸口的起伏，可了解有无呼吸。病情危重时可出现鼻翼煽动、口唇紫绀、张口呼吸困难等症状，并有呼吸频率、深度、节律的异常，甚至时有时无。此时可用一薄纸片或棉花丝放在病人鼻孔前，观察其是否随呼吸来回摆动，判断呼吸是否停止。

（3）脉搏。动脉血管随着心脏节律性的收缩和舒张引起血管壁相应地出现扩张和回缩的搏动。手腕部的桡动脉、颈部的颈动脉、大腿根部的股动脉是最容易触摸到脉搏跳动的地方。正常成年人心率为每分钟 60～100 次。一般以手指触摸脉搏即可知道心跳次数。对于危重病人，触摸颈动脉是否有搏动是极为有效和可靠的方法。

（4）心跳。是指心脏节律性的收缩和舒张引起的跳动。心脏跳动是生命存在的主要征象。将耳紧贴伤员左胸壁可听到心跳。当有危及生命的情况发生时，心跳将发生显著变化，无法听清甚至停止。此时应立即对伤员进行人工心肺复苏抢救。

（5）瞳孔。正常人两眼的瞳孔等大等圆，在光照下迅速缩小。对于有颅脑损伤或病情危重的伤病员，两侧瞳孔可呈现一大一小或散大的状态，并对光线刺激无反应或反应迟钝。

3. 采取相应的急救措施

经过上述检查后，基本可判断伤病员是否有生命危险，如有危险则立即进行心、脑、肺的复苏抢救。对无危险的伤员应进行包扎、止血、固定等治疗。

三、现场急救的注意事项

（1）自身安全。在施救的同时要采取一定的措施保护自己，不能因为对别人施救而使自己成为新的受害者。

（2）抢救和呼救。如果仅有一人昏迷或出血，应先抢救再呼救；如果伤病员众多，则应先呼救再抢救；若现场抢救人员较多，抢救和呼救则应同时进行。

（3）抢救顺序。伤病员众多时，应先抢救严重出血、昏迷和心跳呼吸停止的危重伤员。

第二节 中 暑

一、概 念

中暑是人体在高温和热辐射的长时间作用下，机体体温调节出现障碍，水、电解质代谢紊乱及神经系统功能损害症状的总称，是热平衡机能紊乱而引发的一种急症。

中暑可以分为以下 3 级：

1. 先兆中暑

患者在高温环境中劳动一定时间后，出现头昏、头痛、口渴、多汗、全身疲乏、心悸、注意力不集中、动作不协调等症状，体温正常或略有升高。

2. 轻症中暑

除有先兆中暑症状外，出现面色潮红、大量出汗、脉搏加快等表现，体温升高至 38.5℃ 以上。

3. 重症中暑

包括热射病、热痉挛和热衰竭 3 种类型。分述如下：

（1）热射病。在闷热的教室、房间、公共场所容易发生，病人会感觉到头痛、头晕、口渴，然后体温迅速升高，脉搏加快，面部发红，甚至昏迷。

（2）日射病。果人们在烈日下活动或停留时间过长，强烈的日光穿透头部皮肤及颅骨引起脑细胞受损，进而造成脑组织充血、水肿。由于受到伤害的主要是头部，所以，最开始只有头部温度增加，高的时候可以达到 39℃ 以上，然后出现剧烈头痛、恶心呕吐、烦躁不安，继而可出现昏迷及抽搐，但体温不一定升高。

（3）热痉挛。人在高温环境中，身体会大量出汗，丢失大量盐分，使血液中的钠含量过低，引起腿部甚至四肢及全身肌肉痉挛。

二、人体产热与散热的调节

人体最适宜的外界温度是 20℃～25℃，相对湿度为 40%～60%。人体主要通过以下三种方式进行散热：

（1）辐射。是散热的最好途径。气温 15℃～25℃ 时，辐射散热约占 60%，散热最多部位是头部（约 50%），其次为手及足部。温度 33℃ 时，辐射散热降至零。

（2）传导与对流。通过对流，接触和靠近皮肤的冷空气变暖，变热的热物质分子离开，而较冷的物质分子则取而代之，逐渐又变热，如此反复进行。水传导散热较空气快 240 倍。

（3）蒸发。每蒸发 1 克水，可散发 2.4 kJ（0.58 kcal）的热量。

通常室温（15℃～25℃）下，人体散热分别依靠辐射（60%）、蒸发（25%）、对流

（12%）、传导（3%）来进行。人体产热与散热的调节机制如图 11.1 所示。

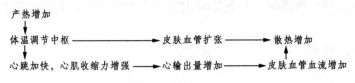

图 11.1　人体产热与散热的调节机制

三、病因及诱因

（1）病因。人体长时间处于高温（室温＞35℃）、强热辐射下和风速小的环境中，即可发生中暑。

（2）诱因。年老、体弱、营养不良、疲劳、肥胖、饮酒、饥饿、失水失盐，近期有过发热、穿紧身不透风衣裤、水土不服，患甲亢、糖尿病、心血管病、广泛皮肤损害、先天性汗腺缺乏症、震颤麻痹、智能低下及应用阿托品等常为中暑诱因。此外，长期大剂量服用氯丙嗪的精神病患者在高温季节易中暑。

四、中暑的临床表现

（1）高温环境下，人们首先可以出现"先兆中暑"，表现为多汗、口渴、无力、头晕、眼花、耳鸣、恶心、心悸、注意力不集中、四肢发麻、动作不协调等。这时如果及时转移到阴凉通风处，补充水和盐分，短时间内即可恢复。

（2）如果上述症状加重，则为轻症中暑症状，患者的体温升高到 38℃ 以上，面色潮红或苍白，大汗，皮肤湿冷，脉搏细弱，心率快，血压下降等，需要及时处理，并休息几个小时。

（3）重度中暑时，大多数患者是在高温环境中突然昏迷。此前患者常有头痛、麻木、眩晕、不安或精神错乱、定向力障碍、肢体不能随意运动等，皮肤出汗停止、干燥、灼热而绯红，体温常在 40℃ 以上。

五、急救处理

1. 先兆与轻症中暑

立即将病人移至阴凉通风处或电扇下，最好移至空调室，以增加辐射散热。给予清凉含盐饮料。可选服仁丹、十滴水、开胸顺气丸、藿香正气液等，用风油精涂擦太阳穴、合谷穴等。体温高者给予冷敷或 40% 的酒精擦浴。病人经上述处理后 30 分钟到数小时内即可恢复。必要时可静脉滴注含 5% 葡萄糖生理盐水 1 000～2 000 毫升。

2. 重症中暑

预后严重，病死率可达 30%。现场可采取以下急救措施：

（1）物理降温。将患者浸浴在 4℃ 水中，并按摩四肢皮肤，加速血液循环，促进散热；每隔 15 分钟测肛温一次，肛温降至 38.5℃ 时停止降温，移至空调室观察。将年老体弱及心血管病患者移至空调室酒精擦浴。用空调车转运。

（2）药物降温。氯丙嗪 25～50 毫克加入 500 毫升溶液，静脉滴注 1～2 小时观察血压。低血压时酌情加用间羟胺等 α 受体兴奋剂。

（3）纳洛酮治疗：纳洛酮 0.8 毫克加 25% 葡萄糖液 20 毫升静脉注射，30～90 分钟重复，注射一次。

（4）对症及支持治疗。

六、中暑的预防

（1）盛夏期间做好防暑降温工作，教室应开窗使空气流通，地面经常洒水，设遮阳窗帘等。

（2）进行热适应锻炼。

（3）合理安排作息时间，要有充足的睡眠。不宜在炎热的中午强烈日光下过多活动，加强个人防护，戴遮阳帽，饮消暑饮料。

（4）重视老、弱、病、孕等人员的夏季保健。

第三节　窒　息

窒息是指各种原因引起的人体氧气供应受阻，导致人体组织、器官的缺氧。窒息的种类很多，大致分为梗塞性窒息、非氧气体窒息和勒颈窒息。

一、梗塞性窒息

1. 原　因

气管和食管都开口于咽喉部，由于有会厌的保护作用，喝水、吞咽食物时不会误入气管。但进食时谈笑、嬉闹，儿童吸食果冻、花生米等可误入气管，成人工作中将钉子等异物含在口内误吸入气管，老年人的假牙掉入呼吸道等均可发生。

2. 表　现

异物首先被吸入喉室内，因刺激粘膜而出现剧烈呛咳、气急等症状，继而出现喉鸣、吸气时呼吸困难、声嘶等表现，在吸气时发出很响的"吼吼……"声。如果异物堵塞声门，或引起喉痉挛，可出现口唇、指甲青紫、面色青白等缺氧症状，患者会在数分钟内因窒息缺氧而死亡。

3. 急　救

婴儿窒息（1 岁以内）的急救：

（1）背部拍击及胸部按压。拍背 4 次如果异物未吐出自按压胸部 4 次。重复以上过程直至异物吐出或婴儿神志丧失。背部拍击：让患儿面向下方，用一只手托住患儿头部，用食指及拇指托住患儿下颌，用另一只手的手掌拍击患儿肩背部。胸部按压：使患儿处于仰卧头低位，用食指及中指放在剑突下，快速按压。

（2）如果患儿神志丧失，用小手指清理患儿口腔。注意：不要试图取出嵌入咽喉的物品。清理口腔：抓住患儿舌头，向下颌牵拉，如果您看到口腔内异物并认为可以较容易地取出，则把你的小指伸入患儿口腔内将异物清理出来。

（3）人工呼吸。如果患儿没有呼吸，用口对婴儿口鼻施行两次人工呼吸。如果人工呼吸时患儿胸部无抬起，轻轻将患儿头部进一步后仰然后再进行两次人工呼吸。

（4）如果患儿胸部在人工呼吸时仍无抬高，继续施行人工呼吸、背部拍击、胸部按压并清理口腔。重新进行两次人工呼吸，4次背部拍击，4次胸部按压，然后清理口腔直至异物吐出或医务人员赶到。

成人呼吸道异物窒息的急救：

一旦发生成人呼吸道异物的窒息，最重要的是要立即对患者进行现场急救，而非慌忙送患者去医院，这样会贻误抢救的最佳时机。如果患者意识清楚，可以采取自救，方法是：自己一只手握紧拳头，并将其放在上腹部，然后用另一只手将拳头握住，用冲击力用力向上按压，如此反复，直至将异物排除；也可将上腹部对着椅背或台缘，使劲往上压，如此反复，直至异物排除。如果病人有意识障碍，或现场有其他人员，也可采用互救法。方法是：先让患者跪趴在地上，臀部抬高，头尽量放低，然后用手掌稍用力连续拍打病人背部，以促使异物排出。此法无效时，可立即从患者背后拦腰将其抱住，双手叠放在病人上腹部，快速用力地向后上方挤压，随即放松，如此反复，通过膈肌上抬压缩肺脏形成气流，将异物冲出。进行抢救时要注意，动作必须快速，用力适度，以免造成肋骨骨折或内脏损伤。

异物若越过声门进入气管，初期症状与喉室内异物相似，多以呛咳为主。气管内的异物多可活动，随呼吸气流在气管中上下移动冲击声门，激起阵发性咳嗽和呼吸困难，发出"噗拉、噗拉"的声响。将手放在患者颈部气管的位置，会感到有一种撞击。若异物随呼气气流上冲卡在声门下面，无法冲出也不能下降，患者立刻会出现口唇、面色青紫和呼吸困难等窒息缺氧症状。此时，救助者要火速将患者平放，托起下巴，用力作口对口人工呼吸，以其将堵在声门的异物吹入气管，使气流通畅，缓解缺氧状况；或者扶住患者使其坐直，然后用力拍打背部，借助震动使异物滑入气管，暂时缓解窒息，为抢救创造时机。

当上述方法无效，眼看患者即将丧生时，可立即行环甲膜穿刺术，用粗针头或小刀的刀尖在颈部正前方喉结下的凹陷处，穿入气管或挑破环甲膜，插入小塑料管或两端开口的笔管，重新开放气道，然后再将患者送往就近的医院抢救。严重窒息的患者神志已丧失，所以进行环甲膜穿刺患者不会感到疼痛，并且环甲膜处无重要血管神经通过，只要操作中毫不犹豫，细心谨慎，就可达到既不损伤颈部的血管，又能消除患者窒息症状的目的。

有些较小的异物呛入气管后，患者一阵呛咳后，并没有咳出任何异物，却很快平静下来。说明异物已进入支气管内。支气管异物可能没有任何明显的呼吸障碍，但绝不可麻痹大意、心存侥幸，认为异物迟早总会咳出。异物一旦进入支气管，被咳出的机会是极少的。异物在肺内存留时间过长，不仅不易取出，还可引起气管发炎、肺萎缩、肺脓肿等严重疾病。所以，凡是明知有异物呛入气管，即使没有窒息、没有任何呼吸障碍表现，也应尽早去医院接受检查处理。

二、非氧气体窒息

非氧气体有一氧化碳、天然气、氮气及氯气等多种，最常见的是一氧化碳中毒（窒息）。下面主要讲一氧化碳中毒。

1. 原　因

凡是有明火燃烧的场所，如果密闭或通风极差，可因燃烧不完全而使空气中一氧化碳浓度大幅度增加，人们吸入后短期内就会发生急性一氧化碳中毒。一氧化碳能与血红蛋白结合成为碳氧血红蛋白，妨碍红细胞的携氧、输氧功能，导致组织细胞缺氧，主要表现是大脑因缺氧而昏迷。

2. 急救方法

（1）立即打开门窗，使空气流通，同时使患者尽快离开中毒环境到空气流通的地方。松解衣扣，注意保暖，清除呼吸道的分泌物，保持呼吸道的通畅。

（2）有自主呼吸者，充分给以氧气吸入并长时间维持。

（3）呼吸心跳停止者，立即进行人工呼吸和心脏按压。

（4）中毒昏迷者，用冰袋放在其头颅周围 降温，以防止或减轻脑水肿的发生，同时转送医院。

（5）争取尽早进行高压氧舱治疗，减少后遗症。

三、勒颈窒息

这种窒息一般为歹徒所为，只要迅速割断绳索，使伤者平躺，松解衣领，保持呼吸道通畅即可缓解。如果时间较长引起呼吸、心跳停止者，应立即对其进行人工心肺复苏抢救。

第四节　烧　　伤

烧伤是日常生活和工作中常见的损伤，是由火焰、蒸汽、热液体、电流、射线、化学物质（强酸、强碱）等作用于人体所引起的损伤。最常见的是火焰烧伤，热水、热油烫伤。烧伤首先损伤皮肤，轻者皮肤肿胀，起水泡，疼痛；重者皮肤烧焦，甚至血管、神经、肌腱等同时受损。呼吸道也可烧伤。烧伤引起的剧烈疼痛和皮肤组织液渗出等因素能导致休克，晚期出现感染、败血症，危及生命。

一、烧伤程度的估计

1. 烧伤深度的估计

一般采用三度四分法，即一度烧伤、浅二度烧伤、深二度烧伤和三度烧伤。

（1）一度烧伤。仅伤及表皮，表现为受伤处皮肤轻度红、肿、热、痛，感觉过敏，无水泡。一般不需特殊处理，3～5天可自行愈合。

（2）浅二度烧伤。伤及表皮和真皮的浅层，由于真皮的浅层神经末梢特别丰富，表现为受伤处皮肤疼痛剧烈、感觉过敏，此时红肿明显，出现大小不等的水泡。

（3）深二度烧伤。伤及真皮深层，由于该层神经末梢分布很少，表现为受伤皮肤痛觉较迟钝，可有或无水泡，基底苍白，间有红色斑点。若没有合并感染，大约一个月内可以愈合，但要遗留疤痕。

（4）三度烧伤。伤及皮肤全层，并可深及肌肉和骨骼。由于深层没有神经末梢分布，皮肤感觉消失，无弹性，干燥，无水泡，表皮呈蜡白、焦黄或炭化。需要植皮方能愈合。

2. 烧伤面积的判断

通常用烧伤的面积占人体总面积的百分比来表示。临床上常用手掌法和中国九分法来度量。

（1）手掌法。无论伤者年龄大小，都以伤者本人五指并拢时的手掌面积为体表总面积的 1%来度量，烧伤面积有几个手掌大小就为体表面积的百分之几。该方法简便，常用于小面积和散在烧伤的计算。

（2）中国九分发。将全身体表面积分为 11 个 9 等份，加会阴部 1 个等份，即得 100 个等份。具体分发，头、面、颈部为 9%，双上肢为 $2 \times 9\% = 18\%$，躯体前后和外阴部为 $3 \times 9\% = 27\%$，双下肢和臀部为 $5 \times 9\% = 45\%$，会阴为 1%。口诀是一九、二九、三乘九，会阴加一，五乘九。

二、烧伤的危害

严重烧伤对人体的危害主要包括烧伤后体液的大量渗出和创面感染两方面：

（1）烧伤创面组织液渗出，导致人体体液丢失，血液浓缩，血容量下降。烧伤深度越深、面积越大，这种症状就越明显。加上烧伤对毛细血管的损伤和疼痛等因素，常常导致病人休克。

（2）烧伤使皮肤、粘膜的完整性遭到破坏，此时残存于皮肤附属器官（如毛囊、汗腺和皮脂腺等）内的细菌群和烧伤面污染的细菌及其他微生物会乘虚而入，形成创口感染，甚至进入血液导致全身感染。

以上两种又可进一步导致肺水肿、脑水肿和急性肾功能衰竭，危及病人的生命。

三、烧伤的急救

烧伤的急救原则是消除烧伤的原因，保护创面，止痛。

（1）立即消除烧伤的原因。应根据不同的情况采用不同的办法。如果是火焰直接烧伤应迅速离开火源；当身上着火时不要惊慌，可用水将火浇灭，也可脱去着火的衣服，或就地慢慢打滚将火压灭，不可滚得太快。切勿奔跑以免火借风势越烧越旺从而加重烧伤，也不要用手扑打身上的火，以防止手部烧伤。在火灾现场应尽量用湿毛巾捂住口鼻，少说话，尤其不能大声呼叫，以防吸入高温烟雾烧伤呼吸道。被蒸汽或热的液体烫伤时，要立即将烫伤部位的衣服脱掉，防止烫伤加重。因触电烧伤者应立即切断电源。对于烧伤面积小和四肢的烧伤，可用冷水冲淋或浸泡伤处，能起到减少损害、减轻疼痛的作用。浸泡时间一般为半小时或者伤者感觉不痛为止。对胸背部烧伤的伤员，救助者可将干净的毛巾盖在其创面上，然后用凉水向上浇以减轻疼痛。如贴身衣服与伤口粘在一起时，切勿强行撕脱，以免使伤口加大，可用剪刀先剪开，然后慢慢将衣服脱去。

（2）处置危及生命的危急情况。对于心跳、呼吸停止者，要迅速进行心肺复苏；合并四肢大出血者应先用止血带止血；伴有骨折的应给予简单固定。

（3）保护创面。保护好创面对防止继发感染和减少体液丢失相当重要。在急救现场，对小面积烧伤的创面，可用清洁的敷料、三角巾包扎；对大面积烧伤的创面要用清洁的被单或衣服覆盖。注意不要将创面上的水泡弄破，也不要在创面上涂抹任何药品，以免影响医生对病情的判断及创面的处理。因爆炸燃烧事故受伤的伤员，创面污染严重，不要强行清除创面上的衣物碎片和污物。

（4）对症处理。烧伤后的伤员都有不同种度的疼痛和紧张，可给予口服镇静止痛药物，但是有呼吸道烧伤和颅脑损伤的患者禁用。对大面积烧伤的患者，只能给予温热的含盐饮料而不能饮用淡水，以减少皮肤体液渗出，有利于预防休克。同时给予口服或注射抗菌素预防感染。

（5）尽快送往医院。烧伤病人在送往医院途中应采用未烧伤侧的卧位。小面积烧伤病人，经上述处理后即可送往最近的医院；烧伤面积大、程度重的病人，应尽快送到有烧伤专科的综合性医院救治。若出现休克，应在就近的医院抢救，待休克控制后再行转院。

四、化学物质烧伤的急救

化学物质烧伤主要指强酸、强碱对皮肤造成的烧伤，要比单纯的火焰、热水等烧伤更为复杂和严重。由于化学物质特性不同，造成的损伤相差很大，急救要点也不同。

（1）强碱烧伤。常见的强碱类化学烧伤有：氢氧化钾、氢氧化钠和生石灰烧伤。急救时首先脱去浸有碱液的衣服，再用大量清水冲洗创面。使用酸性中和剂必须慎重，避免产生中和热加重烧伤。一般经大量清水冲洗后，不再用中和剂。首先要对眼部进行冲洗，冲洗必须彻底，至少要冲洗 15 分钟，冲洗后再涂抗菌油膏。因生石灰引起的烧伤，要先清扫掉沾在皮肤上的石灰粉，再用大量清水冲洗。千万不要将沾有大量石灰粉的伤部直接泡在水中，以免石灰遇水生热加重烧伤。对伤者清洗创面并用清洁的被单或衣物简单包扎后，即送往医院接受治疗。

（2）强酸烧伤。常见的强酸类化学烧伤有：硝酸烧伤，创面呈黄色痂；硫酸烧伤，创面呈黑色或棕黑色痂；盐酸或石炭酸烧伤，创面呈白色或灰黄色痂。急救时迅速用大量清水冲洗创面，然后可用小苏打水中和创面上的酸性物质，中和后再用大量清水彻底清洗。要特别注意首先对眼部进行彻底清洗，至少要冲洗 10 分钟，其余处置方法与热力烧伤相同。

（3）磷烧伤。由于磷的燃点很低，附着在皮肤上的磷在燃烧时产生高热，使局部产生剧痛，组织损伤较深，且伤口不容易愈合。磷燃烧时产生的白色烟雾（P_2O_5），吸入呼吸道后可引起肺水肿。无机磷从创口吸收进入人体，可引起肝肾中毒。有时小面积的无机磷烧伤也可致命。处理时，应立即将伤处浸入冷水中，使磷与空气隔绝，并在水中尽量清除磷颗粒。对于可能残留的磷颗粒，可用 1% 的硫酸铜溶液短时间湿敷创面，使磷颗粒变成黑色的磷化铜再清除。注意创面湿敷包扎时，禁用油质敷料。

第五节 溺 水

溺水是游泳或摔入水坑、水井等常见的意外事故。人淹没于水中，由于呼吸道被水、污泥、杂草等杂质阻塞，喉头、气管发生反射性痉挛，引起窒息和缺氧，称为溺水。溺水的现场急救至关重要，应争分夺秒。

一、溺水的机理

根据机体对溺水后的不同反应，可以分为干性溺水和湿性溺水。干性溺水，是指人落入水中后，由于恐慌、寒冷等刺激反射性地引起落水者喉痉挛和声门关闭，虽然这种反应可以防止环境中的水进入呼吸道，但也可造成落水者因窒息而死亡。干性溺水者比例很小，只占溺水者的10%左右。湿性溺水，是指人落入水中后，先是拼命挣扎和闭气，继而出现不自主地吞咽大量的水，然后出现呕吐和意识丧失，再吸入大量的水和呕吐物入肺，引起呼吸道梗阻和窒息，全身严重缺氧，最后呼吸、心跳停止而死亡。约占溺水者的90%。

根据水性质的不同，可以分为淡水溺水和海水溺水。落入淡水者叫淡水溺水。由于淡水是低渗液，当其进入溺水者的肺部后，会立即经过肺部丰富的毛细血管网进入血液，迅速引起血液稀释和血容量增加，红细胞迅速膨胀破裂，造成机体缺氧、电解质紊乱和循环负荷过重，最终导致心室纤颤和心跳停止。落入海水者，叫海水溺水。由于海水是高渗液，入肺后会迅速将血液中的水分吸入肺部，使肺部充满液体甚至破裂，导致爆发性肺水肿，造成严重缺氧；同时，血液浓缩，血容量下降，血压降低和电解质紊乱，最后导致心力衰竭而死亡。海水溺水的上述反应过程较淡水溺水发生缓慢，所以死亡较晚，抢救的机会也较多。

二、现场急救

（1）迅速使溺水者脱离溺水现场。

（2）应清除溺水者口中、鼻内的污泥、杂草等异物。取下活动的假牙，以免坠入气管，保持呼吸道通畅。解开内衣、胸罩和腰带。

（3）排水处理。方法是：救助者一腿跪地另一腿屈膝，将溺水者腹部置于屈膝的大腿上，使其头部下垂，然后拍其背部，使进入呼吸道和肺中的水排出。注意时间应非常短，决不可为此多耽误时间而影响其他抢救措施的施行。

（4）如有呼吸停止或心跳停止，应立即进行心肺复苏，决不能延误抢救时机。

（5）脱去湿冷的衣物，换上干的衣服，或以干爽的毛毯包裹全身，注意保暖。

（6）尽快转送医院。溺水者经以上处理后，应送往医院做进一步治疗，以防溺水后肺水肿、脑水肿、肺炎、电解质紊乱和急性肾功衰等并发症的发生。

三、如何脱离溺水现场

当发现有人落水时，救助者若不会游泳最好不要贸然下水救人。首先应向有人的地方高声呼叫，同时尽快找到方便可取的飘浮物抛给落水者，如救生圈、木块等。如实在没有，救助者可迅速脱下长裤在水中浸湿，扎紧裤管充气再扎紧裤腰后，抛给落水者。并告之不要试图爬上去，只能用手抓住，借以将头浮出水面呼吸，耐心等到救援人员到来。救助者也可找到长竹竿、长绳或将腰带围巾连接后抛给落水者拉他上岸。如果在冬季发现踩破冰面的落水者，救助者一定要伏卧在冰面上向其接近，尽量减轻身体局部对冰面的压力，以防压破冰面跌入水中，然后再将围巾、长绳或竹竿抛给落水者拉他上岸。

　　如果救助者会游泳，下水前应尽快脱去衣裤和鞋子，有条件者应尽可能携带飘浮物下水救人，让落水者抓住飘浮物救助者再协助其游向岸边；如果没有飘浮物，救助者向落水者接近时一定要小心，不要被其抓住，最好从落水者的背后靠近，一手从落水者前胸伸至对侧腋下，将其头紧紧夹在自己的胸前拉出水面，另一只手划水，将其拖向岸边。对于神志清醒者要大声告知，只有放弃挣扎听从指挥才能活命。在救助过程中一定要使落水者的头面部露出水面，一可以保证其顺利呼吸，二可以减轻落水者的危机感和恐惧感以减少挣扎，使救助者能够节省体力，顺利地脱离险境。救助者一旦被落水者抓住将十分危险，因为在水中与其纠缠将消耗救助者的大量体力，最终无法实施救助甚至体力耗尽而丧命。所以，救助者在向落水者接近时要尽量避免这种状况。

第六节　电　击　伤

　　超过一定量的电流或电能量（静电）通过人体引起机体损伤和功能障碍甚至死亡，称为电击伤。雷击也是一种电击伤。电击伤包括外损伤和内损伤。电击后可在体表造成入口伤和出口伤，均由电能通过身体产生的热能所致。轻度电击伤者可出现短暂的面色苍白、呆滞，对周围失去反应，自觉精神紧张，四肢软弱，全身无力。此时若出现昏倒，多由于极度惊恐所致。严重电击伤者可出现昏迷、心室纤颤、瞳孔放大、呼吸心跳停止而死亡。

一、电击后的症状

　　（1）轻伤。触电部位起水泡，组织破坏。损伤严重的皮肤烧焦，甚至骨折，肌肉、肌腱断裂等，一般能发现两处伤口，即电流的入口伤和出口伤。

　　（2）重伤。可出现抽搐、休克、心律不齐等，也可伴有内脏破裂。严重者可出现呼吸、心跳停止。

二、现场急救

　　（1）立即切断电源。如电源总开关在附近，则迅速切断电源。或用绝缘物（木质、塑料、橡胶制品、书本、皮带、棉麻、瓷器等）迅速将电线、电器与伤员分离。迅速脱离电源是抢救被电击伤员的关键。

（2）人工心肺复苏。心跳、呼吸停止者立即进行心肺复苏。抢救电击引起的心跳骤停，是心跳骤停中复苏成功率最高的一种，切不可因拖延或放弃而贻误生命。

（3）包扎电烧伤伤口。

（4）迅速送往医院治疗。由于电击伤伤者的全身损伤比较严重，即使经现场人工复苏心跳呼吸恢复了，还有再次停止的危险，而且复苏后的后续问题也比较多，所以心跳、呼吸恢复后，应继续密切观察病情，并重点防治大脑缺氧和脑水肿，需要及时送往医院做进一步的治疗。

第七节　毒蛇咬伤

一、蛇毒的种类

大多数的蛇是没有毒的，咬伤后并不会引起中毒。我国的毒蛇有 40 余种，多分布于长江以南的广大省份，毒蛇咬伤多发生于夏、秋两季。毒蛇按其性质可分为：含神经毒素的毒蛇、含血液毒素的毒蛇、含混合毒素的毒蛇等三大类。

（1）含神经毒素的毒蛇。主要包括金环蛇、银环蛇、海蛇等。患者被该类毒蛇咬伤后的特点是局部症状较轻而全身症状较重。如伤口局部无炎症表现，仅有轻微刺痛、微痒、麻木、感觉减退，往往不易引起注意而耽误诊治。全身中毒症状出现较迟，一般在被咬后的 1～6 小时才开始。一旦症状出现，病情发展迅速，表现全身不适、头晕眼花、呼吸困难、视力模糊，甚至全身瘫痪、惊厥、呼吸肌麻痹和心衰等，如不及时抢救可危及生命。

（2）含血液毒素的毒蛇。主要包括蝰蛇、尖吻蝮蛇、竹叶青蛇等。患者被该类毒蛇咬伤后，特点是局部症状和全身症状都较重。伤口局部红肿，疼痛剧烈，流血不止，肿胀迅速向肢体的近心端蔓延，常有水泡、淤斑。中毒严重者可引起血压下降、心律失常、呼吸困难、血尿和内脏出血等，少尿或无尿，最后因循环衰竭而死亡。

（3）含混合毒素的毒蛇。主要包括眼镜蛇、眼镜王蛇、蝮蛇等。该类毒蛇兼有神经毒素和血液毒素两种毒素。患者被咬伤后，伤口周围红肿疼痛，范围迅速扩大，伤口流血不多但却很快闭合变黑。伤口周围有血泡。全身中毒症状于被咬伤后的 2～6 小时出现，常有困倦思睡、呕吐、畏寒、吞咽困难、语言障碍、心律失常等表现。

二、毒蛇咬伤的判断

在野外工作、旅游时，一旦被蛇咬伤怎样迅速判断是否是毒蛇咬伤？

（1）看蛇形。毒蛇的头多呈三角形，身上有彩色花纹，尾短而细；无毒蛇头呈椭圆形，身上色彩单调，尾细而长。最好将咬人的蛇打死以供诊断参考。

（2）看伤口。毒蛇咬伤的伤口皮肤常有一对大而深的牙痕，或两列小牙痕上方有一对大牙痕，有的大牙痕里甚至残留有断牙；无毒蛇咬伤的伤口则无牙痕，或有两列对称的细小牙痕。

如果蛇咬伤发生在夜间无法看清蛇形，从伤口上也无法分辨是否为毒蛇所伤时，千万不可等待伤口情况是否发生变化来判断是否被毒蛇咬伤。此时必须按毒蛇咬伤进行处理。

三、毒蛇咬伤的急救

1. 防止毒液的扩散和吸收

被毒蛇咬伤后，首先不要惊慌失措，也不能奔跑走动，这样会促使毒液快速向全身扩散。伤者应立即坐下或躺下，自行或呼唤别人来帮助，迅速用可以找到的鞋带、裤带之类的绳子绑扎伤口的近心端。如果手指被咬伤可绑扎指根；手掌或前臂被咬伤可绑扎肘关节上；脚趾被咬伤可绑扎趾根部；足部或小腿被咬伤可绑扎膝关节下；大腿被咬伤可绑扎大腿根部。绑扎的目的仅在于阻断毒液经静脉和淋巴回流入心脏，而不妨碍动脉血的供应，与止血的目的不同，故绑扎无须过紧，它的松紧度掌握在能够使被绑扎的下部肢体动脉搏动稍微减弱为宜。绑扎后每隔 30 分钟左右松解一次，每次 1～2 分钟，以免影响血液循环造成组织坏死。

2. 迅速排除毒液

立即用凉开水、泉水、肥皂水或 1∶5 000 的高锰酸钾溶液冲洗伤口及周围皮肤，以冲洗掉伤口外的毒液。如伤口内有毒牙残留，应迅速挑出，用小刀或碎璃片等其他尖锐物体（在使用前最好在火焰上烧一下消毒），以牙痕为中心作多个小十字切口，深至皮下，然后用手从肢体的近心端向伤口方向及伤口周围反复挤压，促使毒液从切开的伤口排出体外，边挤压边用清水冲洗伤口，冲洗挤压排毒须持续 20～30 分钟。如果随身带有茶杯可对伤口作拔火罐处理，先在茶杯内点燃一小团纸，然后迅速将杯口扣在伤口上，使杯口紧贴伤口周围皮肤，利用杯内产生的负压吸出毒液。如无茶杯，也可用嘴允吸伤口排毒，但允吸者的口腔、嘴唇必须无破损、无龋齿，否则有中毒的危险。吸出的毒液随即吐掉，吸后要用清水漱口。排毒完成后，伤口要湿敷以利毒液迅速流出。必须注意，蛇毒是剧毒物，只需极小量即可致死人命，故绝不能因惧怕疼痛而拒绝对伤口做切开排毒处理。若身边备有蛇药可立即口服以解内毒。伤者如出现口渴，可给足量清水饮用，切不可给酒精类饮料饮用，以防毒素扩散加快。

3. 尽快送医院进一步治疗

由于现场急救只是初步的处理，被毒蛇咬伤的病人需要专业的治疗才能脱离危险，有些可能还需要蛇毒血清来治疗。所以对经过上述急救处理的病人要尽快用担架、车辆送往医院作进一步的治疗，千万不能延误时间。护送时应尽量让病人制动，将患肢放低。转运途中要消除病人的紧张心理，使其保持安静。

复习思考题

1. 现场急救的基本原则是什么？现场急救的措施有哪些？现场急救的注意事项有哪些？

2. 中暑的原因是什么？急救措施有哪些？

3. 梗塞性窒息有何表现？如何进行自救和互救？一氧化碳中毒的急救措施有哪

些？对勒颈窒息如何急救？

4. 烧伤对人体的危害主要有哪两个方面？烧伤的急救措施有哪些？化学烧伤的急救有哪些特点？

5. 溺水的急救步骤有哪些？

6. 电击伤的急救步骤有哪些？

7. 根据所分泌蛇毒的性质，可以将毒蛇分为哪几大类？从哪两个方面判断是毒蛇咬伤还是非毒蛇咬伤？毒蛇咬伤的急救措施包括哪些？